S2 Praxisleitlinien in Psychiatrie und Psychotherapie

Band 1   Behandlungsleitlinie **Persönlichkeitsstörungen**

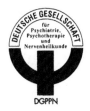

Beteiligte Fachgesellschaften

Deutsche Gesellschaft für Psychiatrie, Psychotherapie und Nervenheilkunde (DGPPN), Deutsche Gesellschaft für Psychosomatische Medizin und Ärztliche Psychotherapie (DGPM), Deutsches Kollegium für Psychosomatische Medizin (DKPM), Deutsche Gesellschaft für Psychologie (DGP) Fachgruppe Klinische Psychologie und Psychotherapie, Deutsche Gesellschaft für Kinder- und Jugendpsychiatrie, Psychosomatik und Psychotherapie (DGKJP)

S2 Praxisleitlinien in Psychiatrie und Psychotherapie

Redaktion: W. Gaebel, P. Falkai

BAND 1
Behandlungsleitlinie
Persönlichkeitsstörungen

Expertenkomitee

Martin Bohus, Peter Buchheim, Stephan Doering, Sabine C. Herpertz, Hans-Peter Kapfhammer, Michael Linden, Rüdiger Müller-Isberner, Babette Renneberg, Franz Resch, Henning Saß, Bernt Schmitz, Ulrich Schweiger, Wolfgang Tress

Weitere Mitarbeiter

Sabine Eucker, Viola Habermeyer, Max Rotter

Federführung

Sabine C. Herpertz (DGPPN)

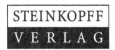

STEINKOPFF
VERLAG

Deutsche Gesellschaft für Psychiatrie, Psychotherapie
und Nervenheilkunde – DGPPN

AWMF Register Nr. 038/015

ISBN 978-3-7985-1853-7 Steinkopff Verlag

Bibliografische Information Der Deutschen Nationalbibliothek
Die Deutsche Nationalbibliothek verzeichnet diese Publikation in der Deutschen Natio-
nalbibliografie; detaillierte bibliografische Daten sind im Internet über http://dnb.d-nb.de
abrufbar.

Steinkopff Verlag
ein Unternehmen von Springer Science+Business Media

www.steinkopff.com

© Steinkopff Verlag 2009
    Printed in Germany

Redaktion: Dr. Annette Gasser   Herstellung: Klemens Schwind
Umschlaggestaltung: Erich Kirchner, Heidelberg
Satz: K+V Fotosatz GmbH, Beerfelden

SPIN 12519941   85/7231-5 4 3 2 1 0 – Gedruckt auf säurefreiem Papier

Vorwort

Unter dem Dach der Arbeitsgemeinschaft der Wissenschaftlichen Medizinischen Fachgesellschaften (AWMF) wurden in den Jahren 2004 bis 2007 S2-Leitlinien für die Diagnostik und Behandlung von Patienten mit Persönlichkeitsstörungen entwickelt. Auf Initiative der Deutschen Gesellschaft für Psychiatrie, Psychotherapie und Nervenheilkunde (DGPPN) wurde ein Expertenkomitee gebildet, an dem sich neben der DGPPN folgende Fachgesellschaften beteiligten: die Deutsche Gesellschaft für Psychosomatische Medizin und Ärztliche Psychotherapie (DGPM), das Deutsche Kollegium für Psychosomatische Medizin (DKPM), die Fachgruppe Klinische Psychologie und Psychotherapie der Deutschen Gesellschaft für Psychologie (DGP) sowie die Deutsche Gesellschaft für Kinder- und Jugendpsychiatrie, Psychosomatik und Psychotherapie (DGKJP); alle diese beteiligten Gesellschaften entsandten Delegierte in das Expertengremium. Alle Leitlinien wurden über insgesamt sechs Konsensuskonferenzen systematisch erarbeitet und schließlich konsentiert.

Ziel dieser Leitlinien ist die Beschreibung des aktuellen Stands in der Diagnostik und Behandlung von Patientinnen und Patienten mit Persönlichkeitsstörungen.

Die Leitlinien sind bestimmt für Ärzte und Psychologen, die Patienten mit Persönlichkeitsstörungen behandeln, und dienen der Qualitätssicherung in der Medizin und Psychotherapie.

Die Leitlinien wollen folgende Fragen beantworten:
- Was sind notwendige diagnostische Maßnahmen?
- Was sind empirisch begründete, d.h. wirkungsvolle Maßnahmen?
- Was kann aus klinischer Erfahrung nützlich sein?

Sowohl für die Behandlung von Persönlichkeitsstörungen im Allgemeinen als auch spezifischer Persönlichkeitsstörungen im Besonderen wurde großer Wert darauf gelegt, zunächst über die Therapieschulen hinweg empirisch begründete oder – wo fehlend – im Konsensusprozess entwickelte therapeutische Interventionen darzustellen. Daran schließt sich die Erläuterung schulenspezifischer Veränderungsstrategien an.

Für die Bewertung der Wirksamkeit bei Patienten mit Persönlichkeitsstörungen zur Anwendung kommender psychotherapeutischer und psychopharmakologischer Interventionen wurde die Evidenzgradeinteilung für Klinische Studien in Anlehnung an Chambless & Hollon (1998), Segal et al. (2001) und die Ärztliche Zentralstelle für Qualitätssicherung (2003) verwandt. Wo diese nicht vorhanden waren oder nicht eruiert werden konnten, wurden auf der klinischen Erfahrung der beteiligten Experten beruhende Empfehlungen im Konsensusprozess entwickelt und entsprechend gekennzeichnet (Evidenzgrad IV).

Evidenz-grad	Evidenzbasis	Beurteilung
I a	Metaanalyse(n) über mehrere randomisierte, kontrollierte Studien	(I) wirksam
I b	Mindestens zwei randomisierte, kontrollierte Studien (RCT) aus unabhängigen Gruppen	
II a	Eine randomisierte, kontrollierte Studie (RCT)	(II) möglicherweise wirksam
II b	Serie von gut angelegten quasi-experimentellen Studien (Effectiveness-Studien, prospektive Kohortenstudien, Fallkontrollstudien, experimentelle Einzelfallstudien)	
III	Nicht-experimentelle oder deskriptive Studien (Ein-Gruppen-Prä-Post-Vergleiche, Korrelationsstudien)	(III) und (IV) bislang ohne ausreichende Nachweise
IV	Unsystematische Einzelfallstudien, Kasuistiken, Experten, Konsensuskonferenzen, klinische Erfahrung	

Es ist zu betonen, dass auf dem Gebiet der Persönlichkeitsstörungen empirisch abgesicherte Therapieempfehlungen für drei Störungen vorliegen, und zwar die Borderline-, die antisoziale und die ängstliche (vermeidende) Störung. Die Empfehlungen zur Behandlung der anderen Störungen basieren wegen weitgehend fehlender Wirksamkeitsstudien überwiegend auf der klinischen Erfahrung der beteiligten Experten oder anderer veröffentlichter Expertenmeinungen.

Ausgangspunkt für die Leitlinien war eine intensive Literaturrecherche, wobei die Datenbanken PUBMED und MEDLINE verwandt wurden und auch veröffentlichte systematische Übersichtsarbeiten und Metaanalysen u. a. von der Cochrane Library berücksichtigt wurden.

Folgende Experten der oben genannten Fachgesellschaften
(z. T. Mehrfachmitgliedschaften) waren beteiligt:
Martin Bohus, Peter Buchheim, Stephan Doering,
Sabine C. Herpertz, Hans-Peter Kapfhammer, Michael Linden,
Rüdiger Müller-Isberner, Babette Renneberg, Franz Resch,
Henning Saß, Bernt Schmitz, Ulrich Schweiger, Wolfgang Tress.

Weitere Mitarbeiter: Sabine Eucker, Viola Habermeyer,
Max Rotter.

Rostock, Oktober 2008   SABINE C. HERPERTZ

Inhaltsverzeichnis

Zusammenfassung

Diagnostik

▌ Beim klinischen Verdacht auf eine Persönlichkeitsstörung wird die Durchführung eines halbstrukturierten klinischen Interviews wie das International Personality Disorder Examination (IPDE) oder das Strukturierte Klinische Interview zur Diagnostik von Persönlichkeitsstörungen (SKID-II) empfohlen. Dimensionale Persönlichkeitsfaktoren, die ergänzend zur kategorialen Diagnostik zu erheben sind, können auf der Grundlage von Selbstbeurteilungsinstrumenten reliabel und valide beschrieben werden.

▌ Persönlichkeitsstörungsdiagnosen sind vor Abschluss der mittleren Adoleszenz, also etwa dem 14. Lebensjahr, nicht mit ausreichender Sicherheit zu stellen. Bei der adoleszenten Altersgruppe ist in besonderer Weise darauf zu achten, dass dysfunktionale Persönlichkeitszüge stabil seit der Kindheit oder frühen Jugend situationsübergreifend aufgetreten sind. Die Diagnose einer Dissozialen (Antisozialen) Persönlichkeitsstörung sollte nicht vor dem 18. Lebensjahr gestellt werden.

▌ Abgesehen von der Dissozialen (Antisozialen) Persönlichkeitsstörung sind Geschlechtsunterschiede bei weiteren Persönlichkeitsstörungen nicht hinreichend gesichert. Ein unter Klinikern verbreiteter Geschlechtsbias fordert zu einer sorgfältigen Diagnostik auf.

Therapie

▌ Persönlichkeitsstörungen im Allgemeinen

▌ Psychotherapeutische Verfahren gelten derzeit als Methode der Wahl zur Behandlung von Persönlichkeitsstörungen.

▌ Die Behandlungsplanung bei Patienten mit Persönlichkeitsstörungen berücksichtigt jenseits der spezifischen psychotherapeutischen Methode eine Hierarchisierung der Behandlungsziele sowie eine detaillierte Problemanalyse unter Berücksichtigung der Erhebung externer Bedingungen, akzentuierter Wahrnehmungen und Interpretationen, akzentuierter Denk-, Erlebens- und Beziehungsmuster, akzentuierter Handlungstendenzen, manifester Verhaltens- und Interaktionsmuster und schließlich die Analyse spezifischer Reaktionen des sozialen Umfeldes.

▌ Es wird empfohlen, die Diagnose, eingebettet in ein psychoedukatives Vorgehen und ein sinnstiftendes Erklärungsmodell, unter Bezugnahme auf die biographische Entwicklung mit dem Patienten zu kommunizieren.

▌ Zu Behandlungsbeginn ist die therapeutische Beziehung komplementär zu gestalten, d. h. der Therapeut passt sich an biographisch geprägte Beziehungserwartungen des Patienten an. Im weiteren Verlauf sind dysfunktionale Erwartungen nach und nach zu irritieren und zu neuen Erfahrungen anzuregen. In einer dialektischen Dynamik zwischen akzeptierender Wertschätzung und Irritationen von Selbstbild und erwarteten Interaktionsmustern liegt ein wesentlicher Schlüssel zu einer erfolgreichen Behandlung.

▌ Alle pharmakologischen Behandlungsversuche, die auf die Coupierung einer krisenhaften Zuspitzung, auf Komorbidität als auch auf die Behandlung von besonders dysfunktionalen Persönlichkeitsmerkmalen abzielen können, erfolgen „off-label" (d. h. ohne Zulassung für diese Indikation). Sie sind stets mit Psychotherapie zu kombinieren. „Off-label" erfolgen Behandlungen nur dann nicht, wenn die komorbide Störung die Hauptindikation darstellt.

▌ Für die Früherkennung und kompetente Diagnostizierung von maladaptiven Verhaltensweisen und dysfunktionalen Formen der Erlebnisverarbeitung ist es notwendig, Entwicklungsstörungen der Persönlichkeit bereits im Kindes- und Jugendalter festzustellen, um gezielte therapeutische Interventionen rechtzeitig zu ermöglichen.

▌ Spezifische Persönlichkeitsstörungen

▌ Für die Dissoziale, die Borderline- und die Ängstliche (Vermeidende) Persönlichkeitsstörung liegen manualisierte störungsspezifische Psychotherapiekonzepte vor. Diese maßgeschneiderten Therapien stellen sich bei diesen Störungen als überlegen gegenüber unspezifischen Verfahren dar.

▌ Für die Borderline-Persönlichkeitsstörung liegen derzeit vier störungsspezifische Verfahren mit empirisch belegten Hinweisen auf Wirksamkeit vor: die Dialektisch-Behaviorale Therapie (DBT), die Mentalisierungsbasierte Therapie (MBT), die Schematherapie bzw. Schema-fokussierte Therapie (SFT) und die Übertragungs-fokussierte Psychotherapie (TFP). Medikamentös ist für selektive Wiederaufnahmehemmer von einer möglichen Wirksamkeit auf Angst, Depression und Stimmungsschwankungen sowie für atypische Neuroleptika und Stimmungsstabilisatoren auf feindselige Affekte, Ärger, Impulsivität, Aggressivität und Depressivität auszugehen.

▌ Für die dissoziale Persönlichkeitsstörung liegt breite empirische Evidenz vor, dass das Kernmerkmal, das kriminelle Verhalten, wirksam behandelt werden kann, wenn man den drei Prinzipien der Straftäterbehandlung Risikoprinzip, Ansprechbarkeitsprinzip und Bedürfnisprinzip folgt. Empirisch belegte Wirksamkeit liegt z. B. für das am weitesten verbreitete kognitiv-behaviorale Programmpaket „Reasoning and Rehabilitation-Program" (R&R-Programm) sowie für das aus der Suchtbehandlung kommende Rückfall-Vermeidungsmodell vor.

▮ Bei der Ängstlichen (Vermeidenden) Persönlichkeitsstörung sind Verbesserungen hinsichtlich der Selbstunsicherheit, Angst vor negativer Bewertung, Vermeidung und Depressivität bei Anwendung einer störungsspezifischen kognitiv-behavioralen Behandlung zu erwarten. Empirische Belege für Wirksamkeit finden sich auch bei der interpersonalen Therapie sowie bei der psychodynamischen Therapie. Pharmakologisch kann der Nachweis der Wirksamkeit von Selektiven Wiederaufnahmehemmern, irreversiblen und reversiblen Monoamino-Oxidase-Inhibitoren sowie von dual wirksamen Serotonin-Noradrenalin-Wiederaufnahmehemmern bei der Generalisierten Sozialen Phobie mit Einschränkung auf die Ängstliche (Vermeidende) Persönlichkeitsstörung übertragen werden.

1 Grundlagen

1.1 | Einleitung, Begriffsbestimmung

Die Klassifikationssysteme DSM-IV und ICD-10 sprechen von einer Persönlichkeitsstörung, wenn bei einer Person bestimmte Verhaltens-, Gefühls- und Denkmuster vorhanden sind, die merklich von den Erwartungen der soziokulturellen Umgebung abweichen und sich in einem breiten Spektrum sozialer und persönlicher Situationen bemerkbar machen. Dabei sind die Persönlichkeitszüge überdauernd vorhanden, unflexibel und wenig angepasst und führen in klinisch bedeutsamer Weise zu Leiden oder Beeinträchtigung in sozialen, beruflichen oder anderen wichtigen Funktionsbereichen. Andere Konzeptionen von Persönlichkeitsstörungen umgehen den auch heute noch zum Teil pejorativ erlebten Störungsbegriff und sprechen von dysfunktionalen Persönlichkeits- und Verhaltensstilen (Schmitz et al. 2001).

Wiederholt im Leben unter verschiedenen Umständen auftretende maladaptive zwischenmenschliche Verhaltensmuster, die das soziale Funktionsniveau und die Lebensqualität der Person beeinträchtigen, sollten an eine Persönlichkeitsstörung denken lassen und die entsprechende Diagnostik veranlassen. Die sozialen Folgen können vielfältig sein, sich in mangelnder Beziehungsfähigkeit und Isolation oder in konflikthaft und instabil verlaufenden Beziehungen ausdrücken oder aber die Balance zwischen Nähe und Autonomie stören. Dabei kann die Person selbst dieses Muster problematisch und veränderungswürdig erleben oder nicht. Die Bewertung von Persönlichkeitsmerkmalen als maladaptiv unterliegt gesellschaftlichen und kulturellen Einflüssen und Veränderungen; so können beispielsweise narzisstische Persönlichkeitszüge in einem hoch-kompetitiven gesellschaftlichen Kontext von der sozialen Gruppe als wenig störend erlebt oder histrionische Persönlichkeitszüge bei Künstlern geradezu als Ausdruck der Kreativität aufgefasst werden.

Es handelt sich um eine heterogene Störungsgruppe, so dass mit der allgemeinen Diagnose einer Persönlichkeitsstörung die Symptomatik noch nicht ausreichend beschrieben ist. Erforderlich ist eine genauere Festlegung, die anhand der spezifischen Subtypen von Persönlichkeitsstörungen erfolgen muss, deren Merkmale in der ICD-10 und im DSM-IV jeweils aufgelistet sind.

1.2 | Epidemiologie und Prävalenz

Epidemiologische Studien zur Häufigkeit von Persönlichkeitsstörungen in der Allgemeinbevölkerung zeigen Prävalenzen zwischen 6,7% (Lenzenweger et al. 1999), 9% (Samuels et al. 2002) und 14,6% (Zimmermann & Coryell 1989) in den Vereinigten Staaten, 13% (Torgersen et al. 2001) in Norwegen und 4,4% in einer neueren britischen Untersuchung (Coid et al. 2006). Die einzige in Deutschland durchgeführte epidemiologische Studie weist auf eine Prävalenz von 9,4% hin (Maier et al. 1992). Unter den psychiatrischen Patienten liegt die Prävalenz allerdings deutlich höher bei 40–60% (Oldham et al. 1992, Herpertz et al. 1994). Eine groß angelegte internationale Studie der WHO (Loranger et al. 1994) erbrachte bei 39,5% der untersuchten psychiatrischen Patienten die Diagnose einer Persönlichkeitsstörung mit deutlich unterschiedlichen Häufigkeiten in den verschiedenen Subtypen. Die ängstliche (vermeidende) Persönlichkeitsstörung (15,2%) wurde am häufigsten diagnostiziert, dem gegenüber wurden die schizoide Persönlichkeitsstörung (1,8%) und die paranoide Persönlichkeitsstörung (2,4%) selten gefunden.

1.2.1 Krankheitsbeginn

Wenn man davon ausgeht, dass die Persönlichkeit eines Menschen sich über Kindheit und Adoleszenz bis ins junge Erwachsenenalter hinein entwickelt, so erscheint die Diagnose einer Persönlichkeitsstörung **vor Abschluss der mittleren Adoleszenz**, d. h. etwa vor dem 14. Lebensjahr, **nicht mit ausreichender Sicherheit stellbar** (siehe auch Kapitel 6). Dabei reichen die Auffälligkeiten des Denkens, Fühlens und Verhaltens bei Menschen mit Persönlichkeitsstörungen regelmäßig in Kindheit und Adoleszenz zurück. Für die Diagnose nach ICD-10 wird der Nachweis gefordert, dass die abweichenden inneren Erfahrungs- und Verhaltensmuster erstmals in Kindheit oder Jugend situationsübergreifend aufgetreten sein müssen und zu deutlichen Funktionsbeeinträchtigungen führen müssen. Das DSM-IV gibt hierzu konkretere Informationen dahingehend, dass Persönlichkeitszüge mindestens ein Jahr andauern müssen, bevor bei einer Person unter 18 Jahren eine Persönlichkeitsstörung diagnostiziert werden kann. Die Diagnose einer dissozialen (antisozialen) Persönlichkeitsstörung ist eine Ausnahme, sie darf vor dem Alter von 18 Jahren nicht gestellt werden. In empirischen Studien an Kindern und Adoleszenten in der Allgemeinbevölkerung werden höhere Prävalenzraten von Persönlichkeitsstörungen angegeben als bei Erwachsenen. In Feldstudien lassen sich Persönlichkeitsstörungen bei 15–20% aller 11- bis 17-Jährigen nachweisen (Johnson et al. 2000a). Ähnlich wie bei den Erwachsenen liegen bei psychiatrisch behandelten Jugendlichen die Häufigkeiten komorbider Persönlichkeitsstörungen bei 50–60% (Becker et al. 1999). Im Entwicklungsverlauf fallen die Prävalenzraten zwischen 14-Jährigen und jungen Erwachsenen deutlich ab (Johnson et al. 2000 a), d. h. jungen Erwachsenen fällt die Anpassung an gesellschaftliche Normen leichter als Jugendlichen. In kritischen Lebensphasen, wie Pubertät und Adoleszenz, in denen es um das Erringen von Autonomie, um Selbstfindung und den Entwurf eines Lebenszieles geht, zeigen manche junge Menschen Persönlichkeitsakzentuierungen, z. B. im Sinne einer narzisstischen Durchgangsphase, die aber bei erfolgreicher Bewältigung des erforderlichen Entwicklungsschrittes wieder zurückgehen können (Saß 2000).

1.2.2 Geschlechtsverteilung

Das Wissen über das Geschlechterverhältnis bei Persönlichkeitsstörungen insgesamt ist lückenhaft. Einerseits deuten epidemiologische Untersuchungen auf eine ausgeglichene Verteilung zwischen den Geschlechtern hin (Torgersen et al. 2000, Maier et al. 1992). Andererseits besteht empirische Evidenz für ein **signifikant häufigeres Vorkommen der Persönlichkeitsstörungen bei Männern** (Samuels et al. 2002). Dieser Befund könnte allerdings dadurch erklärt werden, dass in der untersuchten Normalpopulation eine mit 3% recht hohe Rate an antisozialen Persönlichkeitsstörungen gefunden wurde, von denen 80% Männer sind. Bei den einzelnen Persönlichkeitsstörungssubtypen gibt es deutliche Unterschiede im Bezug auf die Geschlechterverteilung. Die Studien zeigen übereinstimmend, dass 80% der Menschen mit **dissozialer Persönlichkeitsstörung männlich** sind (Samuels et al. 2002, Robbins et al. 1991, APA 1996). Bezüglich der Geschlechtsverteilung der Borderline-Persönlichkeitsstörung besteht weiterhin Klärungsbedarf. Bis zu 80% der Patienten mit Borderline-Persönlichkeitsstörung im klinischen Bereich sind weiblich (Paris 2003, Widiger & Weissmann 1991), allerdings ist diese Persönlichkeitsstörung bei den zumeist männlichen Gefängnisinsassen und Patienten in forensischen Kliniken die zweithäufigste Persönlichkeitsstörungsdiagnose. So wird bei weiblichen Patientinnen vorzugsweise der Borderline-Typus der emotional-instabilen Persönlichkeitsstörung nach ICD-10 diagnostiziert, während bei männlichen Patienten häufig die impulsive Unterform diagnostiziert wird. Auch bezüglich der histrionischen und dependenten Persönlichkeitsstörung sind Geschlechtsdifferenzen empirisch nicht hinreichend nachgewiesen (Samuels et al. 2002, Reich 1987, Nestadt et al. 1990, Übersicht bei Herpertz et al. 2006). Bei der narzisstischen Persönlichkeitsstörung gibt es widersprüchliche Daten. Es gibt Hinweise für ein Überwiegen des männlichen Geschlechts (APA 1996), demgegenüber aber auch empirische Evidenz für eine ausgeglichene Verteilung (Torgersen et al. 2000). In Bezug auf die zwanghafte Persönlichkeitsstörung konnte eine epidemiologische Studie (Torgersen et al. 2000) eine Häufung bei Männern feststellen. Als komorbide Persönlichkeitsstörungsdiagnose war die zwanghafte Persönlichkeitsstörung jedoch in einer Untersuchung an Borderline-Patienten bei beiden Geschlechtern gleich häufig (Johnson et al. 2003). Insgesamt muss festgehalten werden, dass bezüglich der Geschlechtsdifferenzierung bei Persönlichkeitsstörungen noch großer Forschungsbedarf besteht, im klinischen Alltag allerdings ein **Geschlechtsbias bei Diagnostikern** verbreitet ist, der durch die Verwendung von klinischen Interviews reduziert werden kann.

1.2.3 Mortalität

Abhängig vom Typ der Persönlichkeitsstörung kann das Suizidrisiko bei Personen mit einer Persönlichkeitsstörung erhöht sein. Die **Borderline-Persönlichkeitsstörung** weist zusammen mit der **narzisstischen** und **dissozialen Persönlichkeitsstörung** das höchste Suizidrisiko auf. So finden sich bei der Borderline-Persönlichkeitsstörung je nach Studie unterschiedliche Suizidraten von 4–10% (z. B. Stone et al. 1987, Paris et al. 1989, Zanarini et al. 2005), wobei neuere Studien geringere Suizidraten als ältere beobachteten (Stone et al. 1987). Die Studie von Stone und Kollegen (1987) erbrachte bei Patienten mit narzisstischer Persönlichkeitsstörung mit 14% die höchste Suizidrate. Überdies steigt die Suizidrate von Menschen mit Persönlichkeitsstörungen, wenn komorbid andere psychische Störungen, wie z. B. affektive Erkrankungen oder Suchterkrankungen vorliegen. Dies bedingt eine Verdreifachung des Suizidrisikos gegenüber den persönlichkeitsgestörten Patienten ohne komorbide Diagnosen (Bohus et al. 1999). Weitere Risikofaktoren, die die Suizidwahrscheinlichkeit erhöhen, sind Impulsivität, männliches Geschlecht, suizidales Verhalten in der Vorgeschichte und Selbstverletzungen (Kaplan & Sadock 2000).

1.3 │ Biopsychosoziales Ätiologie-Modell und Risikofaktoren

Entstehung und Ursache von Persönlichkeitsstörungen können aus den unterschiedlichsten Richtungen analysiert und beschrieben werden. Gemäß den psychiatrischen Diagnosesystemen wird ein deskriptiver Diagnoseansatz präferiert, der kategorial zwischen einzelnen spezifischen Persönlichkeitsstörungen unterscheidet. Aus Sicht der Persönlichkeitspsychologie stellen Persönlichkeitsstörungen extreme Ausprägungen basaler Persönlichkeitsdimensionen dar, unterscheiden sich aber nicht qualitativ von normalen Persönlichkeiten. Die psychoanalytische Konzeptbildung fasst Persönlichkeitsstörungen als strukturelle Störungen mit sowohl einer Identitätsproblematik als auch Beziehungsschwierigkeiten auf, deren typologische Stabilität durch die Dominanz bestimmter dynamischer Objektbeziehungsthemen geprägt wird. In der interpersonellen Sichtweise wird dem zwischenmenschlich-interaktiven Anteil der Persönlichkeitsentwicklung die zentrale Beachtung geschenkt, wie auch in kognitiv-behavioralen Modellen Persönlichkeitsstörungen als zwischenmenschliche Interaktionsstörung verstanden werden (Fiedler 2001). Vertreter der biosozialen Lerntheorie favorisieren eine **multifaktorielle Genese** von Persönlichkeitsstörungen, indem ein Zusammenspiel biologischer, intrapsychischer und umgebungsspezifischer Faktoren als wesentlich postuliert wird (Millon 1969).

Die Studienlage zu psychosozialen Faktoren in der Genese von Persönlichkeitsstörungen ist noch unübersichtlich. Zahlreiche Studien verweisen auf einen bedeutsamen Zusammenhang von traumatischen biographischen Erfahrungen und der Entwicklung einer Persönlichkeitsstörung. Es besteht empirische Evidenz für einen Zusammenhang zwischen dem Schweregrad einer Persönlichkeitsstörung und dem Ausmaß der traumatischen Erfahrungen. In einer Studie an Patienten mit Borderline-Persönlichkeitsstörung korrelierte der Schweregrad des kindlichen sexuellen Missbrauchs signifikant mit dem Schweregrad der Affektdysregulation, Impulsivität, instabilen zwischenmenschlichen Beziehungen und psychosozialer Desintegration (Zanarini et al. 2002). In klinischen Populationen weisen Patienten mit Borderline- und schizotypischer Persönlichkeitsstörung häufigere und gewalttätigere traumatische Erlebnisse auf. Bei Patienten mit Borderline-Persönlichkeitsstörung konnten im Vergleich zu Patienten mit anderen Persönlichkeitsstörungen die höchsten Raten von sexuellem Missbrauch in Kindheit und im Erwachsenenalter sowie ein früher Beginn der ersten Traumatisierung nachgewiesen werden (Yen et al. 2002). Es gibt Hinweise auf spezifische Auswirkungen unterschiedlicher traumatischer Erfahrungen: In einer Studie an ambulanten Patienten mit allen Persönlichkeitsstörungsdiagnosen korrelierte sexueller und körperlicher Missbrauch signifikant mit der antisozialen und paranoiden Persönlichkeitsstörung. Erfahrungen emotionaler Vernachlässigung, v. a. bei Männern, verwiesen auf ein erhöhtes Risiko, eine Borderline-Persönlichkeitsstörung zu entwickeln (Bierer et al. 2003).

In der Persönlichkeitsstörungsforschung mehren sich in den letzten Jahren Befunde über neurobiologische und neurophysiologische Dysfunktionen, die zum einen auf genetische Faktoren zurückgeführt werden können, zum anderen aber auch biologische Folgen traumatischer Beziehungserfahrungen darstellen können. Es existiert bisher nur eine einzige Zwillingsstudie, welche Konkordanzraten von monozygoten und dizygoten Zwillingen vergleicht (Torgersen et al. 2000). Sie schätzt die Erblichkeit für die Gesamtheit der Persönlichkeitsstörungen mit 0,60 sehr hoch ein, wobei die Verlässlichkeit der Ergebnisse durch die fehlende Berücksichtigung von komorbiden Störungen eingeschränkt sein dürfte. Darüber hinaus weisen Familien- und Zwillingsstudien darauf hin, dass sowohl übergeordnete Persönlichkeitsfaktoren wie z. B. Extraversion bzw. Introversion sowie Neurotizismus oder Schadensvermeidung erblich determiniert sind (Costa & McCrae 1990, Cloninger et al. 1994), aber auch klinisch relevante Persönlichkeitseigenschaften wie affektive Labilität und soziale Vermeidung scheinen einen Teil der genetischen Varianz zu erklären (Jang et al. 2002).

Darüber hinaus konnten in den letzten Jahren bei Persönlichkeitsstörungen Hinweise auf **biologische Grundlagen** gefunden werden. Zahlreiche Bildgebungsuntersuchungen weisen bei impulsiven Menschen mit Borderline- oder antisozialer Persönlichkeitsstörung auf eine präfrontale Dysfunktion hin (Dickman & Meyer 1988, Deckel et al. 1996, White et al. 1994, de la Fuente et al. 1997, Goyer et al. 1994, Soloff et al. 2000). Beim Abrufen autobiographischer Erinnerungen bei der Borderline-Persönlichkeitsstörung finden sich Hinweise auf orbitofrontale (Driessen et al. 2004) und cinguläre Funktionsstörungen (Schmahl et al. 2004). Weiterhin konnte in Bildgebungsstudien mittels funktioneller Kernspintomographie (fMRT) eine erhöhte Aktivierung im Bereich der Amygdala beim Betrachten negativer Bildmotive, aber auch bei Gesichtern insgesamt gefunden werden (Herpertz et al. 2001, Donegan et al. 2003). Eine aktuelle Studie legt nahe, dass es sich nicht um eine isolierte Hyperreagibilität der Amygdala, vielmehr um eine Diskonnektion zwischen Amygdala und präfrontalem, vor allem orbitofrontalem Cortex handelt (New et al. 2007). Strukturelle Bildgebungsuntersuchungen berichten über Volumenverkleinerungen im Hippocampus, inkonsistent auch in der Amygdala (Driessen et al. 2000, New et al. 2007, Tebartz van Elst et al. 2007) sowie über strukturelle Veränderungen der weißen und grauen Substanz im orbitofrontalen und cingulären Cortex (Tebartz van Elst et al. 2003). Als ein weiterer gut abgesicherter Befund ist eine reduzierte Schmerzsensitivität bei Patienten mit Borderline-Persönlichkeitsstörung anzusehen. Die Reduktion der Schmerzwahrnehmung ist dabei eng mit dem Stresslevel sowie dem Ausmaß an dissoziativer Symptomatik korreliert. Auf neuronaler Ebene finden sich entsprechende Aktivitätsänderungen im anterioren cingulären Kortex sowie in der Amygdala (Schmahl 2006). Dementsprechend wird bei der Borderline-Persönlichkeitsstörung aktuell eine Störung des fronto-limbischen Regelkreises diskutiert.

Weitere Grundlagenforschung auf diesem Gebiet zielte auf die Auswirkungen der unterschiedlichen Transmitterfunktionen auf Persönlichkeitseigenschaften. Demnach haben emotional reagible Menschen eine hohe noradrenerge Aktivität, während starker Rückzug mit einer geringeren Aktivität dieses Transmitters einhergeht (Steinberg et al. 1995). Bei impulsiven persönlichkeitsgestörten Patienten mit auto- oder fremdaggressiven Verhaltensweisen konnte in mehreren klinischen Studien eine verminderte serotonerge Aktivität gefunden werden (Simeon et al. 1992, Herpertz et al. 1997, Virkkunen & Linnoila 1993). Darüber hinaus gibt es Hinweise auf eine Störung der Hypothalamus-Hypophysen-Nebennieren-Achse, wobei die exakte Ausprägung dieser Störung noch unklar ist.

Neben den vorgenannten ätiologischen Aspekten gibt es noch andere Risikofaktoren, die die Wahrscheinlichkeit erhöhen, eine Persönlichkeitsstörung zu entwickeln: Hierzu zählen u.a. eine positive Familienanamnese im Hinblick auf Angststörungen, Depression und Suizidalität sowie prä- und/oder perinatale Komplikationen (Bandelow et al. 2005), wie in einer Studie an Borderline-Patienten gefunden werden konnte.

1.4 │ Verlauf und Prognose

Persönlichkeitsstörungen zeichnen sich per definitionem durch einen **relativ stabilen** zeitlichen Verlauf aus. Dennoch ist der **Ausprägungsgrad von Verhaltensauffälligkeiten eng mit situativen Lebensumständen verbunden.** Hierdurch bedingte Veränderungen äußern sich in recht umschriebenen Reaktionen in den Bereichen Kognition, Affektivität, Beziehungsgestaltung und Impulskontrolle. Es besteht eine negative Korrelation zwischen Alter und Häufigkeit von Persönlichkeitsstörungen, d. h. die Prävalenz von Persönlichkeitsstörungen sinkt mit zunehmendem Alter (Johnson et al. 2000, Robins et al. 1991). Verlaufsstudien der letzten Jahre zeigen eine geringe Stabilität.

Die 2-Jahres-Stabilität von Persönlichkeitsstörungsdiagnosen wurde bei 40–60% angegeben (Links et al. 1993, Shea et al. 2002). Neueste Ergebnisse aus einer amerikanischen Langzeitstudie weisen auf eine noch geringere Stabilität um ca. 40% hin; für die zwanghafte Persönlichkeitsstörung wurde sogar eine 2-Jahres-Stabilität von nur 20% genannt. Einzelne Kriterien von Persönlichkeitsstörungen korrelieren zwar hoch über verschiedene Zeitpunkte, nehmen aber im Verlauf ab (Shea et al. 2002).

Vermutlich sind die Dimensionen des Temperaments wie Neurotizismus bzw. Schadensvermeidung oder Beharrlichkeit zeitlich stabiler als die Symptome von Persönlichkeitsstörungen. Zusammenfassend lässt sich feststellen, dass die Stabilität der Persönlichkeitsstörungsdiagnosen sehr viel geringer ist als es die Definition in den Klassifikationssystemen nahe legt. Während der Grad der Dysfunktionalität über die Zeit wechselt und von der Häufigkeit aversiver Lebensereignisse im Verlauf abhängt (Pagano et al. 2004), bleibt die Merkmalskonstellation relativ stabil.

In einer Verlaufsstudie zur Prognose der Borderline-Persönlichkeitsstörung erfüllten 1/3 der Patienten nach 2 Jahren nicht mehr die Kriterien der Störung, nach 4 Jahren waren es bereits die Hälfte und nach 6 Jahren nahezu 75% (Zanarini et al. 2004). Auch bei den Cluster-C-Persönlichkeitsstörungen deuten Studienergebnisse auf eine nur mittlere bis geringe Stabilität der Störung hin. Symptome wie paranoide Vorstellungen und ungewöhnliche Erfahrungen bei der schizotypen Störung, affektive Instabilität, Wut, Impulsivität und instabile Beziehungen bei der Borderline-Persönlichkeitsstörung, der Gedanke sozial unzulänglich zu sein, Angst zurückgewiesen und nicht gemocht zu werden bei der ängstlichen (vermeidenden) Persönlichkeitsstörung und Rigidität bei der anankastischen Persönlichkeitsstörung sind auch nach 2 Jahren noch bei mehr als 50% der Betroffenen vorhanden (McGlashan et al. 2005). Weniger günstig scheint die Prognose von dissozialer und schizotypischer Persönlichkeitsstörung zu sein. Insgesamt lässt die aktuelle Persönlichkeitsstörungsforschung eine deutlich bessere Prognose vermuten als allgemein angenommen. Therapiestudien müssen in der Zukunft zeigen, ob und welche Behandlungsansätze zur Stabilisierung beitragen können.

2 Diagnostik, Differentialdiagnostik und Klassifikation der einzelnen Persönlichkeitsstörungen

2.1 | Allgemeines zu Persönlichkeitsstörungen

Eine Persönlichkeitsstörung liegt dann vor, wenn ein Mensch auffällige Verhaltensweisen und Einstellungen aufweist, die ihn durch ihren Ausprägungsgrad und/oder ihr Zusammenspiel erheblich in seiner Zufriedenheit und im Erreichen seiner persönlichen Ziele einschränken oder aber, wenn er sich aufgrund dieser Eigenschaften so verhält, dass er häufig mit anderen Menschen oder mit der Gesellschaft in Konflikt gerät. In der Symptomatik können neben Selbstwertproblemen auch eine gestörte Affektregulation, eine mangelnde Impulskontrolle oder auffälliges interpersonelles Verhalten führen.

Zur Diagnosestellung müssen zunächst alle allgemeinen Kriterien für eine Persönlichkeitsstörung erfüllt sein. Es reicht nicht, zunächst pauschal über alle Persönlichkeitseigenschaften hinweg das Vorhandensein der sog. G-Kriterien zu prüfen (Bronisch et al. 1995); vielmehr sollten diese bezüglich jedes einzelnen Items kontrolliert werden und vor allem geklärt werden, ob das jeweilige Kriterium situationsübergreifend vorhanden ist und zu deutlichem Leiden bzw. Funktionsbeeinträchtigungen führt. Die G-Kriterien nur pauschal zu prüfen und dann ohne erneute Prüfung der Auswirkungen auf das Funktionsniveau die individuellen Gefühls-, Denk- und Verhaltensmuster einem spezifischen Persönlichkeitsstörungstyp zuzuordnen birgt die Gefahr, dass sich die allgemeinen Indikatoren einer Persönlichkeitsstörung nicht hinreichend aus der spezifischen Persönlichkeitsstörung ableiten lassen (Mestel et al. 2008).

2.2 | Definition von Persönlichkeitsstörungen (ICD-10 Forschungskriterien) – Allgemeine Kriterien

I) Die charakteristischen und dauerhaften inneren Erfahrungs- und Verhaltensmuster der Betroffenen weichen insgesamt deutlich von kulturell erwarteten und akzeptierten Vorgaben („Normen") ab. Diese Abweichung äußert sich in mehr als einem der folgenden Bereiche:

▌ Kognition (d.h. Wahrnehmung und Interpretation von Dingen, Menschen und Ereignissen; Einstellungen und Vorstellungen von sich und anderen)

▌ Affektivität (Variationsbreite, Intensität und Angemessenheit der emotionalen Ansprechbarkeit und Reaktion)
▌ Impulskontrolle und Bedürfnisbefriedigung
▌ Die Art des Umgangs mit anderen und die Handhabung zwischenmenschlicher Beziehungen

II) Die Abweichung ist so ausgeprägt, dass das daraus resultierende Verhalten in vielen persönlichen und sozialen Situationen unflexibel, unangepasst oder auch auf andere Weise unzweckmäßig ist (nicht begrenzt auf einen speziellen „triggernden Stimulus" oder eine bestimmte Situation).

III) Persönlicher Leidensdruck, nachteiliger Einfluss auf die soziale Umwelt oder beides sind deutlich dem unter II) beschriebenen Verhalten zuzuschreiben.

IV) Nachweis, dass die Abweichung stabil, von langer Dauer ist und im späten Kindesalter oder der Adoleszenz begonnen hat.

V) Die Abweichung kann nicht durch das Vorliegen oder die Folge einer anderen psychischen Störung des Erwachsenenalters erklärt werden, es können aber episodische oder chronische Zustandsbilder der Kapitel F00 bis F07 neben dieser Störung existieren oder sie überlagern.

VI) Eine organische Erkrankung, Verletzung oder deutliche Funktionsstörung des Gehirns müssen als mögliche Ursache für die Abweichung ausgeschlossen werden (falls eine solche Verursachung nachweisbar ist, soll die Kategorie F07 verwendet werden).

Das DSM-IV ordnet die spezifischen Persönlichkeitsstörungen drei übergeordneten Clustern zu:

▌ Cluster A beinhaltet die paranoide, die schizoide und die schizotypische Persönlichkeitsstörung, die sich durch sonderbares, exzentrisches Verhalten auszeichnet. Menschen mit einer Persönlichkeitsstörung aus Cluster A sind misstrauisch und wirken affektarm bis gefühlskalt. Bei vermeintlichen Kränkungen und Bedrohung kann die Stimmung rasch in Wut umschlagen. Sie leben isoliert und haben kaum zwischenmenschliche Kontakte.

▌ Cluster B umfasst die antisoziale, die Borderline-, die histrionische und die narzisstische Persönlichkeitsstörung, die emotionales, dramatisches oder launisches Verhalten zeigt. Weitere charakteristische Merkmale sind Impulsivität, starke Wut und Unfähigkeit, diese zu kontrollieren. Das Verhalten in Beziehungen ist geprägt von einer Tendenz zur Idealisierung und Entwertung sowie Schwierigkeiten im Umgang mit Nähe und Distanz. Selbstschädigende und suizidale Verhaltensweisen sind typisch, bei der narzisstischen und der antisozialen Persönlichkeitsstörung auch Fremdaggressivität. Gemeinsam liegt allen Persönlichkeitsstörungen dieses Clusters ein wenig ausgeprägtes Selbstwertgefühl zugrunde, so dass bei berechtigter und unberechtigter Kritik Gefühle wie Wut, Scham oder Demütigung aufkommen.

▌ Cluster C subsumiert die vermeidend-selbstunsichere, die dependente und die zwanghafte Persönlichkeitsstörung, also die Menschen, die sich als ängstlich und furchtsam beschreiben lassen. Zentrale Gefühle bei diesen Menschen sind neben einer Anspannung und Besorgnis Gefühle von Hilflosigkeit und Abhängigkeit. Sie sind leicht verletzbar durch Kritik oder Ablehnung und leiden unter massiven Trennungsängsten. Bei übermäßiger Gewissenhaftigkeit sind sie wenig flexibel und tendieren zu passiver Aggressivität.

Im Folgenden werden die Kriterien für alle Persönlichkeitsstörungen nach ICD-10 und DSM-IV genannt:

2.3 | Symptomatik und Diagnosestellung aller Persönlichkeitsstörungen nach ICD-10 und DSM-IV

2.3.1 Schizotype Störung (ICD-10) oder Schizotypische Persönlichkeitsstörung (DSM-IV)

▌ ICD-10 (F21)

A. Die Betroffenen haben über einen Zeitraum von mindestens 2 Jahren mindestens vier der folgenden Merkmale entweder ununterbrochen oder wiederholt gezeigt:

B. Die Betroffenen haben niemals die Kriterien für eine Schizophrenie (F20) erfüllt.
   1. unangepasster und eingeengter Affekt, so dass die Betroffenen kalt und unnahbar erscheinen,
   2. seltsames, exzentrisches oder eigentümliches Verhalten und Erscheinung,
   3. wenige soziale Bezüge und Tendenz zu sozialem Rückzug,
   4. sonderbare Ansichten oder magisches Denken, das das Verhalten beeinflusst und nicht mit subkulturellen Normen übereinstimmt,
   5. Misstrauen und paranoide Vorstellungen,
   6. Grübeln ohne inneren Widerstand, oft mit dysmorphophoben, sexuellen oder aggressiven Inhalten,
   7. ungewöhnliche Wahrnehmungen, einschließlich Körpergefühlsstörungen, Illusionen, Depersonalisations- oder Derealisationserleben,
   8. vages, umständliches metaphorisches, gekünsteltes und oft stereotypes Denken, das sich in einer seltsamen Sprache oder auf andere Weise äußert, ohne deutliche Zerfahrenheit,

9. gelegentliche, vorübergehende quasi-psychotische Episoden mit intensiven Illusionen, akustischen oder anderen Halluzinationen und wahnähnlichen Inhalten; diese Episoden treten im Allgemeinen ohne äußere Veranlassung auf.

▌ DSM-IV (301.22) Schizotypische Persönlichkeitsstörung

A. Ein tiefgreifendes Muster sozialer und zwischenmenschlicher Defizite, das durch akutes Unbehagen in und mangelnde Fähigkeit zu engen Beziehungen gekennzeichnet ist. Weiterhin treten Verzerrungen der Wahrnehmung oder des Denkens und eigentümliches Verhalten auf. Die Störung beginnt im frühen Erwachsenenalter und zeigt sich in verschiedenen Situationen. Mindestens fünf der folgenden Kriterien müssen erfüllt sein:

B. Tritt nicht ausschließlich im Verlauf einer Schizophrenie, einer Affektiven Störung mit Psychotischen Merkmalen, einer anderen Psychotischen Störung oder einer tiefgreifenden Entwicklungsstörung auf.
   1. Beziehungsideen (jedoch kein Beziehungswahn),
   2. seltsame Überzeugungen oder magische Denkinhalte, die das Verhalten beeinflussen und nicht mit den Normen der jeweiligen subkulturellen Gruppe übereinstimmen (z.B. Aberglaube, Glaube an Hellseherei, Telepathie oder an den „sechsten Sinn"; bei Kindern und Heranwachsenden bizarre Phantasien und Beschäftigungen),
   3. ungewöhnliche Wahrnehmungserfahrungen einschließlich körperbezogener Illusionen,
   4. seltsame Denk- und Sprechweise (z.B. vage, umständlich, metaphorisch, übergenau, stereotyp),
   5. Argwohn und paranoide Vorstellungen,
   6. inadäquater und eingeschränkter Affekt,
   7. Verhalten oder äußere Erscheinung sind seltsam, exzentrisch oder merkwürdig,
   8. Mangel an engen Freunden oder Vertrauten außer Verwandten ersten Grades,
   9. ausgeprägte soziale Angst, die nicht mit zunehmender Vertrautheit abnimmt und die eher mit paranoiden Befürchtungen als mit negativer Selbstbeurteilung zusammenhängt.

2.3.2 Paranoide Persönlichkeitsstörung

▌ **ICD-10 (F60.0)**

A. Die allgemeinen Kriterien für eine Persönlichkeitsstörung (F60) müssen erfüllt sein.

B. Mindestens vier der folgenden Eigenschaften oder Verhaltensweisen müssen vorliegen:
1. übertriebene Empfindlichkeit bei Rückschlägen und Zurücksetzungen,
2. Neigung, dauerhaft Groll zu hegen, d.h. Beleidigungen, Verletzungen oder Missachtungen werden nicht vergeben,
3. Misstrauen und eine anhaltende Tendenz, Erlebtes zu verdrehen, indem neutrale oder freundliche Handlungen anderer als feindlich oder verächtlich missdeutet werden,
4. streitsüchtiges und beharrliches, situationsunangemessenes Bestehen auf eigenen Rechten,
5. häufiges ungerechtfertigtes Misstrauen gegenüber der sexuellen Treue des Ehe- oder Sexualpartners
6. ständige Selbstbezogenheit, besonders in Verbindung mit starker Überheblichkeit,
7. häufige Beschäftigung mit unbegründeten Gedanken an „Verschwörungen" als Erklärungen für Ereignisse in der näheren Umgebung des Patienten oder der Welt im Allgemeinen.

▌ **DSM-IV (301.00)**

A. Tiefgreifendes Misstrauen und Argwohn gegenüber anderen, so dass deren Motive als böswillig ausgelegt werden. Der Beginn liegt im frühen Erwachsenenalter und zeigt sich in verschiedenen Situationen. Mindestens vier der folgenden Kriterien müssen erfüllt sein:

B. Tritt nicht ausschließlich im Verlauf einer Schizophrenie, einer Affektiven Störung mit Psychotischen Merkmalen oder einer anderen Psychotischen Störung auf und geht nicht auf die direkte körperliche Wirkung eines medizinischen Krankheitsfaktors zurück.
1. verdächtigt andere ohne hinreichenden Grund, ihn/sie auszunutzen, zu schädigen oder zu täuschen,
2. ist stark eingenommen von ungerechtfertigten Zweifeln an der Loyalität und Vertrauenswürdigkeit von Freunden oder Partnern,
3. vertraut sich nur zögernd anderen Menschen an, aus ungerechtfertigter Angst, die Informationen könnten in böswilliger Weise gegen ihn/sie verwandt werden,
4. liest in harmlose Bemerkungen oder Vorkommnisse eine versteckte, abwertende oder bedrohliche Bedeutung hinein,

5. ist lange nachtragend, d.h. verzeiht Kränkungen, Verletzungen oder Herabsetzungen nicht,
6. nimmt Angriffe auf die eigene Person oder das Ansehen wahr, die anderen nicht so vorkommen und reagiert schnell zornig oder startet rasch einen Gegenangriff,
7. verdächtigt wiederholt ohne jede Berechtigung den Ehe- oder Sexualpartner der Untreue.

2.3.3 Schizoide Persönlichkeitsstörung

▌ **ICD-10 (F60.1)**

A. Die allgemeinen Kriterien für eine Persönlichkeitsstörung (F60) müssen erfüllt sein.

B. Mindestens vier der folgenden Eigenschaften oder Verhaltensweisen müssen vorliegen:
1. wenn überhaupt, dann bereiten nur wenige Tätigkeiten Freude,
2. emotionale Kühle, Distanziertheit oder abgeflachte Affektivität,
3. reduzierte Fähigkeit, warme, zärtliche Gefühle für andere oder Ärger auszudrücken,
4. erscheint gleichgültig gegenüber Lob oder Kritik von anderen,
5. wenig Interesse an sexuellen Erfahrungen mit einem anderen Menschen (unter Berücksichtigung des Alters),
6. fast immer Bevorzugung von Aktivitäten, die alleine durchzuführen sind,
7. übermäßige Inanspruchnahme durch Fantasien und Introvertiertheit,
8. hat keine oder wünscht keine engen Freunde oder vertrauensvollen Beziehungen (oder höchstens eine),
9. deutlich mangelhaftes Gespür für geltende soziale Normen und Konventionen; wenn sie nicht befolgt werden, geschieht das unabsichtlich.

▌ **DSM-IV (301.20)**

A. Ein tiefgreifendes Muster, das durch Distanziertheit in sozialen Beziehungen und eine eingeschränkte Bandbreite des Gefühlsausdruckes im zwischenmenschlichen Bereich gekennzeichnet ist. Die Störung beginnt im frühen Erwachsenenalter und tritt in den verschiedensten Situationen auf. Mindestens vier der folgenden Kriterien müssen erfüllt sein:

B. Tritt nicht ausschließlich im Verlauf einer Schizophrenie, einer Affektiven Störung mit psychotischen Merkmalen, einer anderen psychotischen Störung oder einer tiefgreifenden Entwicklungsstörung auf und geht nicht auf die direkte körperliche Wirkung eines medizinischen Krankheitsfaktors zurück.

1. hat weder den Wunsch nach engen Beziehungen noch Freude daran, einschließlich der Tatsache, Teil einer Familie zu sein,
2. wählt fast immer einzelgängerische Unternehmungen,
3. hat, wenn überhaupt, wenig Interesse an sexuellen Erfahrungen mit einem anderen Menschen,
4. wenn überhaupt, dann bereiten nur wenige Tätigkeiten Freude,
5. hat keine engen Freunde oder Vertraute, außer Verwandten ersten Grades,
6. erscheint gleichgültig gegenüber Lob und Kritik von Seiten anderer,
7. zeigt emotionale Kälte, Distanziertheit oder eingeschränkte Affektivität.

2.3.4 Dissoziale Persönlichkeitsstörung

▮ **ICD-10 (F60.2)**

A. Die allgemeinen Kriterien für eine Persönlichkeitsstörung (F60) müssen erfüllt sein.

B. Mindestens drei der folgenden Eigenschaften oder Verhaltensweisen müssen vorliegen:
   1. herzloses Unbeteiligtsein gegenüber den Gefühlen anderer,
   2. deutliche und andauernde verantwortungslose Haltung und Missachtung sozialer Normen, Regeln und Verpflichtungen,
   3. Unfähigkeit zur Aufrechterhaltung dauerhafter Beziehungen, obwohl keine Schwierigkeit besteht, sie einzugehen,
   4. sehr geringe Frustrationstoleranz und niedrige Schwelle für aggressives, einschließlich gewalttätiges Verhalten,
   5. fehlendes Schuldbewusstsein oder Unfähigkeit, aus negativer Erfahrung, insbesondere Bestrafung, zu lernen,
   6. deutliche Neigung, andere zu beschuldigen oder plausible Rationalisierungen anzubieten für das Verhalten, durch welches die Betreffenden in einen Konflikt mit der Gesellschaft geraten sind.

▮ **DSM-IV (301.7) Antisoziale Persönlichkeitsstörung**

A. Es besteht ein tiefgreifendes Muster von Missachtung und Verletzung der Rechte anderer, das seit dem 15. Lebensjahr auftritt. Mindestens drei der folgenden Kriterien müssen erfüllt sein:

B. Die Person ist mindestens 18 Jahre alt.

C. Eine Störung des Sozialverhaltens war bereits vor Vollendung des 15. Lebensjahres erkennbar.

D. Das antisoziale Verhalten tritt nicht ausschließlich im Verlauf einer Schizophrenie oder einer manischen Episode auf.

1. Versagen, sich in Bezug auf gesetzmäßiges Verhalten gesellschaftlichen Normen anzupassen, was sich in wiederholtem Begehen von Handlungen äußert, die einen Grund für eine Festnahme darstellen,
2. Falschheit, die sich in wiederholtem Lügen, dem Gebrauch von Decknamen oder dem Betrügen anderer zum persönlichen Vorteil oder Vergnügen äußert,
3. Impulsivität oder Versagen, vorausschauend zu planen,
4. Reizbarkeit und Aggressivität, die sich in wiederholten Schlägereien oder Überfällen äußert,
5. rücksichtslose Missachtung der eigenen Sicherheit bzw. der Sicherheit anderer,
6. durchgängige Verantwortungslosigkeit, die sich im wiederholten Versagen zeigt, eine dauerhafte Tätigkeit auszuüben oder finanziellen Verpflichtungen nachzukommen,
7. fehlende Reue, die sich in Gleichgültigkeit oder Rationalisierung äußert, wenn die Person andere Menschen gekränkt, misshandelt oder bestohlen hat.

2.3.5 Emotional instabile Persönlichkeitsstörung

❙ **ICD-10 (F60.3)**

ICD-10 (F60.30) Impulsiver Typus

A. Die allgemeinen Kriterien für eine Persönlichkeitsstörung (F60) müssen erfüllt sein.

B. Mindestens drei der folgenden Eigenschaften oder Verhaltensweisen müssen vorliegen (darunter 2.):

1. deutliche Tendenz, unerwartet und ohne Berücksichtigung der Konsequenzen zu handeln,
2. deutliche Tendenz zu Streitereien und Konflikten mit anderen, vor allem dann, wenn impulsive Handlungen unterbunden oder getadelt werden,
3. Neigung zu Ausbrüchen von Wut oder Gewalt mit Unfähigkeit zur Kontrolle explosiven Verhaltens,
4. Schwierigkeiten in der Beibehaltung von Handlungen, die nicht unmittelbar belohnt werden,
5. unbeständige und launische Stimmung.

ICD-10 (F60.31) Borderline-Typus

A. Die allgemeinen Kriterien für eine Persönlichkeitsstörung (F60) müssen erfüllt sein.

B. Mindestens drei der oben unter F60.30 B erwähnten Kriterien müssen vorliegen und zusätzlich mindestens zwei der folgenden Eigenschaften und Verhaltensweisen:
1. Störungen und Unsicherheit bezüglich Selbstbild, Zielen und „inneren Präferenzen" (einschließlich sexueller),
2. Neigung, sich in intensive, aber instabile Beziehungen einzulassen, oft mit der Folge von emotionalen Krisen,
3. übertriebene Bemühungen, das Verlassenwerden zu vermeiden,
4. wiederholt Drohungen oder Handlungen mit Selbstbeschädigung,
5. anhaltende Gefühle von Leere.

▮ DSM-IV (301.83) Borderline-Persönlichkeitsstörung

Ein tiefgreifendes Muster von Instabilität in zwischenmenschlichen Beziehungen, im Selbstbild und in den Affekten sowie von deutlicher Impulsivität. Der Beginn liegt im frühen Erwachsenenalter und manifestiert sich in den verschiedenen Lebensbereichen. Mindestens fünf der folgenden Kriterien müssen erfüllt sein:
1. verzweifeltes Bemühen, tatsächliches oder vermutetes Verlassenwerden zu vermeiden. Beachte: Hier werden keine suizidalen oder selbstverletzenden Handlungen berücksichtigt, die in Kriterium 5 enthalten sind.
2. Ein Muster instabiler, aber intensiver zwischenmenschlicher Beziehungen, das durch einen Wechsel zwischen den Extremen der Idealisierung und Entwertung gekennzeichnet ist.
3. Identitätsstörung: ausgeprägte und andauernde Instabilität des Selbstbildes oder der Selbstwahrnehmung.
4. Impulsivität in mindestens zwei potentiell selbstschädigenden Bereichen (Geldausgaben, Sexualität, Substanzmissbrauch, rücksichtsloses Fahren, „Fressanfälle"). Beachte: Hier werden keine suizidalen oder selbstverletzenden Handlungen berücksichtigt, die in Kriterium 5 enthalten sind.
5. Wiederholte suizidale Handlungen, Selbstmordandeutungen oder -drohungen oder Selbstverletzungsverhalten.
6. Affektive Instabilität infolge einer ausgeprägten Reaktivität der Stimmung (z.B. hochgradige episodische Dysphorie, Reizbarkeit oder Angst, wobei diese Verstimmungen gewöhnlich einige Stunden und nur selten mehr als einige Tage andauern).
7. Chronische Gefühle von Leere.
8. Unangemessene, heftige Wut oder Schwierigkeiten, die Wut zu kontrollieren (z.B. häufige Wutausbrüche, andauernde Wut, wiederholte körperliche Auseinandersetzungen).
9. Vorübergehende, durch Belastungen ausgelöste paranoide Vorstellungen oder schwere dissoziative Symptome.

2.3.6 Histrionische Persönlichkeitsstörung

▌ ICD-10 (F60.4)

A. Die allgemeinen Kriterien für eine Persönlichkeitsstörung (F60) müssen erfüllt sein.

B. Mindestens vier der folgenden Eigenschaften oder Verhaltensweisen müssen vorliegen:
1. dramatische Selbstdarstellung, theatralisches Auftreten oder übertriebener Ausdruck von Gefühlen,
2. Suggestibilität, leichte Beeinflussbarkeit durch andere oder durch Ereignisse (Umstände),
3. oberflächliche, labile Affekte,
4. ständige Suche nach aufregenden Erlebnissen und Aktivitäten, in denen die Betreffenden im Mittelpunkt der Aufmerksamkeit stehen,
5. unangemessen verführerisch in Erscheinung und Verhalten,
6. übermäßige Beschäftigung damit, äußerlich attraktiv zu erscheinen.

▌ DSM-IV (301.50)

Ein tiefgreifendes Muster übermäßiger Emotionalität oder Strebens nach Aufmerksamkeit. Der Beginn liegt im frühen Erwachsenenalter und die Störung zeigt sich in verschiedenen Situationen. Mindestens fünf der folgenden Kriterien müssen erfüllt sein:
1. fühlt sich unwohl in Situationen, in denen er/sie nicht im Mittelpunkt der Aufmerksamkeit steht,
2. die Interaktion mit anderen ist oft durch ein unangemessen sexuell verführerisches oder provokantes Verhalten charakterisiert,
3. zeigt rasch wechselnden und oberflächlichen Gesichtsausdruck,
4. setzt durchweg seine körperliche Erscheinung ein, um die Aufmerksamkeit auf sich zu lenken,
5. hat einen übertriebenen impressionistischen, wenig detaillierten Sprachstil,
6. zeigt Selbstdramatisierung, Theatralik und übertriebenen Gefühlsausdruck,
7. ist suggestibel, d. h. leicht beeinflussbar durch andere Personen oder Umstände,
8. fasst Beziehungen enger auf, als sie tatsächlich sind.

2.3.7 Anankastische Persönlichkeitsstörung

▌ ICD-10 (F60.5)

A. Die allgemeinen Kriterien für eine Persönlichkeitsstörung (F60) müssen erfüllt sein.

B. Mindestens vier der folgenden Eigenschaften oder Verhaltensweisen müssen vorliegen:
1. Gefühle von starkem Zweifel und übermäßiger Vorsicht,
2. ständige Beschäftigung mit Details, Regeln, Listen, Ordnung, Organisation oder Plänen,
3. Perfektionismus, der die Fertigstellung von Aufgaben behindert,
4. übermäßige Gewissenhaftigkeit und Skrupelhaftigkeit,
5. unverhältnismäßige Leistungsbezogenheit unter Vernachlässigung oder bis zum Verzicht auf Vergnügen und zwischenmenschliche Beziehungen,
6. übertriebene Pedanterie und Befolgung sozialer Konventionen,
7. Rigidität und Eigensinn,
8. unbegründetes Bestehen darauf, dass andere sich exakt den eigenen Gewohnheiten unterordnen oder unbegründete Abneigung dagegen, andere etwas machen zu lassen.

▌ DSM-IV (301.4) Zwanghafte Persönlichkeitsstörung

Ein tiefgreifendes Muster von starker Beschäftigung mit Ordnung, Perfektion und psychischer sowie zwischenmenschlicher Kontrolle auf Kosten von Flexibilität, Aufgeschlossenheit und Effizienz. Die Störung beginnt im frühen Erwachsenenalter und zeigt sich in verschiedenen Situationen. Mindestens vier der folgenden Kriterien müssen zutreffen:
1. beschäftigt sich übermäßig mit Details, Regeln, Listen, Ordnung, Organisation oder Plänen, so dass der wesentliche Gesichtspunkt der Aktivität dabei verloren geht,
2. zeigt einen Perfektionismus, der die Aufgabenerfüllung behindert (z. B. kann ein Vorhaben nicht beendet werden, da die eigenen überstrengen Normen nicht erfüllt werden),
3. verschreibt sich übermäßig der Arbeit und Produktivität unter Ausschluss von Freizeitaktivitäten und Freundschaften (nicht auf offensichtliche finanzielle Notwendigkeit zurückzuführen),
4. ist übermäßig gewissenhaft, skrupellos und rigide in Fragen von Moral, Ethik und Werten (nicht auf kulturelle und religiöse Orientierung zurückzuführen),
5. ist nicht in der Lage, verschlissene oder wertlose Dinge wegzuwerfen, selbst wenn sie nicht einmal Gefühlswert besitzen,
6. delegiert nur widerwillig Aufgaben an andere oder arbeitet nur ungern mit anderen zusammen, wenn diese nicht genau die eigene Arbeitsweise übernehmen,

7. ist geizig sich selbst und anderen gegenüber; Geld muss im Hinblick auf befürchtete künftige Katastrophen gehortet werden,
8. zeigt Rigidität und Halsstarrigkeit.

2.3.8 Ängstliche (vermeidende) Persönlichkeitsstörung

▌ ICD-10 (F60.6)

A. Die allgemeinen Kriterien für eine Persönlichkeitsstörung (F60) müssen erfüllt sein.

B. Mindestens vier der folgenden Eigenschaften oder Verhaltensweisen müssen vorliegen:
1. andauernde und umfassende Gefühle von Anspannung und Besorgtheit,
2. Überzeugung, selbst sozial unbeholfen, unattraktiv oder minderwertig im Vergleich mit anderen zu sein,
3. übertriebene Sorge, in sozialen Situationen kritisiert oder abgelehnt zu werden,
4. persönliche Kontakte nur, wenn Sicherheit besteht, gemocht zu werden,
5. eingeschränkter Lebensstil wegen der Bedürfnisse nach körperlicher Sicherheit,
6. Vermeidung beruflicher oder sozialer Aktivitäten, die intensiven zwischenmenschlichen Kontakt bedingen, aus Furcht vor Kritik, Missbilligung oder Ablehnung.

▌ DSM-IV (301.82) Vermeidend-selbstunsichere Persönlichkeitsstörung

Ein tiefgreifendes Muster von sozialer Gehemmtheit, Insuffizienzgefühlen und Überempfindlichkeit gegenüber negativer Beurteilung. Der Beginn liegt im frühen Erwachsenenalter und die Störung manifestiert sich in verschiedenen Situationen. Mindestens vier der folgenden Kriterien müssen erfüllt sein:
1. vermeidet aus Angst vor Kritik, Missbilligung oder Zurückweisung berufliche Aktivitäten, die engere zwischenmenschliche Kontakte mit sich bringen,
2. lässt sich nur widerwillig mit Menschen ein, sofern er/sie sich nicht sicher ist, dass er/sie gemocht wird,
3. zeigt Zurückhaltung in intimeren Beziehungen, aus Angst beschämt oder lächerlich gemacht zu werden,
4. ist stark davon eingenommen, in sozialen Situationen kritisiert oder abgelehnt zu werden,
5. ist aufgrund von Gefühlen der eigenen Unzulänglichkeit in neuen zwischenmenschlichen Situationen gehemmt,

6. hält sich für gesellschaftlich unbeholfen, persönlich unattraktiv oder anderen gegenüber unterlegen,
7. nimmt außergewöhnlich ungern persönliche Risiken auf sich oder irgendwelche neuen Unternehmungen in Angriff, weil dies sich als beschämend erweisen könnte.

2.3.9 Abhängige Persönlichkeitsstörung

▌ ICD-10 (F60.7)

A. Die allgemeinen Kriterien für eine Persönlichkeitsstörung (F60) müssen erfüllt sein.

B. Mindestens vier der folgenden Eigenschaften oder Verhaltensweisen müssen vorliegen:
   1. Ermunterung oder Erlaubnis an andere, die meisten wichtigen Entscheidungen für das eigene Leben zu treffen,
   2. Unterordnung eigener Bedürfnisse unter die anderer Personen, zu denen eine Abhängigkeit besteht und unverhältnismäßige Nachgiebigkeit gegenüber deren Wünschen,
   3. mangelnde Bereitschaft zur Äußerung selbst angemessener Ansprüche gegenüber Personen, von denen man abhängt,
   4. unbehagliches Gefühl oder Hilflosigkeit, wenn die Betroffenen alleine sind, aus übertriebener Angst, nicht für sich alleine sorgen zu können,
   5. häufiges Beschäftigtsein mit der Furcht, verlassen zu werden und auf sich selber angewiesen zu sein,
   6. eingeschränkte Fähigkeit, Alltagsentscheidungen zu treffen, ohne zahlreiche Ratschläge und Bestätigungen von anderen.

▌ DSM-IV (301.6) Dependente Persönlichkeitsstörung

Ein tiefgreifendes und überstarkes Bedürfnis, versorgt zu werden, das zu unterwürfigem und anklammerndem Verhalten und Trennungsängsten führt. Der Beginn liegt im frühen Erwachsenenalter und die Störung zeigt sich in verschiedenen Situationen. Mindestens fünf der folgenden Kriterien müssen erfüllt sein:
1. hat Schwierigkeiten, alltägliche Entscheidungen zu treffen, ohne ausgiebig den Rat und die Bestätigung anderer einzuholen,
2. benötigt andere, damit diese die Verantwortung für seine/ihre wichtigsten Lebensbereiche übernehmen,
3. hat Schwierigkeiten, anderen Menschen gegenüber eine andere Meinung zu vertreten, aus Angst, Unterstützung und Zustimmung zu verlieren. Beachte: hier bleiben realistische Ängste vor Bestrafung unberücksichtigt.

4. hat Schwierigkeiten, Unternehmungen selbst zu beginnen oder Dinge unabhängig durchzuführen (eher aufgrund von mangelndem Vertrauen in die eigene Urteilskraft oder die eigenen Fähigkeiten als aus mangelnder Motivation oder Tatkraft),

5. tut alles Erdenkliche, um die Versorgung und Zuwendung anderer zu erhalten bis hin zur freiwilligen Übernahme unangenehmer Tätigkeiten,

6. fühlt sich alleine unwohl oder hilflos aus übertriebener Angst, nicht für sich selbst sorgen zu können,

7. sucht dringend eine andere Beziehung als Quelle der Fürsorge und Unterstützung, wenn eine enge Beziehung endet,

8. ist in unrealistischer Weise von Ängsten eingenommen, verlassen zu werden und für sich selbst sorgen zu müssen.

2.3.10 Narzisstische Persönlichkeitsstörung

▮ ICD-10 (F60.8)

A. Die allgemeinen Kriterien für eine Persönlichkeitsstörung (F60) müssen erfüllt sein.

B. Mindestens fünf der folgenden Merkmale müssen vorliegen:
1. Größengefühl in Bezug auf die eigene Bedeutung (z. B. die Betroffenen übertreiben ihre Leistungen und Talente, erwarten ohne entsprechende Leistungen als bedeutend angesehen zu werden),
2. Beschäftigung mit Fantasien über unbegrenzten Erfolg, Macht, Scharfsinn, Schönheit oder idealer Liebe,
3. Überzeugung, „besonders" und einmalig zu sein und nur von anderen besonderen Menschen oder solchen mit hohem Status (oder von entsprechenden Institutionen) verstanden zu werden oder mit diesen zusammen sein zu können,
4. Bedürfnis nach übermäßiger Bewunderung,
5. Anspruchshaltung; unbegründete Erwartung besonders günstiger Behandlung oder automatische Erfüllung der Erwartungen,
6. Ausnutzung von zwischenmenschlichen Beziehungen, Vorteilsnahme gegenüber anderen, um eigene Ziele zu erreichen,
7. Mangel an Empathie, Ablehnung, Gefühle und Bedürfnisse anderer anzuerkennen oder sich mit ihnen zu identifizieren,
8. häufiger Neid auf andere oder Überzeugung, andere seien neidisch auf die Betroffenen,
9. arrogante, hochmütige Verhaltensweisen und Attitüden.

▮ DSM-IV (301.81)

Ein tiefgreifendes Muster von Großartigkeit (in Fantasie oder Verhalten), Bedürfnis nach Bewunderung und Mangel an Empathie. Der Beginn liegt im frühen Erwachsenenalter und zeigt sich in verschiedenen Situationen. Mindestens fünf der folgenden Kriterien müssen erfüllt sein:

1. hat ein grandioses Gefühl der eigenen Wichtigkeit (übertreibt z. B. die eigenen Leistungen und Talente; erwartet, ohne entsprechende Leistungen als überlegen anerkannt zu werden),
2. ist stark eingenommen von Fantasien grenzenlosen Erfolges, Macht, Glanz, Schönheit oder idealer Liebe,
3. glaubt von sich „besonders" und einzigartig zu sein und nur von anderen besonderen oder angesehenen Personen (oder Institutionen) verstanden zu werden oder nur mit diesen verkehren zu können,
4. verlangt nach übermäßiger Bewunderung,
5. legt ein Anspruchsdenken an den Tag, d. h. übertriebene Erwartungen an eine besonders bevorzugte Behandlung oder automatisches Eingehen auf die eigenen Erwartungen,
6. ist in zwischenmenschlichen Beziehungen ausbeuterisch, d. h. zieht Nutzen aus anderen, um die eigenen Ziele zu erreichen,
7. zeigt einen Mangel an Empathie; ist nicht willens, die Gefühle und Bedürfnisse anderer zu erkennen oder sich mit ihnen zu identifizieren,
8. ist häufig neidisch auf andere oder glaubt, andere seien neidisch auf ihn/sie,
9. zeigt arrogante, überhebliche Verhaltensweisen oder Haltungen.

Terminologische und konzeptionelle Unterschiede in den beiden Diagnosesystemen erschweren die Routinediagnostik und führen zu mangelnder Vergleichbarkeit von Studien. Das DSM-IV benennt die schizotypische Persönlichkeitsstörung, während die ICD-10 diese als schizotype Störung den Schizophrenien zuordnet. In den ICD-10 Forschungskriterien wird die narzisstische Persönlichkeitsstörung nur im Anhang beschrieben, wohingegen sie im DSM-IV eine eigene Kategorie bildet. Die paranoide Persönlichkeitsstörung der ICD-10 enthält einige Kriterien der narzisstischen Persönlichkeitsstörung mit Ausnahme der Größenideen. Die Borderline-Persönlichkeitsstörung existiert im DSM-IV nur als eine Kategorie, wohingegen das ICD-10 unterteilt in einen Borderline-Typus und einen impulsiven Typus. Gerade männliche, sehr impulsive Patienten mit Borderline-Persönlichkeitsstörung mit Tendenz zu körperlichen Auseinandersetzungen, die aber nicht alle Kriterien der antisozialen Persönlichkeitsstörung erfüllen, lassen sich durch diese Kategorie der ICD-10 gut beschreiben.

Die Zuordnung zu den spezifischen Störungen erfolgt über eine ausführliche Anamneseerhebung mit präzisem Herausarbeiten immer wiederkehrender Verhaltensmuster und einer aktiven Überprüfung des Vorliegens der diagnostischen Kriterien. Darüber hinaus sollte die gesamte psychiatrische Vorgeschichte und die Biographie des Patienten erhoben werden, um so die Störungsmuster im Kontext der individuellen Entwicklung und Lebensgeschichte einschätzen zu können. Wichtig erscheint weiterhin die Verhaltensbeobachtung im Gespräch und besonders im stationären Bereich, z. B. aufmerksamkeitssuchendes und verführerisch-kokettierendes Verhalten bei der histrionischen Persönlichkeitsstörung. Wenn der Patient zustimmt und dies angemessen ist, sollte eine Fremdanamnese (Familie oder nahe Bezugspersonen) erhoben werden. Da sich Patienten mit Persönlichkeitsstörungen aber oft in pathologischen Beziehungskonstellationen befinden, müssen auch bei der Fremdanamnese Einflüsse durch akzentuierte Persönlichkeitszüge erwogen werden. Darüber hinaus verweigern die Patienten u. U. das Einholen von Angaben Dritter bzw. lassen sich die Angehörigen nicht zur Kooperation bewegen. Grundsätzlich sollten Gespräche mit den Angehörigen im Beisein des Patienten erfolgen. In einigen Fällen können Paar- oder Familiengespräche, in denen die Interaktion zwischen Patient und der Bezugsperson deutlich wird, auch diagnostisch hilfreich sein.

Es gibt einige Faktoren, die die Diagnose einer Persönlichkeitsstörung behindern können. Die Symptome einer Persönlichkeitsstörung sind anders als z. B. ein Wahn oder Halluzinationen, möglicherweise nicht offensichtlich und im Gespräch nicht unmittelbar zu erfassen. Vor allem vor einer Therapie – sind viele Persönlichkeitsauffälligkeiten nicht selten **ich-synton**. Der Betroffene sieht also seine spezifischen Denk-, Gefühls- und Verhaltensmuster zunächst nicht als problematisch an und geht folglich davon aus, dass sich seine Umwelt ändern müsse. Hier kann mittels psychoedukativer Interventionen bei dem Patienten die Einsicht in wenig konstruktive Verhaltens- und Denkweisen entwickelt werden. Bei Komorbidität mit einer Achse-I-Störung kann es im Einzelfall (insbesondere wenn fremdanamnestische Daten fehlen) sinnvoll sein, zunächst nur eine Verdachtsdiagnose einer Persönlichkeitsstörung zu stellen, da bei etwa einem Fünftel der Patienten nach Abklingen der Achse-I-Störung auch die Kriterien der Persönlichkeitsstörung nicht mehr erfüllt sind. Insbesondere eine affektive Störung kann die Selbsteinschätzung von Persönlichkeitsmerkmalen beeinflussen, sodass hier nach Abklingen der Achse-I-Störung die Achse-II-Diagnose überprüft werden sollte. Therapeutische Konsequenzen aus der Diagnose sollten allerdings im Regelfall nicht zurückgestellt werden.

2.4 │ Dimensionale Diagnosen

Die kategoriale Einordnung menschlichen Denkens, Fühlens und Verhaltens in spezifische Persönlichkeitsstörungsunterformen, wie sie in den psychiatrischen Klassifikationssystemen vorgenommen wird, entspricht dem Krankheitsmodell der Medizin und ist damit leicht handhabbar. Eine kategoriale Klassifikation ist aber auch mit Problemen behaftet. Studien zufolge können bei ca. 20% der Betroffenen bis zu drei Persönlichkeitsstörungsdiagnosen gestellt werden (Torgersen et al. 2001). Außerdem wurden die Schwellenwerte, ab wann eine Persönlichkeitsstörung vorliegt, willkürlich festgelegt. Diese Schwächen werden von einem dimensionalen Modell von Persönlichkeitszügen vermieden. Hierbei wird von der Annahme ausgegangen, dass die menschliche Persönlichkeit sich aus verschiedenen stabilen Persönlichkeitseigenschaften, so genannten „traits", zusammensetzt und sich ein Mensch in seinen individuellen Eigenschaften auf unterschiedlichen Positionen eines multiaxialen Systems befindet. So kann die Persönlichkeit eines Menschen in Form von 5 stabilen Persönlichkeitseigenschaften abgebildet werden, die in unterschiedlichen Ausprägungen bei jedem Individuum vorkommen: Neurotizismus (emotionale Labilität), Extraversion (Geselligkeit, Aktivität), Offenheit für Erfahrung, Verträglichkeit und Gewissenhaftigkeit (Costa & McCrae 1990). Ein anderes verbreitetes Persönlichkeitsmodell unterscheidet 4 Temperamentsfaktoren (Schadensvermeidung, Neugierverhalten, Belohnungsabhängigkeit, Beharrungsvermögen) und 3 Charakterfaktoren Selbstlenkungsfähigkeit, Kooperativität und Selbsttranszendenz (Cloninger et al. 1994). Die Persönlichkeitsdimensionen bilden allerdings die Symptome der Persönlichkeitsstörungen nicht ausreichend ab. So korrelieren die DSM-IV Symptome von Persönlichkeitsstörungen höher mit der Funktionsbeeinträchtigung bei Patienten mit Persönlichkeitsstörungen als Fünf- oder Dreifaktormodelle der Persönlichkeit (Skodol et al. 2005).

Zukünftige Klassifikationsmodelle zielen auf eine Integration dimensionaler Ordnungsprinzipien in die kategoriale Diagnostik. Schon heute sollten ergänzend zur kategorialen Diagnostik dimensionale Persönlichkeitsbeschreibungen zur Anwendung kommen.

2.5 | Diagnostische Instrumente

Ausschließlich klinisch erhobene Persönlichkeitsstörungsdiagnosen zeigen eine geringe Reliabilität, eine besonders hohe Differenz zwischen Experten- und Praktikerurteil und einen nicht unerheblichen Geschlechtsbias. Zur Erfassung kategorialer Diagnosen stehen als Ergänzung zum ausführlichen klinischen diagnostischen Interview verschiedene Instrumente zur Verfügung, die jeweils auf unterschiedliche Informationsquellen zurückgreifen. Aufgrund der Ich-Syntonität bzw. -Syntonizität und der Komplexität der Persönlichkeitsstörungen ist der Einsatz von **Selbstbeurteilungsfragebögen** wegen insbesondere falsch positiver, aber auch falsch negativer Diagnosen problematisch. Daher sollten Selbstbeurteilungsbögen nur im Sinne eines diagnostischen Hilfsmittels verwandt werden. Hier steht ein entsprechendes Instrument des Strukturierten Klinischen Interviews zur Diagnostik von Persönlichkeitsstörungen (SKID-II) und des International Personality Disorder Examination (IPDE), Letzteres nur als ICD-10-Version zur Verfügung. Fernerhin ist die Deutsche Version des Fragebogens zur Erfassung von DSM-IV Persönlichkeitsstörungen (ADP-IV) empfehlenswert, weil hier zusätzlich zu den einzelnen Items der zugehörigen DSM-IV Kategorie das Maß an Leiden und Funktionsbeeinträchtigung (ebenfalls itembezogen) abgefragt wird und darüber hinaus eine dimensionale Diagnostik möglich ist; diese Vorgehensweise scheint das Risiko von falsch-positiven Diagnosen zu reduzieren (Doering et al. 2007, Schotte et al. 1998, der Fragebogen kann unter http://zmkweb.uni-muenster.de/einrichtungen/proth/dienstleistungen/psycho/diag/index.html kostenfrei herunter geladen werden). Beim klinischen Verdacht auf Vorliegen einer Persönlichkeitsstörung kann eine ausreichend reliable Diagnose nur unter Einsatz eines strukturierten Interviews erzielt werden und ist deshalb als „state of the art" anzusehen und zu empfehlen. Dennoch ist ihr tatsächlicher Einsatz im klinischen Alltag begrenzt, bedeutet er auch eine Einschränkung des Freiraumes der klinischen Exploration und einen nicht unerheblichen Zeitaufwand von durchschnittlich ca. 60 min, in Einzelfällen aber bis zu 3 Stunden. Die beiden am häufigsten verwandten Interviewverfahren mit vorgegebenen, auf einzelne Items bezogenen Fragen sind das **International Personality Disorder Examination (IPDE)** und das **Strukturierte Klinische Interview zur Diagnostik von Persönlichkeitsstörungen (SKID-II)**; Letzteres liegt nur als DSM-IV Version vor. Mit diesen Instrumenten lassen sich mit Kappa-Werten zwischen 0,48 und 0,98 valide Persönlichkeitsstörungsdiagnosen stellen (Maffei et al. 1997). Dennoch bleiben auch beim Einsatz solcher Interviews Unschärfen in Abhängigkeit von der Beurteilerquelle (Pat. vs. Angehöriger). In Forschungsfragen am häufigsten eingesetzt wird das IPDE, das aus einem ICD-10 und einem DSM-IV Modul besteht und als das offizielle Instrument der WHO für Persönlichkeitsstörungen gilt (Loranger et al. 1997). Störungsspezifische Checklisten, die im Gegensatz zu den zeitaufwändigen strukturierten Interviews rascher durchzuführen sind, können eingesetzt werden, erfordern jedoch umfangreiche klinische Erfahrung (IDCL-P Internationale Diagnosen Checkliste für Persönlichkeitsstörungen; Bronisch et al. 1995).

Dimensionale Persönlichkeitsfaktoren können auf der Grundlage von Selbstbeurteilungsinstrumenten reliabel und valide erhoben werden. Hier bietet sich zum Beispiel der Dimensional Assessment of Personality Pathology-Basic Questionnaire (DAPP) oder die revidierte Fassung des NEO Personality Inventory (NEO-PI-R), beides in deutschen Versionen vorliegend und validiert, an. Mittels des NEO-PI-R können die einzelnen Bestandteile des 5-Faktoren-Persönlichkeitsmodells: Neurotizismus, Extraversion, Verträglichkeit, Gewissenhaftigkeit und Offenheit für Erfahrungen einschließlich ihrer Subdimensionen abgefragt werden.

Der auch in deutscher Sprache vorliegende DAPP-BQ (Dimensional Assessment of Personality Pathology-Basic Questionnaire) ist ein international etablierter, reliabler (Livesley et al. 1998) und valider (van Kampen 2002) Selbstbeurteilungsfragebogen zur dimensionalen Erfassung pathologischer Persönlichkeitsausprägungen. Im Gegensatz zur kategorialen Diagnostik von Persönlichkeitsstörungen liegt dem DAPP-BQ das Konzept eines graduellen Übergangs von Normalität zu pathologischen Persönlichkeitsausprägungen zugrunde. Die Erfassung der Persönlichkeit basiert auf 290 Items, die auf 18 Persönlichkeitsdimensionen erfasst werden. Diese 18 Persönlichkeitsdimensionen lassen sich zu 4 übergeordneten, als robust belegten Faktoren zusammenfassen (,Emotionale Dysregulation', ,Dissoziales Verhalten', ,Gehemmtheit' und ,Zwanghaftigkeit') (Livesley et al. 1998, Pukrop et al. 2001, van Kampen 2002, Bagge 2003).

Mit dem Persönlichkeits-Stil- und Störungs-Inventar (PSSI) kann die relative Ausprägung von Persönlichkeitsstilen quantifiziert werden, die als nicht-pathologische Entsprechungen der in DSM-IV und ICD-10 beschriebenen Persönlichkeitsstörungen gelten.

Mit dem Inventar zur Erfassung interpersonaler Probleme (IIP), das in deutscher Übersetzung vorliegt und validiert ist, können typische interpersonelle Problembereiche von Patienten mit Persönlichkeitsstörungen erfasst werden. Dieses Instrument kann nicht nur zur Querschnittsdiagnostik sondern auch zur Messung von Veränderung unter Therapie eingesetzt werden.

Die aus psychodynamischer Sicht wichtige Strukturdiagnostik kann mit der Operationalisierten Psychodynamischen Diagnostik (OPD-2, Arbeitskreis OPD 2006) erfolgen. Dieses interview-basierte Fremdbeurteilungsinstrument, das im Rahmen eines modifizierten psychodynamischen Interviews zur Anwendung kommt, umfasst fünf Achsen:
1. Krankheitserleben und Behandlungsvoraussetzungen,
2. Beziehung,
3. Konflikt,
4. Struktur und
5. Psychische und psychosomatische Störungen nach ICD-10 bzw. DSM-IV.

Es liegt eine Vielzahl von Studien zur Reliabilität und Validität des Instrumentes vor, die im Manual der OPD-2 zusammengefasst sind. Die Strukturachse der OPD erfasst das Strukturniveau auf vier Dimensionen:
1. Selbst- und Objektwahrnehmung,
2. Steuerungsfähigkeit,
3. Emotionale Kommunikation und
4. Bindung.

Die Skala umfasst vier Strukturniveaus (gut integriert, mäßig integriert, gering integriert und desintegriert) mit jeweils einer Zwischenstufe.

2.6 | Differentialdiagnostische Abgrenzung

Die differentialdiagnostischen Erwägungen und komorbiden Erkrankungen differieren erheblich bei den verschiedenen Persönlichkeitsstörungssubtypen. Wie schon in den allgemeinen Kriterien einer Persönlichkeitsstörung nach ICD-10 gefordert, müssen psychische Störungen und Funktionsstörungen des Gehirns, welche die Symptome besser erklären können, ausgeschlossen werden. Häufig ergibt sich die Unterscheidung wesentlich aus dem Zeitverlauf.

Im Folgenden werden nacheinander die einzelnen Persönlichkeitsstörungen unter differentialdiagnostischen Aspekten besprochen.

▌ Die **Paranoide Persönlichkeitsstörung** ist zunächst von der **Wahnhaften Störung** mit Verfolgungswahn abzugrenzen, bei der die Wahninhalte wenig einfühlbar und unkorrigierbar sind. Menschen mit Paranoider Persönlichkeitsstörung sind zwar auch misstrauisch, argwöhnisch und unterstellen anderen, etwas gegen sie im Schilde zu führen. Das Misstrauen erfüllt aber nicht die Kriterien eines Wahns. Eine weitere Differentialdiagnose besteht in der Abgrenzung zum Eifersuchtswahn bei chronischer Alkoholabhängigkeit. Aufgrund der weitreichenden Überlappung der Kriterien ist die differentialdiagnostische Abgrenzung zu bzw. das komorbide Vorliegen der **Narzisstischen Persönlichkeitsstörung** mitunter schwierig. Bei der Narzisstischen Persönlichkeit führt ein Gefühl von Großartigkeit und das Bewusstsein, etwas Besonderes zu sein, das er nach außen selbstbewusst vertritt, während der Paranoide misstrauisch ist und seine Umgebung als feindselig wahrnimmt.

▌ Bei der **Schizoiden Persönlichkeitsstörung** besteht die schwierigste Differentialdiagnose in der Abgrenzung zu leichten Formen der **Asperger-Störung**. Es finden sich allerdings bei Personen mit Autismus repetitive Verhaltensmuster sowie eine Einengung der Aktivitäten und Interessen. Residualsymptome bei Schizophrenie, die auch differentialdiagnostisch abgegrenzt werden müssen, können mit Kontaktscheue und Anhedonie imponieren, hier kommt aber zusätzlich noch der Charakter des Uneinfühlbaren, Sonderbaren hinzu. Wesentliche Abgrenzungen im Bereich der Persönlichkeitsstörungen müssen zur **Ängstlichen (vermeidenden)** und **Schizotypischen** Persönlichkeitsstörung erfolgen. Gemeinsam sind diesen drei Persönlichkeitsstörungen ein sozialer Rückzug und Schwierigkeiten in den zwischenmenschlichen Beziehungen. Bei Menschen mit Schizoider Persönlichkeitsstörung liegt dies in einem mangelnden Interesse an persönlichen Kontakten begründet, während bei der Selbstunsicheren Persönlichkeitsstörung die Angst vor Kritik, Zurückweisung und Beschämung der Grund für den sozialen Rückzug ist. Auch Menschen mit einer Schizotypischen Persönlichkeitsstörung leben isoliert, Unterschiede liegen bei diesen Menschen jedoch in Verzerrungen des Denkens und der Wahrnehmung sowie in ihren skurrilen exzentrischen Verhaltensweisen.

▌ In der ICD-10 wird die **Schizotype Störung** in der F20-Kategorie aufgeführt und somit als schizophrene Spektrumserkrankung eingeordnet. Demzufolge ist die Abgrenzung zur Schizophrenie die wichtigste Differentialdiagnose. Bei Personen mit **Schizotypischer Persönlichkeitsstörung** finden sich üblicherweise keine Halluzinationen und Wahnphänomene, wohl aber Beziehungsideen, ungewöhnliche Wahrnehmungserfahrungen, skurrile Vorstellungen und unter Belastung auftretende kurze vorübergehende psychotische Episoden. Betroffene halten an ihren bizarren sonderbaren Denkinhalten nicht – wie der Wahnhafte – mit unkorrigierbarer Überzeugung fest. Am schwierigsten ist die Differentialdiagnose zur Schizophrenia simplex oder zum residualen Typus der Schizophrenie in Hinblick auf soziale Isoliertheit und sonderlingshaftes, skurriles Verhalten. Generell müssen die allgemeinen Kriterien für eine Persönlichkeitsstörung erfüllt sein, d. h. dass die auffälligen Verhaltens-, Gefühls- und Denkmuster schon in Kindheit oder Adoleszenz aufgetreten sein müssen, wohingegen bei der Schizophrenie oft erst im frühen Erwachsenenalter ein Leistungsknick oder andere Auffälligkeiten zu Tage treten.

∎ In erster Linie gilt es bei der **Dissozialen Persönlichkeitsstörung** zu klären, ob die antisozialen Verhaltensmuster einer Person nur in Zuständen der Alkohol- oder Drogenintoxikation vorkommen. Falls dies der Fall ist, sollte die Diagnose Dissoziale Persönlichkeitsstörung nicht gestellt werden. Überschneidungen auf dem Gebiet der Persönlichkeitsstörungen gibt es mit der **Borderline-**, der **Histrionischen** und der **Narzisstischen Persönlichkeitsstörung**, wobei bei der Letzteren keine ausgeprägte Aggressivität bzw. impulsives oder delinquentes Verhalten vorliegt. Patienten mit Borderline-Persönlichkeitsstörung sind auch impulsiv, zeigen aber im Gegensatz zur Dissozialen eine Neigung zu Schuldgefühlen.

∎ Patienten mit **Borderline-Persönlichkeitsstörung** können kurze Episoden von psychotischem Erleben und paranoidem Denken haben. Dieser Zeitverlauf und das Fehlen von formalen Denkstörungen sind für die differenzialdiagnostische Abgrenzung zur **Schizophrenie** hilfreich; liegen Sinnestäuschungen vor, so erfüllen sie gewöhnlich das Kriterium von Pseudohalluzinationen, d. h. der Trugcharakter der Wahrnehmung wird erkannt. Eine diagnostische Überlappung mit der **Posttraumatischen Belastungsstörung** kann in den Symptomen Reizbarkeit und Wutausbrüche liegen. Im Regelfall ist hier auch der unterschiedliche Zeitverlauf diagnostisch wegweisend, d. h. bei der Posttraumatischen Belastungsstörung ist ein enger zeitlicher Zusammenhang zwischen dem Auftreten der Symptome mit einem Ereignis außergewöhnlicher Bedrohung erforderlich. Wenn die Kriterien beider Störungen erfüllt sind, sollen auch beide diagnostiziert werden. Die Posttraumatische Belastungsstörung ist bei Patienten mit Borderline-Persönlichkeitsstörung zweimal so häufig wie in der Allgemeinbevölkerung komorbide vorhanden (Golier et al. 2003). Bei der Posttraumatischen Belastungsstörung ist ein enger zeitlicher Zusammenhang zwischen dem Auftreten der Symptome mit einem Ereignis außergewöhnlicher Bedrohung erforderlich. Die diagnostische Abgrenzung zur andauernden Persönlichkeitsveränderung nach Extrembelastung kann, vor allem wenn extreme Traumata in Kindheit und Adoleszenz aufgetreten sind, im Einzelfall sehr problematisch sein, insbesondere weil dieses Störungskonzept noch nicht hinreichend erforscht und konzeptionalisiert ist. Überlappungen im Persönlichkeitsstörungsbereich gibt es mit der **Histrionischen** und der **Dependenten** Persönlichkeitsstörung. Etwa 30 bis 40% der Patienten mit Borderline-Persönlichkeitsstörung erfüllen auch die Kriterien der Ängstlichen (vermeidenden) Persönlichkeitsstörung (z. B. Zanarini 2004). Bei Männern beläuft sich die innere Komorbidität eher auf Narzisstische und Dissoziale Persönlichkeitszüge.

▌ Bei Patienten mit **Histrionischer Persönlichkeitsstörung** finden sich vor allem Überschneidungen mit der Borderline-Persönlichkeitsstörung. Die Stimmungsschwankungen bei histrionischen Patienten sind eher oberflächlich fluktuierend, während Patienten mit **Borderline-Persönlichkeitsstörung** über intensive, lang anhaltende Gefühlsqualitäten berichten. Sehr wichtig ist die Abgrenzung von pseudohysterischen Verhaltensweisen bei beginnenden Schizophrenen Störungen und dem möglicherweise hysteriform anmutenden Verhalten bei der agitierten Depression, v. a. bei älteren Menschen.

▌ Bei der Frage des Vorliegens einer **Narzisstischen Persönlichkeitsstörung** ist zunächst zu prüfen, ob die Gefühle von Großartigkeit und die Tendenz zur Selbstüberschätzung im Rahmen einer manischen Verstimmung oder durch Drogenkonsum zu erklären sind. Menschen mit Narzisstischer Persönlichkeitsstörung sind in Situationen des Scheiterns oder bei Kränkungen gefährdet, eine Verstimmung zu entwickeln, die einer Major Depression entspricht. In diesem Fall sind beide Diagnosen zu stellen. Im Bereich der anderen Persönlichkeitsstörungen gibt es vor allem Überschneidungen mit der **Borderline-**, der **Histrionischen** und **Antisozialen** Persönlichkeitsstörung, d. h. mit allen Unterformen des Clusters B nach DSM-IV. Beim narzisstisch akzentuierten Menschen herrscht ein Gefühl von Großartigkeit vor, das bei den anderen Persönlichkeitsstörungen nicht vorhanden ist. Patienten mit Borderline-Persönlichkeitsstörung erleben sich im Gegenteil als Versager und wertlos. Personen mit **Narzisstischer Persönlichkeitsstörung** fehlen auch die ausgeprägte Identitätsstörung sowie die Angst vor dem Verlassenwerden. Antisoziale Persönlichkeitsstörungen haben mit der Narzisstischen die mangelnde Empathie und das ausbeuterische Verhalten in Beziehungen gemein, allerdings sind narzisstische Menschen weniger aggressiv und impulsiv.

▌ Bei der **Ängstlichen (vermeidenden) Persönlichkeitsstörung** und der generalisierten sozialen Phobie handelt es sich um überlappende Konzepte, wobei bei der Persönlichkeitsstörung ein höheres Ausmaß psychosozialer Beeinträchtigung besteht (Renneberg & Ströhle 2006). Einschlägige empirische Untersuchungen untermauern die These, dass beide Störungen sich hauptsächlich in der Ausprägung der psychischen Auffälligkeiten unterscheiden, aber insgesamt auf einem Kontinuum der sozialen Ängstlichkeit angesiedelt sind (Herbert et al. 1992, Widiger 1992, van Velzen et al. 2000, Rettew 2000). Aufgrund einiger Überlappungen in den Kriterien ist die Abgrenzung zur **Abhängigen Persönlichkeitsstörung** nicht immer einfach. Gelegentlich müssen bei einer Person beide Persönlichkeitsstörungen diagnostiziert werden. Bei beiden Störungen klagen Patienten über ein Gefühl von Minderwertigkeit, Überempfindlichkeit gegenüber Kritik und dem Wunsch nach Bestätigung. Allerdings steht bei dependenten Menschen ein überstarkes Bedürfnis nach Umsorgtwerden im Vordergrund, während der Selbstunsichere Situationen vermeidet, in denen er kritisiert werden könnte und sich zurückgesetzt fühlen würde.

█ Bei Patienten mit **Abhängiger Persönlichkeitsstörung** ist insbesondere die Abgrenzung zur Major Depression und bipolaren affektiven Störungen wichtig (Loranger et al. 1996). Ausgeprägtes Insuffizienzerleben sowie anklammernde Verhaltensweisen in Beziehungen können als Symptome einer depressiven Verstimmung vorhanden sein, zeichnen aber auch Menschen mit Abhängiger Persönlichkeitsstörung aus. Insgesamt ist bei Vorliegen einer relevanten depressiven Verstimmung die Diagnose einer Persönlichkeitsstörung nicht definitiv zu stellen, hierfür muss eine affektive Ausgeglichenheit erreicht sein, womit sich dann auch abhängig anmutende Persönlichkeitszüge wieder zurückbilden können. Weiterhin muss die Abgrenzung von einigen anderen Persönlichkeitsstörungen erfolgen, da abhängige Verhaltensweisen in zwischenmenschlichen Beziehungen auch bei der **Borderline-Persönlichkeitsstörung**, bei der **Histrionischen** und bei der **Ängstlichen (vermeidenden) Persönlichkeitsstörung** vorkommen können. Bei Personen mit Borderline-Persönlichkeitsstörung besteht der Motivationshintergrund in ausgeprägter Angst vor Verlassenwerden, während histrionisch akzentuierte Menschen aus der Befürchtung, die Anerkennung anderer zu verlieren, die Beziehung offensiv, selbstbezogen und auf dramatisierende Art und Weise einfordern. Dependente Menschen erscheinen dem gegenüber devot und bescheiden. Der ängstliche (vermeidende) Mensch berichtet auch über Insuffizienzgefühle und Bedürfnisse nach Schutz und Zuneigung, kann sich jedoch nicht vertrauensvoll auf einen anderen Menschen einlassen, sondern vermeidet den Kontakt. In einer Untersuchung an Patienten mit Depressionen und Angststörungen wurde häufig eine Kombination von dependenten und selbstunsicheren Persönlichkeitszügen gefunden (Mavissakalian & Hamman 1988).

█ **Anankastische Persönlichkeitsstörung** und Zwangsstörung können komorbide vorkommen, müssen aber diagnostisch unterschieden und ggf. differentialdiagnostisch abgegrenzt werden. Es liegt keine konsistente Datenlage zur Frage vor, ob beide Störungen signifikant gehäuft miteinander vorkommen. Es finden sich bei etwa 20% der Patienten mit Anankastischer Persönlichkeitsstörung Zwangshandlungen oder Zwangsgedanken, umgekehrt sind Zwangshandlungen oder Zwangsgedanken keinesfalls regelhaft mit einer rigiden Persönlichkeitsstruktur assoziiert. Das im deutschen Sprachraum auch heute noch weite Verbreitung findende, aber nicht in die internationale Klassfikationssysteme aufgenommene Konzept des **Typus melancholicus** (Tellenbach 1961) zeigt ebenfalls Überschneidungen mit der anankastischen Persönlichkeitsstörung. Er findet sich in bis zur Hälfte der Patienten mit rezidivierenden Störungen vom melancholischen Typ und zeichnet sich durch Gewissenhaftigkeit, Pflichtbewusstsein und ein Bedürfnis nach harmonischen geordneten zwischenmenschlichen Beziehungen aus. Darüber hinaus ist es mitunter schwierig, zwanghafte Persönlichkeitszüge von narzisstischen abzugrenzen, da bei beiden eine Neigung zur Perfektion besteht, allerdings bei der narzisstisch akzentuierten Persönlichkeit aus der Überzeugung heraus, es mit Abstand am besten zu machen. Dem gegenüber kann der Zwanghafte aufgrund seines ausgeprägten Kontrollbedürfnisses Arbeiten nicht delegieren. Der zwanghafte Mensch ist selbstkritisch, da er eigene Leistungen rigide und überstreng beurteilt, während die Fähigkeit, sich selbst in Frage zu stellen, bei narzisstisch akzentuierten Persönlichkeiten eher wenig ausgeprägt ist. Zudem zeichnet sich Letzterer abweichend von der zwanghaften Persönlichkeit durch Selbstüberschätzung aus.

2.7 | Komorbidität (Co-occurrence)

Psychische Störungen können als isolierte, einzelne Störungen auftreten. Sie werden aber auch zusammen mit anderen psychischen Störungen oder körperlichen Erkrankungen beobachtet (Komorbidität oder Co-occurrence). Traditionelle europäische Klassifikationssysteme haben häufig versucht, die Erkrankung und Symptomatologie einer Person in einer einzigen, möglichst ätiologisch begründeten Hauptdiagnose zusammenzufassen. In Deutschland besteht häufig Zurückhaltung, Symptome auf mehrere diagnostische Entitäten und Achsen zu verteilen. Weiterhin ergibt sich Skepsis gegenüber dem Konzept der Komorbidität aus der Tatsache, dass eine Remission von Achse-I-Störungen bei einem Teil der Patienten auch zu einem erheblichen Rückgang der Symptome einer Persönlichkeitsstörung führt (Hirschfeld 1999).

Moderne Klassifikationssysteme wie DSM-IV oder ICD-10 folgen dem Komorbiditäts-Prinzip, d. h. alle Störungen, deren Ein- bzw. Ausschlusskriterien erfüllt sind, sollen auch diagnostiziert werden. Komorbidität ist keine seltene Ausnahme. Beispielsweise wurden in der National Comorbidity Survey (NCS) bei 52% der Teilnehmer keine, bei 21% eine, bei 13% zwei, und bei 14% der Teilnehmer drei oder mehr psychische Störungen auf der Achse I diagnostiziert (Kessler et al. 1994).

In der National Register of Oslo Study litten 13,4% aller Probanden an mindestens einer Persönlichkeitsstörung. Davon hatten 71% nur eine Persönlichkeitsstörung, 18,6% hatten zwei Persönlichkeitsstörungen, 5,2% hatten drei, und 5,2% erfüllten die Kriterien von vier bis sieben Persönlichkeitsstörungen (Torgersen et al. 2001).

Bei Männern und Frauen, die wegen einer psychischen Erkrankung behandelt werden, ist die Ausprägung von Komorbidität noch höher. In der Rhode Island Methods to Improve Diagnostic Assessment and Services (MIDAS)-Studie hatten 60,4% der Patienten, bei denen eine spezifische Persönlichkeitsstörung diagnostiziert werden konnte, mehr als eine Persönlichkeitsstörung (Zimmerman et al. 2005).

Komorbidität hat große **Bedeutung für die Diagnostik, Behandlung und Prognose** von Patienten mit Persönlichkeitsstörungen. Komorbidität steht in enger Beziehung zu Hilfesuchverhalten. Viele Patienten mit Persönlichkeitsstörungen suchen erst aufgrund von komorbide hinzutretenden Depressiven Störungen, Angststörungen oder Substanzabhängigkeit professionelle Hilfe auf. Lebensqualität, Krankheitsschwere, Therapieergebnis, Neigung zu Chronifizierung und Rückfall bei Achse-I- und -II-Störungen stehen in deutlicher Beziehung zu der Zahl komorbider Störungen (z. B. Newton-Hows et al. 2006, Cramer et al. 2006). Auch für die individuelle Therapieplanung bei Persönlichkeitsstörungen erscheint aus heutiger Sicht eine systematische und vollständige Erfassung von Komorbiditäten unverzichtbar.

Das Phänomen der Komorbidität wirkt sich in erheblichem Ausmaß auf die wissenschaftliche Fundierung von Behandlung aus. Grundsätzlich gilt die Evidenzbasierung von Therapieverfahren nur für die jeweils in den entsprechenden kontrollierten Studien definierten Populationen. Sowohl in pharmakotherapeutischen wie in Psychotherapie-Studien wurden in der Vergangenheit komorbide Patienten häufig ausgeschlossen. Streng genommen lassen sich die Schlussfolgerungen aus solchen Studien nicht auf komorbide Patienten übertragen. Die Datenbasis für Behandlungsentscheidungen bei Patienten mit psychischen Störungen und ausgeprägter Komorbidität ist dadurch eingeschränkt.

Die Schwierigkeit, eine Evidenzbasierung der Behandlung für komorbide Patienten zu finden, besteht in der großen Zahl der möglichen Permutationen in der Kombination psychischer Störungen. Die einzige Studie, welche dieses Problem wissenschaftlich reflektiert, ist die NCS-Replikationsstudie. In ihr wurden „nur" 19 Diagnosen erhoben (gegenüber den mehr als 300 möglichen Diagnosen im DSM-IV). Bereits aus diesen 19 Diagnosen ergeben sich 524.288 mögliche Variationen, von denen in der Studie tatsächlich 433 beobachtet wurden (Kessler et al. 2005). Es besteht noch kein Konsensus über einen Ausweg aus dieser wissenschaftlich und klinisch unbefriedigenden Situation.

Diagnostik von verschiedenen komorbiden Störungen sollte im Sinne von ICD und DSM zunächst beschreibend, ohne Bewertung möglicher ätiologischer Wechselwirkung und auch ohne Hierarchisierung der Störungen erfolgen. In der Behandlungsplanung ist es dann allerdings erforderlich, im Einzelfall Hypothesen zur Natur der Wechselbeziehungen zwischen den einzelnen Störungen aufzustellen. Beispielsweise kann eine Persönlichkeitsstörung als Risikofaktor oder Chronifizierungsfaktor für eine depressive Störung angesehen werden. Umgekehrt kann angenommen werden, dass die Belastung durch eine chronische affektive Störung zu einer Persönlichkeitsveränderung führen kann. Weiterhin können gemeinsame biologische Risikofaktoren sowie gemeinsame zugrunde liegende Lernprozesse postuliert werden und zum Gegenstand der Behandlungsplanung gemacht werden. In der Behandlung von komorbiden Patienten ist es weiterhin erforderlich, eine Hierarchisierung in der Reihenfolge der Behandlung der einzelnen Symptome und Störungen vorzunehmen.

2.7.1 Komorbidität von Persönlichkeitsstörungen mit anderen Persönlichkeitsstörungen

Wenn die Diagnose einer Persönlichkeitsstörung gestellt wurde, erhöht sich die Wahrscheinlichkeit einer weiteren Diagnose in der Allgemeinbevölkerung um etwa 50% (Torgersen et al. 2001). In klinischen Populationen kommt es etwa zu einer Verdoppelung des Risikos.

Die Muster der Komorbidität zwischen den Persönlichkeitsstörungen wurden bisher nur in wenigen Studien untersucht (Zimmerman et al. 2005, Stuart et al. 1998, Herpertz et al. 1994). Die Ergebnisse der MIDAS-Studie, in der die Komorbiditätsmuster bei 859 Patienten untersucht wurden, finden sich in Tabelle 2.1 (Zimmerman et al. 2005).

2.7.2 Komorbidität von Persönlichkeitsstörungen mit Achse-I-Störungen

Es besteht eine positive Assoziation zwischen allen Formen von Persönlichkeitsstörungen auf der einen Seite und Abhängigkeitserkrankungen, Depressiven Störungen, Angststörungen, Zwangsstörungen, Somatoformen Störungen, Essstörungen, Schlafstörungen und sexuellen Störungen auf der anderen Seite. Etwa 30 bis 50% aller ambulanten Patienten mit einer psychischen Erkrankung weisen neben einer Achse-I-Störung auch eine Achse-II-Störung auf (Zimmerman et al. 2005, Melartin et al. 2002). In stationär behandelten Patientengruppen oder bei chronischen psychischen Störungen steigt die Wahrscheinlichkeit auf bis zu 65% (Russell et al. 2003). Die überzufällige Assoziation häufiger Achse-I-Störungen mit Persönlichkeitsstörungen bei den 859 Patienten der MIDAS wird in Tabelle 2.2 schematisch dargestellt (Zimmerman et al. 2005).

2.8 | Komorbidität mit körperlichen Erkrankungen und Auswirkungen von Persönlichkeitsstörung auf die allgemeinmedizinische Behandlung

Menschen mit psychischen Störungen haben nicht nur ein erhöhtes Risiko durch Suizid zu sterben, sondern auch ein erhöhtes Risiko, an chronischen körperlichen Erkrankungen zu leiden und vorzeitig durch eine medizinische Erkrankung zu sterben (Osby et al. 2001). Im Vordergrund der Morbidität und Mortalität stehen dabei das metabolische Syndrom und seine Folgeerkrankungen. Am besten untersucht ist der Zusammenhang zwischen Depression und kardiovaskulären Erkrankungen. Zur Beziehung von Persönlichkeitsstörungen und kardiovaskulären Erkrankungen liegt nur eine populationsbasierte Studie vor. In dieser Studie war das Risiko bei Patienten mit einer Persönlichkeitsstörung (im Vergleich zu Personen ohne Per-

Tabelle 2.1. Odds-Ratios der Komorbidität zwischen verschiedenen Persönlichkeitsstörungen bei 859 Patienten der MIDAS-Studie (Zimmerman et al. 2005)

	Para-noide	Schizoide	Schizo-type	Anti-soziale	Border-line	Histrio-nische	Narziss-tische	Ängstliche (vermeidende)	Ab-hängige	Zwang-hafte
Paranoide			37,3		12,3		8,7	4,0		5,2
Schizoide								12,3		
Schizotype					15,2					
Antisoziale					9,5	8,1	14,0			0,2
Borderline							7,1	2,5	7,3	
Histrionische							13,2	0,3		
Narzisstische								0,3		3,7
Ängstliche (vermeidende)										
Abhängige										
Zwanghafte										

■ signifikant hohe Odds-Ratios; ▨ signifikant erniedrigte Odds-Ratios

Tabelle 2.2. Assoziation von häufigen Achse-I-Störungen mit Persönlichkeitsstörungen (Daten aus MIDAS-Studie; Zimmerman et al. 2005)

	Major Depression	Generalisierte Angststörung	Panik-störung	PTSD	Alkoholab-hängigkeit
Paranoide			+		
Schizoide	+				
Schizotype			+		
Antisoziale				+	+
Borderline	+		+	+	+
Histrionische					
Narzisstische					+
Ängstliche (vermeidende)	+	+		+	+
Abhängige	+	+			
Zwanghafte		+		+	
Cluster A				+	
Cluster B				+	+
Cluster C	+	+		+	+

sönlichkeitsstörung) für eine koronare Herzkrankheit um den Faktor 1,5 und für einen Schlaganfall um den Faktor 2,1 erhöht. Das erhöhte Risiko bestand auch nach Korrektur für Bluthochdruck, Diabetes, Rauchen und Alkoholmissbrauch. Eine signifikante Erhöhung des Risikos einer koronaren Herzerkrankung fand sich insbesondere bei der Paranoiden, der Schizotypen, der Schizoiden, der Borderline-, und der Ängstlichen (vermeidenden) Persönlichkeitsstörung. Eine signifikante Erhöhung des Schlaganfallrisikos fand sich bei der Paranoiden, der Schizoiden, der Borderline-, der Ängstlichen (vermeidenden) und der Anankastischen Persönlichkeitsstörung. Für beide kardiovaskulären Erkrankungen war die Risikoerhöhung bei der Borderline-Persönlichkeitsstörung mit einer Odds Ratio von 9,7 bzw. 13,8 besonders hoch (Moran et al. 2007).

Psychische Störungen sind häufig mit einem erhöhten Konsum von Nikotin und Alkohol oder auch illegalen Substanzen verbunden. Abstinenzversuche scheitern häufiger beim Vorliegen von psychischer Symptombelastung. Diese Lebensstilfaktoren erklären aber nur einen Teil der erhöhten Morbidität und Mortalität bei psychischen Störungen. Mögliche weitere Mechanismen sind die mit psychischen Störungen verbundenen Veränderungen des sympathischen Nervensystems, des Stresshormonsystems, des Immunsystems sowie des Volumens des viszeralen Fettgewebes und anderer von Glukokortikoiden beeinflussten Körperkompartimenten (Kahl et al. 2005a,b). Eine wesentliche Rolle als vermittelnde Mechanismen spielen vermutlich die mit Persönlichkeitsstörungen assoziierten depressiven Erkrankungen und ihre psychobiologischen Begleiterscheinungen. Psychische

Tabelle 2.3. Folgende Problembereiche der Interaktion von Patienten mit Persönlichkeitsstörungen und Ärzten können beschrieben werden

Persönlichkeitsstörung	Potentielle spezifische Probleme in der medizinischen Versorgung
▌ Paranoide	Ausgeprägtes Misstrauen in der Arzt-Patient-Beziehung, Meidung von Arztkontakten und Behandlungsmaßnahmen, Misstrauen gegenüber pharmakologischer und psychotherapeutischer Behandlung
▌ Schizoide	Übermäßige Zurückhaltung in der Arzt-Patient-Beziehung, Vermeidung emotionsbesetzter Themen
▌ Schizotype	Präferenz für esoterische, alternative oder andere nicht-evidenzbasierte Behandlungsverfahren, magische Behandlungserwartungen
▌ Dissoziale	Manipulation in der Arzt-Patient-Beziehung unter anderem zur Beschaffung von nicht-indizierten Betäubungsmitteln, erhöhtes Risiko von Unfällen und Gewalttaten
▌ Emotional Instabile	Medizinische Folgen von impulsiven Verhaltensweisen (Unfälle, Substanzmissbrauch, Übergewicht, Untergewicht) und Selbstverletzungen, Abbrüche in der Arzt-Patient-Beziehung
▌ Histrionische	Dramatisierung körperlicher Beschwerden
▌ Narzisstische	Beeinträchtigung der Arzt-Patient-Beziehung durch Anspruchsdenken
▌ Ängstliche (vermeidende)	Vermeidung kontroverser oder tabuisierter Themen in der Arzt-Patient-Beziehung, Heimlichkeit, dissoziative oder somatoforme Symptomatik
▌ Abhängige	Vermeidung kontroverser oder tabuisierter Themen in der Arzt-Patient-Beziehung, passives Ertragen häuslicher Gewalt
▌ Anankastische	Störung der Arzt-Patient-Beziehung durch Perfektionismus, Schwierigkeiten in der Akzeptanz der Patientenrolle, Schwierigkeiten in der Akzeptanz von Nebenwirkungen von Pharmakotherapie

Erkrankungen führen zu Veränderungen des Krankheitsverhaltens. Dabei bestehen einerseits intensivierte Arztkontakte und vermehrte diagnostische und chirurgische Prozeduren. Andererseits haben Menschen mit psychischen Erkrankungen vermehrt Schwierigkeiten, ärztliche Empfehlungen zur Medikation und zur Lebensgestaltung im Bereich Ernährung, körperliche Aktivität und Stressreduktion umzusetzen. Auch wenn dieser Zusammenhang empirisch noch wenig untersucht ist, so legen klinische Erfahrungen nahe, dass Persönlichkeitsstörungen die therapeutische Beziehung zu Ärzten beeinträchtigen können, mit oft erheblichen Folgen für die Qualität von diagnostischen und therapeutischen Maßnahmen (vgl. Tabelle 2.3).

3 Allgemeines zur Therapie von Persönlichkeitsstörungen

3.1 | Allgemeine Behandlungsprinzipien

3.1.1 Psychotherapie

Psychotherapeutische Verfahren gelten derzeit als Methode der Wahl zur Behandlung von Persönlichkeitsstörungen, die durch schwerwiegende dysfunktionale Verhaltens- und Erlebensweisen charakterisiert sind (Übersicht: Oldham et al. 2005). Im Nachgang zur Entwicklung von störungsspezifischen Verfahren zur Behandlung von Achse-I-Störungen, sind in den letzten Jahren auch für einige Persönlichkeitsstörungen störungsspezifische, manualgesteuerte Therapien entwickelt worden. Die Überlegenheit dieser maßgeschneiderten Konzepte im Vergleich zu unspezifischen Verfahren konnte mittlerweile empirisch gesichert werden. Dies trifft insbesondere für die Borderline-Störung, die antisoziale Persönlichkeitsstörung, sowie die ängstliche (vermeidende) Persönlichkeitsstörung zu. Therapeuten, die mit diesen Patienten arbeiten, sollten sich daher einer störungsspezifischen Zusatzausbildung unterziehen.

Die im Folgenden skizzierten allgemeinen Leitlinien wurden aus den empirisch evaluierten störungsspezifischen Leitlinien extrahiert und können generell zur Therapieplanung bei der Behandlung von Patienten mit Persönlichkeitsstörungen herangezogen werden.

3.1.1.1 Organisation der Behandlungsplanung

Die Planung der Behandlung von Patienten mit Persönlichkeitsstörungen erfordert die Einbeziehung mehrerer Komponenten:

- Störungstypische Verhaltens- und Erlebensmuster
- Individuelle Ausprägung dieser Muster
- Komorbide Achse-I-Störungen
- Komorbide somatische Störungen
- Soziale Variablen

Des Weiteren ist zu berücksichtigen, ob die Patienten zum Behandlungszeitpunkt suizidal oder in krisenhaften Situationen sind, ob die therapeutische Beziehung tragfähig entwickelt ist, ob die Patienten über ausreichende Kontrolle über ihr Verhalten verfügen, ob die emotionale Reagibilität ausreichend steuerbar ist, ob neurobiologische Störungen die emotionale Lernfähigkeit beeinflussen (z. B. schwere komorbide Anorexie oder Drogenentzug) und schließlich, ob Umgebungsvariablen (z. B. Partner) den Therapieerfolg maßgeblich beeinflussen.

Die Behandlungsplanung, also die Frage, welches Problem zu welchem Zeitpunkt und mit welchen Mitteln bearbeitet wird, sollte sich an klaren Regeln orientieren:

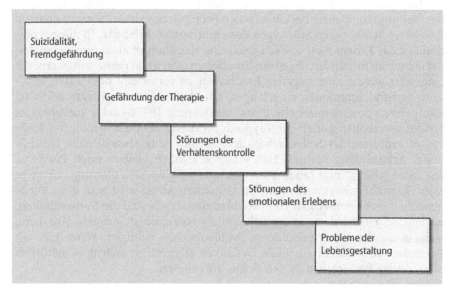

Abb. 3.1. Dynamische Hierarchisierung der Behandlungsziele (nach Bohus et al. 1999)

Der abgebildete Algorithmus organisiert die Wahl des therapeutischen Behandlungsfokus. Die Entscheidungen orientieren sich dabei jeweils an der Symptomatik, wie sie gegenwärtig vom Patienten präsentiert wird:

An oberster Stelle, und damit, falls manifest, immer als primärer Fokus zu bearbeiten, steht die **akute Suizidalität (ggf. auch Fremdgefährdung).** In zweiter Position dieser dynamischen Hierarchisierung stehen Verhaltensmuster oder Variablen, welche die **Aufrechterhaltung der Therapie** oder deren Fortschritt unmittelbar gefährden. Dabei sind sowohl problematische Verhaltensmuster des Patienten als auch des Therapeuten oder Probleme innerhalb des therapeutischen Settings zu berücksichtigen. An dritter Stelle stehen Phänomene, die aus **Störungen der Verhaltenskontrolle** resultieren. Dabei sind insbesondere Verhaltensweisen zu berücksichtigen, die den Patienten daran hindern, überhaupt therapeutische Lernprozesse zu machen oder Problemverhalten, das **schwere Krisen aufrecht erhält oder fördert.** Als Beispiele seien genannt: aggressive Durchbrüche und kriminelles Verhalten, Drogen- und Substanzmissbrauch, schwere dissoziative Symptomatik, schwere Anorexie (BMI < 14), Major Depression, akute psychotische Symptomatik oder etwa exzessive Selbstverletzungen bei der Borderline-Störung. Etwas nachrangig werden Verhaltensmuster hierarchisiert, die als dysfunktional erkannt werden, jedoch nur geringen Einfluss auf neuropsychologische Verarbeitungsprozesse und damit therapeutisches Lernen haben. Damit sind in aller Regel Verhaltensmuster gemeint, welche sich kurzfristig als wirksam in der Symptomreduktion erweisen, auf längere Sicht jedoch zum eigenständigen Problem werden oder situationsadäquate Problemlösung erschweren. Als Beispiele seien hier etwa weniger schwere Selbstverletzungen oder bulimisches Verhalten bei Borderline-Persönlichkeitsstörungen, rascher Partnerwechsel bei histrionischen, sozialer Rückzug bei ängstlichen (vermeidenden), oder Störungen der Planungskompetenz bei antisozialen Persönlichkeitsstörungen zu nennen. An vierter Stelle stehen **Störungen des emotionalen Erlebens**. In diesem Stadium ist der Patient zwar in der Lage, seine Handlungen zu kontrollieren, leidet jedoch an intensiven negativen Emotionen oder an Verhaltensmustern, die eingesetzt werden, um negative Emotionen zu vermeiden oder rasch wirksame positive Emotionen zu erlangen. Die Regulation der Affekte selbst ist also gestört, posttraumatische Belastungsstörung (PTBS) oder ausgeprägtes Meidungsverhalten gilt als prototypisch für dieses Stadium. An fünfter Stelle stehen Probleme der Selbstverwirklichung und Alltagsbewältigung (Ausbildung, Arbeitsplatz, Partnerschaft etc.). Schließlich bleiben noch Probleme wie „Sinngebung" und Lebensplanung, oder religiöse Orientierung, die nicht mehr Krankheitswert aufweisen. Im klinischen Alltag wird man diese Problemzonen nicht immer klar trennen, bisweilen ergibt sich die Notwendigkeit, nachgeordnete Probleme in der Behandlung vorzuziehen, insbesondere dann, wenn diese die höher geordneten Problemzonen bedingen. Wenn z. B. ein Partnerschaftsproblem suizidale Gedanken triggert, so macht es natürlich Sinn, dieses Problemfeld in den Fokus zu nehmen.

3.1.1.2 Problemanalyse

Ist der Behandlungsfokus definiert, so sollte als nächster Schritt eine **detaillierte Problemanalyse** erfolgen. Auch wenn verschiedene psychotherapeutische Schulen unterschiedliche Methodik bevorzugen, so sollten bei der Problemanalyse generell folgende psychische und soziale Aspekte beleuchtet werden:

▍ Externe Bedingungen
▍ Akzentuierte Wahrnehmung und Interpretationen des Patienten
▍ Akzentuierte Denk-, Erlebens- und Beziehungsmuster des Patienten
▍ Akzentuierte Handlungstendenzen und Verhaltensrepertoire
▍ Manifeste Verhaltens- und Interaktionsmuster
▍ Spezifische Reaktionen des sozialen Umfeldes

▌ Externe Bedingungen

Menschen mit Persönlichkeitsstörungen sind dadurch charakterisiert, dass sie über ein eingeschränktes Repertoire verfügen, auf sich ändernde soziale Bedingungen flexibel zu reagieren (Millon 2001). Sie sind daher entsprechend abhängig von „passenden" externen Bedingungen. Menschen mit Persönlichkeitsstörungen sind dennoch häufig sehr gut in der Lage, sich unter spezifischen, konstanten Umgebungsbedingungen psychisch weitgehend unauffällig zu verhalten. Erst Veränderungen in der Umgebung stellen Anforderungen, die den Betroffenen überfordern. Oft sind psychische Krisen daher auf eine **aktuelle Veränderung der Lebensumstände** zurückzuführen. Eine psychotherapeutische Problemanalyse sollte deshalb sehr sorgfältig die gegenwärtigen sozialen Bedingungen des Patienten erfassen und insbesondere auf aktuelle Veränderungen achten. Dies impliziert etwa objektive Probleme am Arbeitsplatz, Veränderungen in der beruflichen Anforderung, finanzielle Probleme, partnerschaftliche Probleme, Erkrankungen von nahen Angehörigen, politische Verfolgung, Asylprobleme usw.

Kognitiv-behaviorale Therapeuten benutzen entweder detaillierte Verhaltens- und Bedingungsanalysen, um sich ein Bild über die externen Bedingungen der Patienten zu machen oder holen (zumindest im stationären Setting) zu einem relativ frühen Zeitpunkt Informationen von Angehörigen oder nahen Bezugspersonen ein (Beck et al. 2003).

Psychodynamische Therapeuten verschaffen sich ein entsprechendes Bild im psychodynamischen Erstinterview und mit der biografischen Anamnese, ggf. unter Einbeziehung einer Außenanamnese (Gabbard 2001).

▌ Akzentuierte Wahrnehmungen und Interpretationen des Patienten

Patienten mit Persönlichkeitsstörungen neigen dazu, Informationen entsprechend ihrer besonderen „Raster" zu filtern und bisweilen **hochselektiv oder verzerrt wahrzunehmen**. Hinzu kommen akzentuierte oder dysfunktionale Bewertungen und Interpretationen von Informationen. Die meisten Persönlichkeitsstörungen zeichnen sich durch prototypische Fehlinterpretationen aus. So werden Verhaltensweisen der Umgebung etwa als zu bedrohlich, zu sexualisiert oder als sehr beschämend wahrgenommen, was schließlich zu spezifischem Erleben und Verhalten führt. Da auch die dysfunktionalen Interpretationen für die Betroffenen als „evident" wahrgenommen werden, d. h., subjektiv einen hohen Realitätsgehalt haben, werden diese nicht als problematisch thematisiert. Vielmehr müssen sie durch Beobachtung des Therapeuten, Reflexion der therapeutischen Beziehung oder Beobachtungen im stationären Setting bzw. im Gruppenverhalten oft indirekt erschlossen werden.

Kognitiv-behaviorale Therapeuten arbeiten mit Fragebögen, die z. B. an Hand von Fallvignetten prototypische Interpretationsmuster ihrer Patienten erfassen, benutzen Verhaltens- und Bedingungsanalysen und berücksichtigen Auffälligkeiten, die sich in der therapeutischen Beziehungsgestaltung oder dem Setting abbilden. Grundsätzlich jedoch betonen kognitiv-behaviorale Schulen, dass die Störungen der Interpretation zum Teil sehr situationsspezifisch sind und sich daher nicht unbedingt in der therapeutischen Beziehung widerspiegeln. Im stationären Setting eröffnet sich die Möglichkeit, wesentlich vielschichtigere Informationsquellen heranzuziehen (Umgang mit Mitpatienten, Umgang mit Einschränkungen und Regeln, Umgang mit hierarchisch höher oder niedriger Gestellten).

Psychodynamische Therapeuten nutzen primär die dyadische therapeutische Beziehung, um in der Einzeltherapie in der Interaktion mit dem Patienten dessen akzentuierte Wahrnehmungen und Interpretationen zu beobachten. Auffällige interpretative Muster werden auch im Hier-und-Jetzt der Beziehung zum Therapeuten als Reinszenierung und Übertragung wiederholt, was zu Verzerrungen in der Wahrnehmung vom Therapeuten und der Interaktion mit diesem führt und diagnostisch verwertet werden kann. Im stationären Setting bilden sich, nach psychodynamischer Sicht, komplexe Übertragungen auf die verschiedenen Behandler, das Pflegepersonal und Mitpatienten aus. Diese können wiederum beobachtet werden und zur Klärung sowie diagnostischem Verstehen der akzentuierten Wahrnehmungen und Interpretationen des Patienten genutzt werden.

▌ Akzentuierte Denk-, Erlebens- und Beziehungsmuster des Patienten

Die Analyse von Besonderheiten im Denken, Erleben und Kommunizieren bei persönlichkeitsgestörten Patienten steht im Zentrum der Problemanalyse. Dies ist als **mehrstufiger Prozess** zu verstehen. Hypothesen, die zu Beginn der Therapie gestellt werden, sollten einer fortwährenden korrektiven Anpassung unterzogen werden, da sich im weiteren Verlauf der Informationsgrad verbessert und die individuellen Ausprägungen und Charakteristika des jeweiligen Patienten immer sichtbarer werden. Sicherlich ist es zu Beginn der Therapie hilfreich, über prototypisches, kategoriales Wissen zu verfügen (so ist es z.B. sehr wahrscheinlich, dass ein Patient mit anankastischer Persönlichkeitsstörung unter Stress gerät, wenn er sich zwischen gleichrangigen Alternativen zu entscheiden hat, sich aber wohler fühlt, wenn die Entscheidungs-Strukturen von außen vorgegeben sind. Ebenso wahrscheinlich ist es, dass histrionische Patienten aversiv auf Kontinuität und Routine reagieren, dabei sehr rasch auf Außenreize reagieren, oder paranoide Persönlichkeiten bereit sind, für ihre vermeintlichen Rechte zu prozessieren und dabei selbst hohe Verluste in Kauf nehmen ...). Der Therapeut sollte jedoch nicht der Gefahr des Generalisierens verfallen, und offen sein für die jeweiligen individuellen Ausprägungen und Besonderheiten seiner Patienten.

Verschiedene therapeutische Schulen präferieren unterschiedliche Aspekte und Schwerpunkte in der Analyse der akzentuierten Denk-, Erlebens- und Beziehungsmuster: *Kognitive Schulen* richten das Augenmerk primär auf dysfunktionale Bewertungen und automatisierte Gedanken, *Schema-orientierte* Therapeuten sehen maladaptive kognitiv-emotionale Netzwerke im Zentrum und *psychodynamische Schulen* fokussieren auf die Beziehungs-

und Interaktionsmuster als zentrales Problemfeld. Details sind in Kapitel 3.1.1.4 aufgeführt.

▌ Akzentuierte Handlungstendenzen und Verhaltensrepertoire

Menschen mit Persönlichkeitsstörungen verfügen über eine eingeschränkte Varianz in ihren Reaktionsmöglichkeiten, auf externe und interne Informationen zu reagieren. Dies trifft nicht nur für kognitiv-emotionale Prozesse zu, sondern auch für Handlungsentwürfe, d. h. Möglichkeiten zu kommunizieren oder anderweitig zu handeln. Sehr häufig liegen Probleme darin begründet, dass das *Spektrum möglicher Handlungen zu gering ist,* dass der Patient also schlicht nicht „weiß", wie er eine problematische Situation adäquat lösen könnte. Die Schwierigkeiten in der Antizipation möglicher sozialer Folgen der jeweiligen Handlungen sowie in der Kontrolle der Handlungsentwürfe im Sinne mangelnder Impulskontrolle schränken Handlungstendenzen und Verhaltensrepertoire zusätzlich ein. Dieses eingeschränkte Repertoire kann in starken dysfunktionalen Erlebensmustern begründet sein (starke Schamgefühle, verbunden mit der Kognition „es steht mir auf der Stirn geschrieben, dass ich ein Versager bin", können z. B. Fluchtgedanken während einer öffentlichen Rede aktivieren).

Viele Verhaltenstendenzen liegen aber auch in dem Versuch begründet, drohende unangenehme Emotionen zu vermeiden (so wird ein Patient mit ängstlicher (vermeidender) Persönlichkeit eben mit aller Kraft zu verhindern suchen, in eine Scham induzierende Situation zu geraten). Und schließlich können eingeschränkten Handlungsmöglichkeiten auch schlicht mangelhafte soziale Lernprozesse zu Grunde liegen.

▌ Manifeste Verhaltens- und Interaktionsmuster

Nach außen sichtbares, also im sozialen Kontext umgesetztes, Verhalten ist abhängig von einer Vielzahl von determinierenden Variablen. Neben disponierenden biologischen Faktoren wirken unter anderem Handlungsentwürfe, Kontrollfähigkeit, antizipierte Konsequenzen und frühere Lern- und Beziehungserfahrungen zusammen. Es ist daher sicherlich zu kurz gegriffen, jedem manifesten interpersonellen Verhalten des Patienten bewusste oder unbewusste Intentionen zu unterstellen. Einschränkungen der Impulskontrolle, konditionierte Reaktionsmuster, sozial verstärkte Verhaltensmuster und dysfunktionale Beziehungsgestaltung unterliegen meist nicht, oder nur teilweise, der willentlichen Kontrolle durch den Patienten. Andererseits entfalten diese dysfunktionalen Verhaltensmuster natürlich ihre Wirkung im sozialen Kontext und wirken entsprechend auf das Individuum zurück. Um dies am Beispiel der Borderline-Störung zu verdeutlichen: Selbstverletzendes Verhalten wird in aller Regel eingesetzt, um intensive unangenehme Emotionen oder Spannungszustände zu mildern. Erfolgt im Anschluss an oberflächliche Schnittverletzungen aber starke emotionale Zuwendung durch Partner oder Therapeuten, so hat dies natürlich Auswirkung auf zukünftiges Verhalten, auch wenn dies nicht von der Patientin beabsichtigt wurde. Eine vorschnelle Reaktion des Therapeuten („Kann es sein, dass Sie sich mit den Selbstverletzungen Aufmerksamkeit sichern wollen?") wird jedoch häufig als bösartige Unterstellung interpretiert werden. Für alle therapeutischen Schulen stellt die Beobachtung manifesten Verhaltens natürlich die beste Quelle für die hypothetische Erschließung intrapsychischer Prozesse dar.

▌ Spezifische Reaktionen des sozialen Umfeldes

Die meisten prototypischen Erlebens- und Verhaltensmuster von Menschen mit akzentuierten Persönlichkeiten entwickeln sich bereits während der Adoleszenz und bleiben im weiteren Verlauf des Lebens relativ stabil. Daher nimmt es nicht Wunder, dass die betroffenen Personen sich soziale Umgebungen suchen, die ihren Erwartungen entsprechen. Gelingt dies, und das ist in aller Regel der Fall, so ist der Leidensdruck meist gering und es besteht kein Behandlungsbedarf (so erklärt sich die erhebliche Diskrepanz zwischen den hohen Prävalenzraten von Persönlichkeitsstörungen in der Allgemeinbevölkerung und den behandelten Persönlichkeitsstörungen). Im Umkehrschluss darf man annehmen, dass die soziale Umgebung an die Verhaltensmuster des Betroffenen „gewöhnt" ist, diese stabilisiert und, aus lerntheoretischer Sicht gesehen, verstärkt. So können einerseits, wie oben beschrieben, Veränderungen im sozialen Umfeld oft Krisen auslösen, andererseits kann aber auch Kontinuität im sozialen Umfeld Lernprozesse und Veränderungen des Patienten behindern. Daher sollte der Therapeut spezifische Reaktionsmuster der Umgebung in die Problemanalyse mit einbeziehen. Dies betrifft nicht nur die Partnerschaften, sondern auch Freunde, Kollegen und Vorgesetzte.

3.1.1.3 Kommunikation der Diagnose und Psychoedukation

Die Frage, ob einem persönlichkeitsgestörten Patienten dessen Diagnose mitgeteilt werden sollte, wurde lange Jahre kontrovers diskutiert und ist auch heute nicht für alle spezifischen Störungsbilder abschließend zu beantworten. Die Argumente gegen eine offene Kommunikation der Diagnose einer Persönlichkeitsstörung beziehen sich auf die stigmatisierende Sprache und Defizitorientierung der kategorialen Diagnostik von Persönlichkeitsstörungen, auf ungünstige Auswirkungen der Kommunikation der Diagnose auf die Übertragung und Gegenübertragung oder auf die Ich-Syntonie der Persönlichkeitsstörungen. Die Argumente für eine offene Kommunikation verweisen ebenso auf die Ich-Syntonie, heben die zunehmenden Informationsbedürfnisse von Patienten und Angehörigen und das Recht des Patienten auf Aufklärung und Informierung hervor und beziehen sich auf klärende, emotional entlastende und hoffnungsvermittelnde Aspekte, die sich durch die Definition einer psychischen Störung und deren wirksame Behandlungsmöglichkeiten ergeben.

In der Praxis hat sich durchgesetzt, dass Psychoedukation, und damit auch die Aufklärung über die Diagnose, eine wesentliche Komponente gerade von manualisierten, störungsspezifischen Therapieprogrammen darstellt. Die günstigen Ergebnisse spezifischer psychoedukativer Programme für Patienten mit Persönlichkeitsstörungen und/oder deren Angehörige (vgl. Falge-Kern et al. 2007, Hoffman & Fruzzetti 2005, Ruiz-Sancho et al. 2001, Schmitz et al. 2006) bestätigen zumindest für ausgewählte Persönlichkeitsstörungen, dass **die Vorteile einer offenen Kommunikation der Diagnose die Nachteile überwiegen.** Die meisten Patienten reagieren entlastet auf eine fachgerecht vorgetragene Diagnose. Die Aufklärung über die Diagnose sollte allerdings nicht als isolierte Intervention erfolgen, sondern im Zeitpunkt flexibel in ein psychoedukatives Vorgehen integriert sein, das mit einer wertschätzenden Sprache und Sichtweise der Persönlichkeit sowie einem **sinnstiftenden und plausiblen Erklärungs- und Behandlungsmodell** wesentlich zur Entstigmatisierung und Entmystifizierung der Diagnose und zur Förderung von Behandlungsmotivation beitragen kann.

Hilfreiche Anregungen liegen etwa mit dem psychoedukativen Programm von Schmitz und Mitarbeitern (2001) vor, welches sich in Anlehnung an Oldham und Morris (1992) an einer dimensionalen Sichtweise orientiert, die von einem Kontinuum vom Persönlichkeitsstil zur Persönlichkeitsstörung ausgeht. Persönlichkeitsstile wie etwa der gewissenhafte oder der selbstbewusste Persönlichkeitsstil werden hier in wertschätzender Weise als universelle Umgangsformen und unverzichtbare Qualitäten des zwischenmenschlichen Zusammenlebens betrachtet, die in unterschiedlichen Anteilen in jedem Menschen vorhanden sind. Persönlichkeitsstörungen wie die zwanghafte oder die narzisstische Persönlichkeitsstörung werden dann als deren Extremvarianten vermittelt. Diese dimensionale Sichtweise ermöglicht im Besonderen, jeden Persönlichkeitsstil sowohl unter dem Gesichtspunkt seiner Stärken und Ressourcen als auch seiner Schwächen und Probleme zu betrachten, wenn der Persönlichkeitsstil extrem und unflexibel wird bzw. als Persönlichkeitsstörung zu Leiden und Beeinträchtigungen führt. Darüber hinaus lassen sich therapeutische Zielsetzungen im Sinne einer Abschwächung und Flexibilisierung der Persönlichkeit ableiten, ohne Anspruch auf deren grundlegende Veränderung.

Vor dem Hintergrund einer gleichermaßen ressourcen- und problemorientierten Sichtweise der Persönlichkeit sollte sich die weitergehende Aufklärung über die Diagnose und das Erklärungsmodell nicht an den Stereotypen (DSM-IV-Kriterien), sondern an den individuellen Denk-, Erlebens- und Verhaltensweisen des Patienten orientieren und der Patient sollte erkennen lernen, in welchen Situationen diese zum Problem werden, woher sie kommen, wofür sie gut sind bzw. waren, welche Folgen sie haben, und wie sie zu verändern sind. Die Zusammenhänge zwischen den aktuellen interpersonellen Bedürfnissen, Einstellungen, Gefühlen und Verhaltensweisen und der eigenen Lern- und Entwicklungsgeschichte sind den Betroffenen meistens nicht bewusst. Eine wichtige Aufgabe besteht darin, dem Patienten zu ermöglichen, diese Zusammenhänge wahrzunehmen und ihm ein plausibles Erklärungsmodell für seine Probleme zu bieten, um das eigene

Verhalten als subjektiv sinnhafte oder nachvollziehbare Anpassungs- und Bewältigungsstrategie in frühen Kontexten zu verstehen. Dies löst zwar noch nicht die Schwierigkeiten, entlastet aber, indem es sie verständlich und nachvollziehbar macht, gibt dem Verhalten des Patienten Sinn und Bedeutung und stellt eine Brücke zur Erfahrungswelt und den Beweggründen des Patienten dar. Ziel ist ebenso, dass der Patient die eigene Mitverantwortung an den gegenwärtigen Problemen wahrnimmt und akzeptiert, dass die Probleme nur durch eigene Anstrengungen und Veränderungen vermindert werden können. Psychoedukative Interventionen sollten angesichts der tiefverwurzelten Problemstellungen beim Patienten realistische Hoffnungen, Zielsetzungen und Pläne für eine Veränderung initiieren und ein plausibles Behandlungsmodell anbieten, welches bewältigbare Schritte auf dem Weg hin zur Veränderung aufzeigt.

Kognitiv-behaviorale Therapeuten, die per se sehr früh zusammen mit dem Patienten an der Generierung eines gemeinsamen, verbalisierbaren Störungs- und Behandlungsmodells arbeiten, werden sicherlich früh dazu tendieren, in diesem Kontext auch die Diagnose mitzuteilen. Auch in *psychodynamischen Therapiekonzepten* findet die gemeinsame Erarbeitung eines Störungs- und Behandlungsmodells von Patient und Therapeut mehr und mehr Eingang. In den ersten diagnostischen Sitzungen wird jedoch üblicherweise auf psychoedukative Elemente verzichtet, um die Entfaltung der Übertragungsbeziehung nicht zu beeinträchtigen.

3.1.1.4 Therapievereinbarung

Die Klärung der Rahmenbedingungen ist eine wesentliche Voraussetzung jeder psychotherapeutischen Arbeit. Bei der Behandlung von Patienten mit Persönlichkeitsstörungen sind jedoch einige Besonderheiten zu berücksichtigen:

Neben den generellen Rahmenbedingungen, welche die Modalitäten der Finanzierung, Dauer und Frequenz der Behandlung festlegen, sollte insbesondere bei schweren Persönlichkeitsstörungen, bei welchen mit suizidalen Krisen zu rechnen ist, im Vorfeld geklärt sein, unter welchen Bedingungen stationäre Aufenthalte als sinnvoll erachtet werden. Nur im Ausnahmefall sollte die stationäre Einweisung ohne eine Rücksprache mit dem Therapeuten erfolgen. Gerade bei chronisch suizidalen Patienten sollte ein „Krisenmanagement" im Sinne eines Eskalationsplanes erstellt werden, der geeignete Maßnahmen (inkl. Telefonnummern von Notfallambulanzen) in Abhängigkeit der jeweiligen Steuerungsfähigkeit auflistet. Je nach Schweregrad der Störung hat es sich als sinnvoll erwiesen, dass der Therapeut dem Patienten mitteilt, wo, und unter welchen Bedingungen er selbst im Notfall auch telefonisch zu erreichen ist. Schließlich sollten im Rahmen der Therapievereinbarung noch Absprachen getroffen werden über die Verwendung von elektronischen Medien (Audio- und Video-Aufzeichnungen) sowohl zum Selbstmanagement als auch im Rahmen der Supervision. Der Patient hat sicherlich ein Recht darauf zu erfahren, wie und von wem sich der

Therapeut supervidieren lässt und welche Materialien dabei zum Einsatz kommen. In der Praxis haben sich sog. „Therapieverträge" als sinnvoll erwiesen, mittels derer die Inhalte der Vereinbarungen schriftlich festgehalten und beiderseits unterzeichnet werden.

3.1.1.5 Therapeutische Beziehung

Da sich, wie beschrieben, dysfunktionale Denk-, Erlebens- und Verhaltensmuster des persönlichkeitsgestörten Patienten insbesondere im zwischenmenschlichen Bereich manifestieren, kommt der Beziehungsgestaltung im therapeutischen Prozess eine dreifache Funktion zu: Zum ersten ist der Aufbau der therapeutischen Beziehung geprägt durch akzentuierte Erwartungen des Patienten an seine Mitmenschen. Da davon auszugehen ist, dass sich diese Erwartungen auch in der Interaktion mit dem Therapeuten abbilden, erfordert der Beziehungsaufbau vom Therapeuten Modifikationen seines eigenen Beziehungsverhaltens, welches über „Empathie" deutlich hinausgeht. Zum zweiten können und sollen gerade die normativen Abweichungen in der Beziehungsgestaltung vom Therapeuten registriert werden und zur Diagnostik herangezogen werden. Und schließlich sollte die therapeutische Beziehung, nach einer stabilen Aufbauphase, als Lern- und Experimentierfeld genützt werden, um so dem Patienten eine Erweiterung seines Erlebens- und Verhaltensrepertoires zu ermöglichen.

▌ Beziehungsaufbau

Alle therapeutischen Schulen betonen die Bedeutung der Vertrauen herstellenden, von Expertise und Zuversicht geprägten Grundhaltung des Therapeuten. Im Rahmen der Behandlung von Patienten mit Persönlichkeitsstörungen kommt der therapeutischen Beziehung jedoch eine besondere Funktion zu. Zum einen sind die Erwartungen oder Befürchtungen eines persönlichkeitsgestörten Patienten bezüglich seines Gegenübers häufig von negativen Beziehungserfahrungen geprägt und weichen damit von durchschnittlichen Beziehungserwartungen ab. Im Gegensatz zu den meisten anderen psychischen Störungen erleben die betroffenen Patienten jedoch ihre akzentuierten Denk-, Erlebens- und Verhaltensmuster charakteristischerweise in weiten Bereichen als ich-synton und „evident", also als in sich stimmig und logisch und nicht als unsinnig oder behandlungsbedürftig. Sie erwarten daher – wie jeder Patient – vom Therapeuten, dass dieser ihre Wahrnehmung bestätigt und sich „schemakonform" verhält. Mit dem Fachbegriff „**komplementäre Beziehungsgestaltung**" skizziert die Psychotherapieforschung daher therapeutisches Verhalten, welches sich bewusst an die entsprechenden Erwartungen des Patienten anpasst. So wird z. B. der Therapeut auch die nicht formulierten Wünsche eines dependenten Patienten nach Übernahme von Verantwortung durch ihn früh erkennen und die Sitzungen klar strukturieren. Er sollte Stärke und Führungsqualität zeigen und kann dabei durchaus alltagspraktische Ratschläge zur Problembewältigung geben. Bei einem paranoiden Patienten hingegen wird der Therapeut möglichst wenig in dessen Alltagsgestaltung „eingreifen" sondern zunächst versuchen, dessen Vertrauen zu gewinnen, auch wenn er sich zeitweise über offensichtliche Fehlinterpretationen wundert. Es bedarf also eines hohen Maßes an Flexibilität seitens des Therapeuten, gerade in der Anfangsphase der Erwartungshaltung des jeweiligen Patienten zu entsprechen. Wichtig jedoch ist, dass der Therapeut nicht „schauspielert", sondern sein eigenes, authentisches Repertoire an Beziehungsresonanz ausschöpft. Gelingt dies nicht, so ist mit Therapieabbrüchen in einem frühen Stadium der Behandlung zu rechnen.

▌ Beziehungsdiagnostik

Wie bereits ausgeführt, wird der Therapeut zu Beginn der Therapie versuchen, den expliziten und impliziten Beziehungserwartungen des Patienten in gewissen Grenzen zu entsprechen, um dadurch das Vertrauen des Patienten zu gewinnen und die Basis für anstehende Veränderungsprozesse zu schaffen. Zeitgleich wird er inadäquate – d. h. insbesondere nicht kompetenz- und/oder beziehungsfördernde – Wünsche oder Interaktionsangebote des Patienten wahrnehmen und reflektieren. Er wird also in einer Doppelfunktion einerseits als Beziehungspartner auftreten und, andererseits, auf einer meta-kognitiv-emotionalen Ebene, Besonderheiten im Beziehungsaufbau registrieren. Diese „Normabweichungen" in der therapeutischen Beziehungsgestaltung sind wertvolle diagnostische Hinweise. Psychodynamische Schulen sehen in diesem Prozess von Übertragung und Gegenübertragung die primäre Quelle an diagnostischer Information. Kognitiv-behaviorale Therapeuten stützen sich in stärkerem Ausmaß als psychodynamische Therapeuten zusätzlich auf Fragebögen und Informationen Dritter.

▌ Beziehungsarbeit

Da sich die interpersonellen Erwartungshaltungen und Reaktionsmuster des Patienten in aller Regel in der Interaktion mit dem Therapeuten manifestieren, birgt diese therapeutische Beziehung auch die Möglichkeit, neue Erfahrungen und Lernprozesse im zwischenmenschlichen Bereich zu machen, und dies quasi unter „kontrollierten Bedingungen". Der Therapeut ist also gehalten, nach einer Phase des Beziehungsaufbaus zu beginnen, **dysfunktionale Erwartungen zu irritieren** und den Patienten zu **neuen Erfahrungen und Verhaltensexperimenten anzuregen.** Dieser Prozess erfordert ein hohes Maß an Geschicklichkeit, da gerade durch Irritationen der Erwartungshaltungen aversive Emotionen gegenüber dem Therapeuten aktiviert werden, die dann im Gegenzug durch aktive Beziehungsaufnahme durch diesen ausbalanciert werden müssen. Diese Beziehungsaufnahme basiert auf der **zeitgleichen** Vermittlung von akzeptierender Wertschätzung bzw. Befriedigung hierarchisch hoher Ziele des Patienten (soziale Akzeptanz, Nähe und Geborgenheit etc.) bei Korrektur nachgeordneter dysfunktionaler Strategien. Eine weitere therapeutische Strategie besteht darin, die „subjektive Evidenz" der jeweiligen Annahmen des Patienten, eventuell in Bezugsetzung zu dessen eigener biographischer Erfahrung, zu validieren, ohne dabei den kritischen Reflex auf die soziale Wirklichkeit zu vernachlässigen. In dieser **dialektischen Dynamik** zwischen Beziehungsaufbau durch Akzeptanz und Beziehungsgefährdung durch Irritation liegt der Schlüssel zum Gelingen der therapeutischen Arbeit. Verschiedene Schulen bieten auch hier unterschiedliche Methoden an: Während *kognitiv-behavioral* orientierte Therapeuten bewusst die Position des „Coaches" einnehmen, der auf Seiten des Patienten, gemeinsam mit ihm, seine „Störung" betrachtet und ihm mit Rat und Tat hilft, neue Erfahrungen, insbesondere außerhalb der therapeutischen Beziehung, zu wagen, achtet der *psychodynamisch orientierte Therapeut* primär darauf, welche Interaktionsmuster sich innerhalb der „therapeutischen Dyade" entwickeln und interveniert in Form von Klärungen, Konfrontationen und Deutungen, indem er dem Patienten hilft, die sich gerade entwickelnden Prozesse auf meta-kognitiver Ebene zu betrachten und emotional wahrzunehmen und mit biographisch relevanten Bezugssystemen in Verbindung zu setzen. Wir nehmen an, dass in der therapeutischen Praxis die Übergänge zwischen diesen beiden Positionen fließend sind. Ein guter Therapeut sollte beide Möglichkeiten beherrschen und gezielt einsetzen können. Es bleibt zu beachten, dass Irritationen des Selbstbildes oder der Interaktion immer die Gefahr der Beziehungsstörung mit sich tragen. Zudem sollte der Therapeut flexibel genug sein, um die Intensität dieses Prozesses der „haltenden Irritation" an die individuellen Möglichkeiten des Patienten und sich eventuell ändernde soziale Bedingungen anzupassen. So wird er z. B. einem dependenten Patienten, der während der Therapie den Arbeitsplatz verliert, auch in einem fortgeschrittenen Therapiestadium zunächst die gewünschte Unterstützung wieder gewähren, um dann in einem zweiten Schritt die bereits neu erlernten Ressourcen zu aktivieren.

3.1.1.6 Veränderungsstrategien

Kognitiv-behaviorale Veränderungsstrategien

Externe Bedingungen. Auslösende Faktoren für die psychische Dekompensation von Menschen mit Persönlichkeitsstörungen sind in aller Regel externe Belastungsfaktoren. Darunter fallen soziale Variablen (Trennung, Veränderung im Berufsleben etc.), aber auch somatische Erkrankungen. Die Analyse dieser Belastungsvariablen und deren Objektivierung sollte Vorrang haben.

In Abhängigkeit von der Problemanalyse stehen als Interventionsstrategien „Problemlösen", „Kompetenzerwerb" oder „Akzeptanz-basierte" Me-

thoden zur Verfügung. Der Einsatz von strukturierten Problemlösungs-
manualen hat sich als wichtiges Modul in zahlreichen multimodalen Behandlungsverfahren etabliert.

▋ **Akzentuierte Wahrnehmung und Interpretationen des Patienten.** Die Veränderung von einseitiger Wahrnehmung und überwertigen Interpretationen
des Patienten geschieht zweistufig: Zunächst gilt es, diese Automatismen zu
identifizieren, im zweiten Schritt können alternative Sichtweisen erprobt
werden. Da die (pathologischen) spezifischen Sichtweisen der Welt für den
Betroffenen zunächst ich-synton, d.h. evident erlebt werden, liegt es zunächst im Aufgabenbereich des Therapeuten, diese aufzudecken und einer
kritischen Betrachtung zugänglich zu machen. Reflexionen über deren Ent-
stehungsgeschichte und biographische Relevanz sind meist hilfreich. Als
Informationsquelle eignet sich sowohl die therapeutische Beziehung als
auch die Beobachtung von Interaktionen in der therapeutischen Gruppe,
von Paaren oder Familien, oder im stationären Bereich. Methodisch folgt
man den Techniken der „kognitiven Umstrukturierung", welche insbesondere Wert legt auf die Ökonomie der automatisierten Gedanken „... *was
bringt Ihnen diese Sichtweise*", und auf die dezidierte Erarbeitung von kognitiven Alternativen „... *gäbe es noch eine andere Erklärungsmöglichkeit
für dieses Ereignis?*" ... „*unter welchen Umständen wäre diese andere Sichtweise hilfreicher?*"

▋ **Akzentuierte Denk- und Erlebensmuster des Patienten.** Die Bearbeitung
der dysfunktionalen Denk- und Erlebensmuster erfordert zunächst eine genaue Analyse der jeweils individuellen Charakteristika und Ausformungen.
Verhaltensanalysen, Schemaanalysen, Plananalysen sowie offene und verdeckte Induktionsmethoden stehen dem Therapeuten zur Verfügung. Insbesondere sollte geklärt werden, ob diese Muster an definierbar auslösende
Variablen gekoppelt sind, ob sie durch kognitive Selbstinstruktionen aktiviert oder durch Reaktionen der Umwelt stabilisiert werden. Je nach dem
wird der Therapeut expositionsbasierte Veränderungtechniken auswählen
oder Methoden der kognitiven Umstrukturierung oder versuchen, zusammen mit dem Patienten dessen Verstärkersysteme neu zu organisieren.

▋ **Akzentuierte Handlungstendenzen und Verhaltensrepertoire.** Geprägt durch
seine Lerngeschichte verfügt der Patient über ein individuelles Repertoire
an Möglichkeiten, auf bestimmte Anforderungen oder Situationen zu reagieren. Häufig eingesetzte und kurzfristig wirksame Verhaltensmuster wirken selbst-verstärkend und werden automatisch aktiviert. Um einen höheren Grad an Flexibilität zu erreichen, sollte der Patient lernen, diese automatisierten Konzepte zu identifizieren und sein Repertoire zunächst mental
zu erweitern. Methodisch wird der Therapeut zunächst „Lernen am Modell" anbieten sowie zu Verhaltensexperimenten „in sensu" anregen.

▌ **Manifeste Verhaltens- und Interaktionsmuster.** Im Weiteren sollte der Patient die neu konzeptualisierten Handlungsmöglichkeiten „im realen Leben" umsetzen. Therapeutische Rollenspiele bereiten auf diese Experimentalphase vor. Die in-vivo-Verhaltensexperimente sollten möglichst nicht dem Zufall überlassen sein, sondern geplant und protokolliert werden. Im Sinne von antizipierten Verhaltensanalysen werden sowohl die emotionalen Reaktionen des Patienten als auch die zu erwartenden (ungewohnten) Reaktionen der Umgebung diskutiert. Diese Phase ist für den Patienten häufig sehr belastend, da er starke emotionale Hindernisse (Angst, Scham, etc.) überwinden muss, um Neues zu lernen. Er bedarf daher der besonderen Unterstützung durch den Therapeuten.

▌ **Umsetzung der Veränderungen unter Alltagsbedingungen.** Während der erste, oben benannte Schritt zunächst noch unter „Experimentalbedingungen" umgesetzt wird (erweitertes Rollenspiel), sollte nicht übersehen werden, den Patienten zu ermutigen, nach erfolgreicher Erprobung die neu erworbenen Verhaltensmuster auch in seiner realen Umgebung (Arbeitsplatz, Partnerschaft, Familie oder Freizeitbereich) umzusetzen. Auch hier hat sich der Einsatz von Verhaltensprotokollen bewährt.

▌ **Spezifische Reaktionen des sozialen Umfeldes.** Es ist davon auszugehen, dass die soziale Umgebung des Patienten auf dessen Veränderungen zunächst irritiert reagiert. Der Therapeut sollte den Patienten darauf vorbereiten und ihn ermuntern „durchzuhalten". Im Einzelfall kann es hilfreich sein, die unmittelbare soziale Umgebung des Patienten in die Therapie mit einzubinden, um ungewollt stabilisierende Verstärkersysteme zu identifizieren und zu verändern.

▌ **Psychodynamische Veränderungsstrategien**

Psychodynamische Therapien setzen störungsorientierte Modifikationen der psychoanalytischen und tiefenpsychologisch fundierten Psychotherapie ein und verfolgen generell Veränderungsstrategien, die weniger auf unbewusste Konflikte sondern mehr auf die Persönlichkeitsstruktur und typische maladaptive Verhaltensmuster bezogen sind. Dabei verfolgen sie Konzepte, die Gemeinsamkeiten und Unterschiede aufweisen. Grundsätzlich geht es um die Identifikation und Bearbeitung von dysfunktionalen Beziehungs-, Erlebens- und Verhaltensmustern im Hier-und-Jetzt der therapeutischen Beziehung und um Prozesse der Übertragung und Gegenübertragung zwischen Therapeut und Patient. Im psychodynamischen Fokus stehen entweder mehr eingeschränkte Fähigkeiten zur Selbst- und Beziehungsregulation oder durch Identitätsstörung abgespaltene, verzerrte Objektbeziehungen und die damit verbundenen Affekte oder aber die Unfähigkeit, eigene innere Prozesse und die anderer Menschen zu erkennen und zu verstehen (z. B. Mentalisierungsschwäche) sowie darüber zu reflektieren. Das Vorgehen ist in den psychodynamischen Therapien jedoch weniger strukturiert als bei der kognitiv-behavioralen Therapie.

▌ **Externe Bedingungen.** Psychodynamische Therapieansätze beachten und berücksichtigen auch externe Bedingungen, sind jedoch eher zurückhaltend im Einsatz direktiver Vorgehensweisen. Es wird jedoch auf in der Therapievereinbarung getroffene Absprachen Bezug genommen, wenn das Leben des Patienten oder das Fortbestehen der Therapie gefährdet sind oder wenn der Patient aufgrund seiner eingeschränkten Fähigkeiten der Selbst- und Beziehungsregulation und praktischen Lebensbewältigung nicht in der Lage ist, selbst Lösungsstrategien für aktuelle Probleme zu entwickeln. Um den Patienten in dieser Entwicklung zu unterstützen, werden in bestimmten Therapieansätzen Klärungen, Konfrontationen und Deutungen seines konkreten Verhaltens, Erlebens und seiner inneren Abbilder vom Selbst und wichtigen anderen („Repräsentanzen") eingesetzt. In anderen Ansätzen unterstützt der Therapeut den Patienten dadurch, dass er dessen fehlende oder eingeschränkte Fähigkeiten quasi stellvertretend vorübergehend übernimmt.

▌ **Akzentuierte Wahrnehmung, Interpretationen, Denk-, Erlebens- und Beziehungsmuster des Patienten.** Es wird davon ausgegangen, dass Patienten mit Persönlichkeitsstörungen zu einem großen Teil durch frühere negative Beziehungserfahrungen geprägt sind, die zu Einschränkungen in der Selbst- und Objektwahrnehmung, der Impulssteuerung, der Kommunikations- und Bindungsfähigkeit führen und sich auf die zwischenmenschliche und insbesondere auch auf die therapeutische Beziehungsgestaltung auswirken. Mit dem Fokus auf die interpersonelle Psychodynamik ist die aktuelle Beziehung zum Therapeuten von zentraler Bedeutung, da sich hier dysfunktionale, maladaptive Verhaltens- und Erlebnismuster des Patienten, Störungen seiner Identität und Abwehrmechanismen manifestieren, die gleichsam „online" identifiziert und einer Bearbeitung unmittelbar zugänglich gemacht werden können.

Es wird darauf abgezielt, widersprüchliche, fragmentierte und nicht verbundene innere Bilder vom Selbst und wichtigen anderen zu integrieren bzw. das Verstehen eigener und fremder intrapsychischer Prozesse zu fördern. Dabei kommen entweder klärende, konfrontierende und deutende Techniken oder aber die zeitweise Übernahme eingeschränkter Funktionen des Patienten durch den Therapeuten zum Einsatz. Das Ziel ist die Entwicklung einer realistischen, differenzierten und gestalthaften Wahrnehmung des Selbst und anderer Menschen, was als eine entscheidende Voraussetzung für eine gelingende Beziehungsgestaltung angesehen wird.

▌ **Akzentuierte Handlungstendenzen und Verhaltensrepertoire.** Aus psychodynamischer Sicht wird davon ausgegangen, dass nicht in erster Linie das Erarbeiten einer alternativen Verhaltensstrategie zur Persönlichkeitsveränderung führt, sondern dass die Fähigkeit zum Reflektieren und Neubewerten der zugrunde liegenden Probleme des Verhaltens und Erlebens die Voraussetzungen für nachhaltige Veränderung schafft. Es wird also nicht gefragt: „Wie könnten Sie sich in dieser Situation anders verhalten?" sondern vielmehr: „Wie können wir verstehen, dass Sie sich in dieser Situation so verhalten haben?". Die eigentliche therapeutische Arbeit setzt dann an den bereits diskutierten Denk-, Erlebens- und Beziehungsmustern und an den korrigierenden kognitiven und emotionalen Erfahrungen mit neu erschlossenen Veränderungsmöglichkeiten an.

▌ **Manifeste Verhaltens- und Interaktionsmuster.** Im Mittelpunkt stehen die Interaktionsmuster, wie sie in der Therapiesitzung in der Beziehung zum Therapeuten, in der Interaktion und in der Übertragung sichtbar werden. Dabei wird zunächst versucht, die Übertragungsmuster zu identifizieren, um diese anschließend gemeinsam mit dem Patienten analysierend verstehen zu können. Zum Mittelpunkt der therapeutischen Arbeit wird das manifeste Verhalten in allen psychodynamischen Ansätzen allerdings immer dann, wenn es zu einer Bedrohung für das Leben des Patienten bzw. anderer Menschen wird oder wenn es das Fortbestehen der Therapie gefährdet. Einige Therapieansätze orientieren sich an einer hierarchischen Aufstellung von risikoreichen Verhaltensweisen des Patienten, die in der Behandlung vom Therapeuten direkt thematisiert werden sollen, um eine Gefährdung des Patienten und der Therapie zu verhindern. Andere Ansätze arbeiten mit weniger formalisierten Vorgaben, verzichten jedoch keineswegs auf eine aktive Strukturierung und Grenzsetzung in bedrohlichen Situationen.

▌ **Umsetzung der Veränderungen unter Alltagsbedingungen.** Es wird mit dem Patienten erkundet, wann, wo und wie er neue Verhaltensstrategien erprobt und davon profitiert. Erfolgt die Umsetzung der Veränderungen im Alltagsleben des Patienten jedoch nicht, so wird diese Vermeidung vom Therapeuten thematisiert, damit der Patient sein Erleben und Handeln im äußeren Umfeld durch den Austausch- und Verstehensprozess in der Therapie besser und nachhaltiger integrieren kann.

▌ **Spezifische Reaktionen des sozialen Umfeldes.** In psychodynamischen Therapiekonzepten hat das soziale Umfeld für den Therapieprozess und die Umsetzung von den in der Behandlung entwickelten neuen Erlebens- und Verhaltensmustern hohe Relevanz, wobei weniger direkt auf der Verhaltensebene interveniert wird. Eine gute Kooperation mit anderen Personen und Einrichtungen aus dem sozialen Umfeld des Patienten (Mitglieder der Familie, Partner, Familienhelfer, Sozialarbeiter, Bewährungshelfer und Fachärzte) wird stets hergestellt und schon im Behandlungsvertrag mit dem Patienten vereinbart.

3.1.1.7 Super- und Intervision

Berücksichtigt man die Besonderheit und die Bedeutung der therapeutischen Beziehung in der therapeutischen Arbeit mit persönlichkeitsgestörten Patienten, so wird offensichtlich, dass **Super- oder Intervision ein integraler Bestandteil der Therapie** sein sollte. Wie oben ausgeführt, steht der Therapeut vor der Herausforderung, eine Balance zwischen Erfüllung und Irritation der interaktionellen Erwartungen des Patienten an den Therapeuten zu finden. Je nach Belastungsfaktoren, die auf den Patient einwirken, sollte der Therapeut flexibel in seinen Beziehungsangeboten reagieren können. Da wir davon ausgehen, dass selbst sehr gut ausgebildete Therapeuten dazu tendieren, auf Dauer den komplementären Beziehungsangeboten der Patienten zu entsprechen bzw. ihre Gegenübertragungen nicht vollständig reflektieren können und dadurch Gefahr laufen, den Veränderungsprozess zu verzögern, dient die kollegiale Super- oder Intervision als korrektive Instanz.

Supervisoren aller Schulen greifen heute zunehmend auf die Möglichkeiten der Audio- und Videotechnik zu, da die Möglichkeit einer detaillierten Verhaltensbeobachtung von Patient und Therapeut zur Therapiesteuerung herangezogen werden kann.

Alle unter experimentellen Bedingungen erhobenen Evidenz-Nachweise von psychotherapeutischen Verfahren zur Behandlung von Patienten mit Persönlichkeitsstörungen wurden unter supervidierten Bedingungen durchgeführt. Es existiert daher, pointiert formuliert, kein Nachweis, dass Psychotherapie bei Patienten mit Persönlichkeitsstörungen ohne Supervision wirksam ist. Die Kostenträger sollten daher die Finanzierung der Supervision in angemessenem Rahmen gewährleisten.

3.1.2 Psychopharmakotherapie

Überlegungen zu **Evidenz-basierten psychopharmakologischen Interventionen** bei Patienten mit Persönlichkeitsstörungen stoßen in mehrfacher Hinsicht auf schwierige Fragen, die bisher allenfalls orientierend beantwortet werden können. Diese betreffen:

▌ das Behandlungsrationale medikamentöser Ansätze bei Patienten mit Persönlichkeitsstörungen
▌ die Bewertung der vorliegenden empirischen Literatur zur Pharmakotherapie unter dieser Indikationsstellung für Leitlinien zu einer Behandlung unter Routineversorgungsbedingungen
▌ das Problem einer häufig konfliktreichen Medikamenteneinnahme
▌ die Herausforderung einer Integration des psychopharmakologischen Ansatzes in einen Gesamtbehandlungsplan mit der Abstimmung von psychotherapeutischen Interventionen einerseits und pharmakologischen Interventionen andererseits, die häufig durch mehrere Therapeuten durchgeführt werden.

3.1.2.1 Behandlungsrationale für Medikamente bei Patienten mit Persönlichkeitsstörungen

Die psychiatrische Forschung zeigt, dass auch bei Persönlichkeitsstörungen **grundlegende neurobiologische Auffälligkeiten** z. B. Dysfunktionen in diversen Neurotransmittersystemen bestehen können, die innerhalb eines multifaktoriellen Störungsmodells im Hinblick auf typische psychopathologische Syndrome diskutiert werden. Für den Einsatz von Psychopharmaka lassen sich vor allem zwei Modelle anführen:

1. **Psychopharmaka beeinflussen bestimmte dimensionale Merkmale bzw. Symptom-Cluster bei einer Persönlichkeitsstörung.** Diese Symptomcluster repräsentieren distinkte psychopathologische Dimensionen z. B. kognitiv-perzeptive Organisation, Dissoziation, Impulsivität/Aggressivität, affektive Instabilität, Ängstlichkeit/Hemmung. Diese sind mit biologischen Dispositionen korreliert, die wiederum besondere Relationen zu einzelnen Neurotransmittersystemen erkennen lassen. Diese Symptomcluster liegen jenseits diagnostisch-kategorialer Abgrenzungen sowohl bei unterschiedlichen Achse-I- als auch Achse-II-Störungen vor und können medikamentös beeinflusst werden.

2. **Psychopharmaka behandeln die mit einer Persönlichkeitsstörung assoziierten komorbiden Achse-I-Störungen.** Eine z. B. im Verlauf einer Persönlichkeitsstörung auftretende depressive Störung sollte in der Regel durch eine antidepressive Medikation therapiert werden. In diesem Modell herrscht die Überzeugung vor, dass nach Abklingen der psychopathologischen Symptome der komorbiden Achse-I-Störung die Grundzüge der Persönlichkeitsstörung wieder hervortreten, die wiederum andere, z. B. psycho- oder soziotherapeutische Maßnahmen erfordern. Indirekt stellt sich hiermit auch die klinisch relevante Frage, inwieweit eine zugrunde liegende Persönlichkeitsstörung eine bestimmte Achse-I-Störung kompliziert, inwieweit sich hierdurch ferner die Ansprechbarkeit auf unterschiedliche psychopharmakologische Strategien verändern kann.

3.1.2.2 Evidenzbasierung einer Psychopharmakotherapie bei Patienten mit Persönlichkeitsstörungen

In einer **pragmatischen Behandlungsperspektive** sind es vor allem die im Krankheitsverlauf häufigen Krisen mit psychopathologischen Zuspitzungen, die bei Inanspruchnahme psychiatrischer oder notfallärztlicher Einrichtungen einen Behandlungsversuch mit Medikamenten nahe legen. Patienten mit rezidivierenden suizidalen Handlungen oder Selbstschädigungen, in massiven Angstzuständen, bei passageren paranoiden Symptombildungen oder schwerwiegenden Verstimmungen werden in der Routineversorgung häufig psychopharmakologisch behandelt. Unter EbM-Gesichtspunkten muss hierzu allerdings angemerkt werden, dass diese Notfallsituationen typische Ausschlusskriterien für die Durchführung von kontrollierten Studien sind, dass also gerade für diese schwierigen Behandlungssituationen keine empirisch gestützten Behandlungsempfehlungen verfügbar sind.

In einer Fortführung spezifischer psychopharmakologischer Ansätze über akute Krisensituationen hinaus kann festgehalten werden, dass die Anzahl randomisierter und kontrollierter Studien bei den unterschiedlichen spezifischen Persönlichkeitsstörungen nach wie vor relativ gering ist, die Outcome-Kriterien zumeist nur Symptom-bezogene Variablen, sehr viel seltener aber Maße der globalen und spezifischen psychosozialen Anpassung inkludieren. Insbesondere muss kritisch bedacht werden, dass

▌ die in einzelnen Studien eingeschlossenen Patienten sehr selten die Anzahl von 50 übersteigen. Hieraus resultieren mögliche unterschiedliche Evidenzgrade für einzelne Strategien, werden beispielsweise die Kriterien der WFSBP (Herpertz et al. 2007) jenen nach Chambless u. Hollon (1998), Segal et al. (2001) oder Ärztliche Zentralstelle für Qualitätssicherung (2003) gegenübergestellt. Letztere Bewertungsansätze berücksichtigen nicht die Anzahl der in den Studien inkludierten Patienten und kommen tendenziell zu günstigeren Einstufungen.

▌ eine z. T. bedeutsame Drop-out-Quote die Aussagen aus Studien weiter einschränken.

▌ Direktvergleiche zwischen verschiedenen medikamentösen Strategien höchst selten empirisch untersucht worden sind, eine differenzielle Bewertung also im Einzelfall nur unter klinischen Aspekten getroffen werden kann.

▌ derzeit fast ausschließlich Studien für eine Behandlungsdauer von wenigen Wochen und Monaten vorliegen, also keine Evidenz-basierten Empfehlungen für eine Langzeittherapie gegeben werden können.

▌ die üblichen Ein- und Ausschlusskriterien für psychopharmakologische RCTs zu einer sehr eng definierten Studienpopulation führen, die nicht identisch mit jener Inanspruchnahmepopulation unter psychiatrischen Routineversorgungsbedingungen ist. Vor allem für Patienten mit suizidalen oder parasuizidalen Krisen sowie mit klinisch relevanten psychischen und somatischen Komorbiditäten sind Extrapolationen aus den vorliegenden Studien nur sehr eingeschränkt möglich.

Eine **empirische Datenbasis,** die zumindest orientierende Richtlinien für den Einsatz von psychopharmakologischen Substanzen erlaubt, existiert für einzelne spezifische Persönlichkeitsstörungen aus den Clustern A, B und C:

▌ Aus dem Cluster A liegen Studienergebnisse für die schizotypische Persönlichkeitsstörung vor, die nosologisch innerhalb eines Spektrums schizophrener Psychosen diskutiert wird.

▌ Aus dem Cluster B liegen speziell für die Patientengruppe mit Borderline-Persönlichkeitsstörungen mehrere offene, kontrollierte Studien und auch RCTs zum Einsatz symptom-/syndrom-orientierter Psychopharmakaklassen vor.

▌ Patienten mit Persönlichkeitsstörungen aus dem Cluster C sind hinsichtlich überzeugender psychopharmakologischer Interventionen bisher nur sehr unzureichend untersucht worden. Eine Ausnahme bildet der medikamentöse Ansatz bei der ängstlichen (vermeidenden) Persönlichkeitsstörung. Das Behandlungsrationale stützt sich hier im Wesentlichen auf Befunde zu empirischen Untersuchungen bei der generalisierten sozialen Phobie.

3.1.3 Kombination von Psychotherapie und Psychopharmakotherapie

Eine Behandlung mit Psychopharmaka verweist selbst bei bescheiden gewählten Therapiezielen immer auf den **Kontext der Arzt-Patienten-Beziehung.** Diese ist supportiv zu gestalten und soll zu konstruktiven Lernschritten motivieren. Die impliziten Bedeutungen einer Medikation sind für Patienten und Therapeuten in einer aktuellen therapeutischen Beziehung von grundlegender Relevanz.

Bereits zu **Beginn einer Behandlung,** d. h. auch bei Einleitung einer spezifischen Psychotherapie, sollte mit dem Patienten die Möglichkeit eines psychopharmakologischen Ansatzes erörtert werden. Bei einer späteren Entscheidung für Medikamente darf nicht vermittelt werden, dass hiermit ein Rückzug aus einem gesprächs- und/oder handlungsorientierten Ansatz intendiert sei. Es ist notwendig, ein Grundverständnis zu erarbeiten, dass psychotherapeutische Maßnahmen oft nur greifen können, wenn schwerwiegende und beeinträchtigende Symptome in ihrer Intensität durch Medikamente gebessert werden. Es muss mit dem Patienten klar besprochen werden, welche Beschwerden als **Zielsymptome** für eine pharmakologische Intervention identifiziert werden können, welches Medikament mit welchem Therapieziel gegeben werden soll, welche Nebenwirkungen auftreten können und innerhalb welcher realistischen Zeitspanne das Erreichen oder aber Verfehlen eines definierten Therapieziels überprüft werden sollte. Oft ist es wichtig, sich die besonderen psychodynamischen Voraussetzungen zu verdeutlichen, unter denen ein individueller Patient mit einer bestimmten Persönlichkeitsstörung den Modus der Medikamentenverschreibung erlebt, die pharmakologischen Haupt- und Nebenwirkungen verarbeitet und mit Compliance oder Noncompliance reagiert.

3.1.4 Behandlungsdauer

Zur Behandlungsdauer liegt bei Patienten mit Persönlichkeitsstörungen bis heute keine empirische Evidenz vor. Ambulante Psychotherapiestudien behandeln meist für die Dauer von zwei bis drei Jahren mit relativ späten Effekten. Bei stationären Behandlungen werden schon nach 10 bis 12 Wochen hohe Responseraten erreicht, die allerdings nur bei anschließender ambulanter Psychotherapie stabilisiert werden können. Insgesamt legt die Datenlage nahe, dass psychotherapeutische Behandlungen bei Patienten mit Persönlichkeitsstörungen **länger dauern** als beim Durchschnitt psychiatrischer Behandlungen und die derzeitig gewährte Stundenzahl im Rahmen der Richtlinien-Psychotherapie nicht ausreichend ist.

Psychopharmakologische Behandlungen orientieren sich meist nur an 6 bis 12 Wochen Behandlung, selten werden 6 Monate erreicht. Aus klinischer Expertise wird der Rat eines mindestens dreimonatigen Behandlungsversuchs gegeben, verbunden mit der Empfehlung des Absetzens bei fehlendem Behandlungseffekt zwecks Vermeidung einer Polypharmazie.

3.1.5 Verlaufskontrolle

Grundsätzlich sollte man davon ausgehen, dass Behandlungsverlauf und -erfolg psychischer Störungen so weit als möglich operationalisiert erfasst werden sollte. Auch für das Gebiet der Persönlichkeitsstörungen liegen mittlerweile Erhebungsinstrumente vor, die sich in drei Kategorien gliedern lassen:

1. Kategoriale Instrumente, die erfassen, ob die jeweiligen DSM-IV-Kriterien einer Persönlichkeitsstörung nach Behandlung persistieren oder nicht. Obgleich diese Instrumente in gut publizierten Studien angewandt werden, so ist klinische und auch wissenschaftliche Validität der gewonnenen Erkenntnis jedoch sehr kritisch zu sehen.

2. Dimensionale spezifische Instrumente: Für einige Persönlichkeitsstörungen liegen mittlerweile Instrumente vor, die den jeweiligen Ausprägungs- und Schweregrad der Störung erfassen und ausreichend spezifisch bzw. sensitiv für Veränderungen sind.

3. Dimensionale unspezifische Instrumente: Hierunter fallen zum einen Fragebögen, welche z.B. dysfunktionale Kognitionen oder Störungen der zwischenmenschlichen Beziehungen erfassen. Zum anderen können auch störungsübergreifende Fragebögen wie der SCL-90 herangezogen werden.

Unabhängig vom Einsatz operationalisierter Instrumente hat es sich in der klinischen Praxis bewährt, zu Behandlungsbeginn klar definierte, realistische Behandlungsziele mit dem Patienten abzustimmen, diese in einen zeitlichen Kontext zu stellen, um damit die therapeutischen Prozesse einer gemeinsamen Überprüfung zu öffnen.

4 Behandlungsprinzipien bei den einzelnen Persönlichkeitsstörungen

4.1 | Behandlungsprinzipien bei Schizotypischer Persönlichkeitsstörung

4.1.1 Klinische Einführung

Menschen mit einer Schizotypischen Persönlichkeitsstörung (STPS) wirken oft sonderlingshaft, seltsam, berichten über magisches Denken und zeigen kognitive Auffälligkeiten. Diese Symptome, die einen fließenden Übergang zu paranoiden Befürchtungen aufweisen, führen zu erheblichen Schwierigkeiten im zwischenmenschlichen Kontakt. Individuen mit schizotypischen Persönlichkeitszügen tendieren dazu, das Verhalten anderer und auch eigenes Verhalten argwöhnisch zu beobachten und negativ bzw. als gegen sich selbst gerichtet zu bewerten. Ihre interpersonellen Probleme resultieren weiterhin aus Defiziten in der sozialen, insbesondere Emotionswahrnehmung und aus einer hohen sozialen Ängstlichkeit.

Es gibt empirische Evidenz dafür, dass die DSM-IV-Kategorie der STPS eine Erkrankung aus dem **schizophrenen Spektrum** ist. Dies führte zur Klassifizierung eines symptomatologisch ähnlichen Störungskonzeptes, nämlich der schizotypen Störung, im Bereich der psychotischen Störungen in der ICD-10-Klassifikation: Neben dem erhöhten Risiko, an einer Schizophrenie zu erkranken, zeigen sich z.B. neurophysiologische Auffälligkeiten und Defizite in den exekutiven Funktionen des Arbeitsgedächtnisses sowie in der Daueraufmerksamkeit.

4.1.2 Psychotherapie

4.1.2.1 Problemanalyse und Behandlungsplanung

Mit Hilfe einer detaillierten Problemanalyse werden die gegenwärtigen sozialen Lebensumstände, aber auch konkrete Situationen analysiert und die spezifischen, oft merkwürdig anmutenden Kognitionen und Denkmuster identifiziert. Besonders herauszuarbeiten sind auch die daraus resultierenden Verhaltensweisen der Umgebung und überdauernde Beziehungsmuster im zwischenmenschlichen Bereich.

In einer Studie an betroffenen Patienten mit STPS zeigten sich – wie bei Patienten mit schizophrener Störung – erhebliche Defizite in den sozialen

Fertigkeiten. In erster Linie war die Fähigkeit zur Emotionserkennung, insbesondere positiver Emotionen reduziert, verbunden mit mangelhaften sozialen Kompetenzen im Rollenspiel (Waldeck & Miller 2000). Daher erscheint es Erfolg versprechend, die Fähigkeit zur Emotionserkennung und andere soziale Fertigkeiten bei diesen Patienten zu trainieren.

Es werden gemeinsam mit dem Patienten die Rahmenbedingungen (Dauer, Stationsregeln, Wochenendbeurlaubungen, Videoaufzeichnung und Supervision der Therapien, konkrete Therapieziele) der psychotherapeutischen Behandlung besprochen.

4.1.2.2 Therapeutische Beziehung

Aufgrund der hohen Empfindsamkeit dieser Patienten und ihrer Tendenz zum sozialen Rückzug in zwischenmenschlichen Überforderungssituationen ist es vor allem zu Beginn der Therapie wichtig, eine tragfähige therapeutische Beziehung aufzubauen. Hierbei hat sich eine vorsichtige, zuverlässige und v.a. transparente Haltung bewährt, die die Grenzen des Patienten in Bezug auf das Aushalten von Nähe respektiert und ihn gleichzeitig ermutigt, durch empathisch-vorurteilsfreies Zuhören über sein inneres Erleben zu berichten.

4.1.2.3 Veränderungsstrategien

▌ Kognitiv-behaviorale Veränderungsstrategien

Mit Hilfe von Techniken der kognitiven Umstrukturierung lernen die Patienten, typische dysfunktionale Annahmen zu hinterfragen und so über eine verbesserte Realitätskontrolle einen objektiveren Standpunkt einzunehmen. Dies kann mit Hilfe von **Selbstbeobachtungsbögen oder Gefühlsprotokollen** erfolgen, bei denen die Patienten im Detail die auslösende Situation, Gefühle und zugehörige Gedanken, aber auch das daraus resultierende Verhalten, verbunden mit den nachfolgenden Konsequenzen schriftlich erarbeiten. Aufgrund ihrer Schwierigkeiten in der Diskrimination sozialer Signale wird es im Weiteren um unterschiedliche **Strategien der Überprüfung der Realität** gehen. Interaktionen werden analysiert und die damit verbundenen kognitiven Interpretationen an der Realität geprüft. Betroffene lernen auf diese Weise, sich durch kontinuierliches Hinterfragen und Aufklären häufiger zwischenmenschlicher Missverständnisse im sozialen Kontakt wohler zu fühlen und damit Gefühle von sozialer Isoliertheit und Ängstlichkeit abzubauen. Darüber hinaus kann die **soziale Wahrnehmung** mit Hilfe von spezifischen Übungsprogrammen zur fazialen Emotionserkennung trainiert werden (s. Frommann et al. 2003). Die während der Therapie erlangten neuen Strategien müssen während der Ausgänge und Wochenendbeurlaubungen – nach vorbereitenden Rollenspielen – unter Alltagsbedingungen erprobt und eingeübt werden. Spezifischere zwischenmenschliche Fertigkeiten können im Rahmen eines manualisierten **sozialen Kompetenztrainings** eingeübt werden, in dem die Patienten mit Hilfe von Rollenspielen wichtiges Beziehungsverhalten lernen und üben können. Auch Strategien zum Umgang mit sozialer Unsicherheit oder Angst wie z.B. Selbstberuhigung, Ablenkung sowie Expositionsverfahren zum Abbau sozialer Ängste haben sich in der Therapie von Prodromalstadien schizophrener Erkrankungen bewährt und dürften auch in der Therapie der schizotypischen Persönlichkeitsstörung Erfolg versprechend sein. Die Erarbeitung eines detaillierten Krisenplans in Phasen erhöhter Stressbelastung ist hilfreich, um alternative Bewältigungsstrategien zu erlernen. Computergestütztes **kognitives Training** zur Verbesserung von Konzentration und Merkfähigkeit kann die selbst wahrgenommenen Konzentrationsstörungen verbessern. Die zuletzt genannten Strategien haben sich in der Prophylaxe psychotischer Störungen in klinischen Beobachtungen als hilfreich erwiesen (Bechdolf et al. 2003).

Unter der Konzeptionalisierung der STPS als schizophrene Spektrumerkrankung werden hier Daten zur Wirksamkeit integrierter psychotherapeutischer Programme in Prodromalstadien schizophrener Störungen herangezogen. Bechdolf et al. (2003) entwickelten ein kognitiv-behaviorales Frühinterventionsprogramm für psychoseferne Prodrome in Einzel- und Gruppensitzungen mit psychoedukativen Ansätzen, Stressbewältigungstechniken, computergestütztem kognitiven Training sowie sozialem Kompetenztraining. Auch wenn in offenen Studien eine Verbesserung präpsychotischer Symptome zu beobachten war und ein sozialer Abstieg verhindert werden konnte (Bechdolf et al. 2006), so konnten signifikante Vorteile gegenüber einer unterstützenden Beratung in einer randomisiert kontrollierten Multicenter-Studie im Hinblick auf die soziale Anpassung der Patienten nach einer 12-monatigen Therapie nicht gesichert werden (Bechdolf et al. in press). Es existieren jedoch Wirknachweise zu Programmen zur Verbesserung der Emotionserkennung (training of affect recognition: TAR) in die Psychotherapie schizotypischer Patienten. In einer Studie an 77 postakuten schizophrenen Patienten gelang der Nachweis signifikanter Verbesserungen der Emotionswahrnehmung nach Durchlaufen eines 12 Sitzungen umfassenden computergestützten Trainings (Wolwer et al. 2005).

▮ Psychodynamische Veränderungsstrategien

Psychodynamische Therapieansätze heben die Notwendigkeit der Bearbeitung der Übertragungsbeziehung und die Konfrontation des Patienten mit einem realen Gegenüber hervor. So können Missverständnisse geklärt werden und der Patient kann im Schutz einer tragfähigen Beziehung die korrektive Erfahrung machen, dass Nähe nicht immer bedrohlich sein muss (Rhode-Dachser 1986). Empirische Daten zur Wirksamkeit liegen nicht vor.

▌ Psychoedukation

Bei der Psychoedukation ist besonderes Augenmerk auf die Identifikation auslösender Faktoren wie z. B. Stress oder anderer psychosozialer Belastungen zu legen, damit die Patienten die Zuspitzung ihrer aktuellen Schwierigkeiten einordnen und verstehen können. Hier sollte auf die erhöhte Vulnerabilität und die **Gefahr der psychotischen Dekompensation unter Stressbelastung** eingegangen werden und die Persönlichkeitsstörung als im Bereich des schizophrenen Spektrums liegende Erkrankung erläutert werden. Im Falle der Entscheidung für eine Medikation können deren Wirkungsweise und Zielsymptome erklärt und über die Notwendigkeit der regelmäßigen Einnahme aufgeklärt werden. Mit Hilfe von psychoedukativen Strategien werden die Betroffenen zu Experten ihrer Störung und damit in die Lage versetzt, ihren wichtigen Bezugspersonen die eigenen zwischenmenschlichen Schwierigkeiten zu erklären und in Zukunft in Stressphasen präventive Strategien anwenden zu können.

Eine randomisierte klinische Studie an Patienten mit STPS konnte für die „integrierte Behandlung", bei der Psychoedukation in der Gruppe ein wesentliches Therapieelement darstellte, im Vergleich zur Standardbehandlung signifikant niedrigere Übergangsraten in eine psychotische Störung nachweisen: Nach einem Jahr „integrierter Behandlung" erfüllten nur 8,1% von 37 Patienten die Kriterien einer psychotischen Störung, während unter Standardtherapie 25% der Betroffenen eine Psychose entwickelt hatten. Im zweiten Jahr der Untersuchung war der Unterschied mit 25% zu 48,3% immer noch signifikant (Nordentoft et al. 2006). Dies stellt einen Evidenzgrad II a für die Wirksamkeit von Psychoedukation auf die Verhinderung eines Übergangs in eine psychotische Störung dar; zur Wirksamkeit auf Symptome der schizotypischen Persönlichkeitsstörung oder des allgemeinen Funktionsniveaus liegen keine Daten vor.

4.1.3 Psychopharmakotherapie

Es gibt nur sehr wenige pharmakologische Behandlungsstudien bei der STPS. Eine placebo-kontrollierte Doppelblindstudie (Königsberg et al. 2003) an 23 betroffenen Patienten (N=14 Risperidon, N=9 Placebo) zeigte unter geringen Dosen Risperidon (0,5–2,5 mg/d) eine Verbesserung hinsichtlich der Positiv- und Negativsymptomatik auf der PANSS, nicht aber hinsichtlich depressiver Symptomatik. Es finden sich weitere offene Studien mit atypischen Neuroleptika, die Wirksamkeit anzeigen. Hier ist z. B. eine Untersuchung an 11 Patienten zu nennen, die unter Gabe einer flexiblen Olanzapin-Dosis signifikante Verbesserungen der psychotischen und depressiven Symptome sowie eine Erhöhung der generellen Funktionsfähigkeit zeigen konnte (Keshavan et al. 2004). Insgesamt liegen also mögliche Hinweise auf die **Wirksamkeit von atypischen Neuroleptika**, insbesondere Risperidon vor (Evidenzgrad II a). Auch offene Studien mit niedrigen Dosen klassischer Neuroleptika wie Haloperidol und Thioxanthene zeigten eine Verbesserung der Symptomatik (Evidenzgrad III). Im Gegensatz dazu gibt es keine empirische Evidenz für die Behandlung schizotypischer Symptomatik mit Antidepressiva.

4.1.4 Behandlungsdauer

Zur Frage der Behandlungsdauer liegen keine empirischen Daten vor. Atypische und niedrig dosierte klassische Neuroleptika können sowohl in krisenhaften Zuspitzungen für eine begrenzte Zeit als auch als Langzeittherapie eingenommen werden. Letzteres ist insbesondere Patienten mit hohem Risiko des Übergangs in eine schizophrene Erkrankung anzuraten. Psychotherapeutische Behandlungsprogramme beziehen sich gewöhnlich auf eine begrenzte Behandlungszeit und können bei Bedarf wiederholt und ausgebaut werden.

4.1.5 Verlaufskontrolle

Für die Verlaufskontrolle kann die für die Erhebung schizophrener Symptome sehr verbreitete und auch in deutscher Fassung vorliegende Positive and Negative Symptom Scale (PANSS) auch bei der schizotypischen Persönlichkeitsstörung Verwendung finden. Die Chapman Schizotypy Scales mit ihren Subskalen Wahrnehmungsveränderung, Magische Ideen und Anhedonie dagegen sind für die Verlaufskontrolle nicht evaluiert, sondern wurden bisher u. a. auch im deutschen Sprachgebrauch (Meyer & Keller 2001) nur in der Diagnostik verwandt.

4.1.6 Zusammenfassung und Ausblick

Es existieren empirische Daten zur Wirksamkeit psychotherapeutischer Behandlungen bei der STPS lediglich für Teilaspekte der Störung. So konnte mittels einer kontrollierten Studie gezeigt werden, dass das Risiko des Übergangs in eine psychotische Erkrankung mittels einer psychoedukativ orientierten Psychotherapie vermindert werden kann. Pharmakologisch ist die Wirksamkeit von atypischen Neuroleptika, besonders Risperidon, vergleichsweise am Besten gesichert mit Verbesserung von Symptomen und allgemeinem Funktionsniveau. Es bedarf weiterer kontrollierter Studien zur Wirksamkeit von Psychotherapie und Psychopharmakotherapie, auch über einen längeren Behandlungszeitraum. Einschränkend ist darauf hinzuweisen, dass in die Behandlungsempfehlungen, wie im Einzelnen dargestellt, auch Studien in schizophrenen Prodromalstadien eingingen, ein konzeptioneller Ansatz, der insbesondere von amerikanischen Kollegen nicht uneingeschränkt geteilt wird.

4.2 | Behandlungsprinzipien bei Paranoider Persönlichkeitsstörung

4.2.1 Klinische Einführung

Hauptmerkmale der Paranoiden Persönlichkeitsstörung (PPS) sind ein situationsübergreifendes Misstrauen und eine Neigung, neutrale oder gar freundliche Handlungen anderer als feindselig oder verächtlich zu missdeuten. Individuen mit PPS zeichnen sich durch streitsüchtiges und beharrliches, situationsunangemessenes Bestehen auf eigenen Rechten aus. Betroffene sind höchst empfindsam gegenüber Zurückweisung und Zurücksetzung und neigen zu ständigem Groll aufgrund der Weigerung, Beleidigungen, Verletzungen oder Missachtungen zu verzeihen. PPS-Patienten haben wegen ihrer mangelnden Bereitschaft, anderen zu vertrauen und/oder bei Konflikten Kompromisse einzugehen, Schwierigkeiten, befriedigende zwischenmenschliche Beziehungen aufzubauen und aufrechtzuerhalten. Eine zunehmende soziale Ausgrenzung und Isolierung ist häufig die Folge (vgl. Benjamin 1995).

Die Prävalenz der PPS beträgt 0,5–2,5% in der Bevölkerung, 10–30% bei stationären und 2–10% bei ambulanten psychiatrischen Patienten. Bei PPS kann es zu kurzen wahnhaften Episoden kommen, sie gehören jedoch nicht zum Schizophreniespektrum (Akhtar 1990, Webb & Levinson 1993, Hayward 2007).

4.2.2 Psychotherapie

4.2.2.1 Problemanalyse und Behandlungsplanung

Paranoide Persönlichkeiten begeben sich entsprechend ihrer mangelnden Bereitschaft, Anderen zu vertrauen und der Tendenz, die Ursachen für eigenes Missempfinden bei Anderen zu sehen, nur selten aufgrund ihrer Persönlichkeitsmerkmale in Behandlung. Zumeist führen andere psychische Probleme (z. B. Substanzmissbrauch, somatoforme Störungen) oder Lebenskonflikte in Behandlung.

Mit Hilfe einer detaillierten Problemanalyse werden die gegenwärtigen sozialen Lebensumstände, aber auch konkrete Situationen analysiert und die spezifischen, misstrauischen und überempfindlich anmutenden Kognitionen und Denkmuster identifiziert.

Zu Beginn der Behandlung sollte die Übernahme eines „Behandlungsauftrages des Patienten" stehen, z. B. die Beseitigung psychosozialer Konflikte und Stressoren. Die Arbeit an konkreten widrigen Lebensumständen und den mit ihnen zusammenhängenden persönlichen Missbefindlichkeiten setzt keine Einsicht in die eigene Unzulänglichkeit auf Seiten des Patienten voraus. Die Suche nach Lösungen für zwischenmenschliche Probleme beinhaltet keine direkte Kritik der vorhandenen paranoiden Einstellungen und kann von den meisten Patienten als Therapieziel akzeptiert werden.

4.2.2.2 Therapeutische Beziehung

Die Herstellung einer tragfähigen Arbeitsbeziehung ist bei PPS erschwert, da die Patienten auch gegenüber Therapeuten mit Misstrauen und Abwehr reagieren. Das Misstrauen des Patienten gegenüber dem Therapeuten ist offen zu akzeptieren und im Laufe der Zeit durch **transparentes und verständnisvolles Arbeiten** an den vereinbarten Therapiezielen die eigene Glaubwürdigkeit zu beweisen (Beck et al. 1999). Die günstige Ausgestaltung der Therapiebeziehung wird auch in der Interpersonellen Therapie als vorrangiges Ziel therapeutischer Arbeit angesehen (Salzman 1960). Dies braucht Zeit. Diese Patienten dürfen nicht gedrängt werden, über heikle Gedanken und Gefühle zu sprechen, bevor eine ausreichende Vertrauensbeziehung gewährleistet ist (Bohus et al. 2000). Insbesondere in der Anfangsphase der Therapie sollte auf konfrontative Strategien verzichtet werden, da sie von Patienten mit PPS als Angriff interpretiert werden.

4.2.2.3 Veränderungsstrategien

▌ Kognitiv-behaviorale Veränderungsstrategien

Die wichtigsten Ziele in der Behandlung von Patienten mit PPS sind
- ▌ die Klärung und Förderung der Einsicht in das eigene Emotions-, Wahrnehmungs- und Reaktionsstereotyp (Linden 2006)
- ▌ die Förderung von Bindungskompetenzen und Vertrauen in zwischenmenschliche Beziehungen (Fiedler 2005), und in der Bedeutung nachgeordnet
- ▌ die Unterstützung bei der Lösung von Alltagsproblemen und der Vermeidung eskalierender Schwierigkeiten.

Eine Einsicht in die eigenen Unzulänglichkeiten wird nicht vorausgesetzt, sondern wird eher im Nebenschluss erarbeitet. Dabei wird durch eine Selbsteinbringung des Therapeuten dem Patienten die Wahrnehmung der Dissonanz zwischen Eigen- und Fremdwahrnehmung ermöglicht. Im Rahmen einer sachlich bezogenen Konfliktlösung im Alltag geht es um eine Erhöhung von Vertrauen und selbstkritischer Zurückhaltung des Patienten in zwischenmenschlichen Beziehungen.

Im Verlauf der Therapie berät und unterstützt der Therapeut den Patienten darin, wie Krisen und Konflikte im Alltag auf eine befriedigendere Art gelöst werden können (Fiedler 2003). Es muss die **Eigeneffizienz und Selbstsicherheit** des Patienten im Umgang mit zwischenmenschlichen Konfliktsituationen erhöht werden, so dass sich die Einschätzung der Bedrohung von außen zunehmend relativiert. Ist der Aufbau einer tragfähigen vertrauensvollen therapeutischen Beziehung gelungen, können sekundär paranoide Kognitionen und vor allem die Tendenz eines paranoiden emotionalen „Empfindens" selbst zum Gegenstand therapeutischer Analysen werden. Der Patient muss lernen, seinem Misstrauen zu misstrauen und seinen paranoiden Kognitionen nicht zu glauben. An deren Stelle muss eine **Realitätsprüfung der Intentionen der Anderen** treten. Ziel ist, dass der Patient erkennt, dass die Welt insgesamt weniger feindselig ist als er es erlebt und dass es sowohl gute und gleichgültige als auch böse Menschen gibt. Entscheidend ist, sich nicht von der eigenen Tendenz zu Misstrauensemotionen leiten zu lassen. Wichtig sind auch Expositionsübungen gegenüber Angst vor Kritik und Erniedrigung und zum Abbau von Misstrauensaffekten (Turkat & Maisto 1985).

Des Weiteren kann die gezielte **Schulung der Fähigkeit zum Perspektivwechsel** in der Behandlung der PPS hilfreich sein. Sie kann im Rahmen von Gruppentherapien eingeübt werden. Die Indikation zur Gruppentherapie ist mit hoher Sorgfalt zu stellen und sollte aufgrund hoher Abbruchquoten erst im Anschluss oder zu einem fortgeschritteneren Verlauf einer erfolgreichen Einzeltherapie angeregt werden.

Es liegen kaum empirische Befunde zur Wirksamkeit psychotherapeutischer Behandlungen der PPS vor (vgl. Gabbard 2000). Fallausarbeitungen von Turkat (1985, 1990, Turkat & Maisto 1985) und klinische Erfahrungen von Beck et al. (1999) deuten darauf hin, dass die kognitiv-verhaltenstherapeutischen Behandlungsformen durchaus Erfolg versprechend sind.

▌ Psychodynamische Veränderungsstrategien

Neben der Etablierung eines therapeutischen Arbeitsbündnisses wird der Umgang mit den meist aggressiven und zerstörerischen Übertragungen des Patienten in den Vordergrund gestellt. Ein konfrontatives Vorgehen mit eventuell latent feindseligen, vorwurfsvollen oder kränkenden Äußerungen sollte vermieden und von (verfrühten) Übertragungsdeutungen Abstand genommen werden, da hierdurch die paranoide Haltung des Patienten bestätigt wird. Vielmehr sollten die Projektionen des Patienten zunächst angenommen werden („**containing**") und eine eher akzeptierende und stützende Haltung eingenommen werden. Erst nach Etablierung einer tragfähigen therapeutischen Beziehung ist dann eine Identifikation und **behutsame Bearbeitung der maladaptiven Beziehungsmuster** in der Therapeut-Patient-Beziehung möglich (Wöller et al. 2002). Wenn – meist in späteren Therapiephasen – Übertragungsdeutungen eingesetzt werden, sollten sich diese nicht primär auf die Inhalte des therapeutischen Diskurses, sondern auf spezifische Beziehungsgefühle wie Schuld, Scham und Ängste des Patienten beziehen (Freeman & Gunderson 1989).

4.2.3 Psychopharmakotherapie

Es gibt keine empirischen Belege für die Wirksamkeit einer Pharmakotherapie bei PPS. Eine Pharmakotherapie bei PPS ist daher an evtl. Zusatzsymptomen wie Depressivität oder Schlaf- und Stresssymptomen auszurichten und nach klinischem Urteil zu bewerten. Im Einzelfall kann dementsprechend der Einsatz von Neuroleptika und bei großer Nähe zu affektiven Störungen Lithium, Carbamazepin oder Antidepressiva erwogen werden (Miller 2001).

4.2.4 Behandlungsdauer

Hierzu liegen keine empirischen Daten vor, allerdings ist von einer längeren, gewöhnlich mehrjährigen Behandlungsdauer auszugehen. Fraktionierte Behandlungsangebote oder feste Vereinbarung von weiteren Therapiegesprächen in größeren Zeitabständen können im Sinne einer Rückfallprävention verhindern, dass die Patienten wieder auf die ihnen vertrauten Persönlichkeitsmuster zurückgreifen und erneut in Isolation geraten.

4.2.5 Verlaufskontrolle

Störungsspezifische Instrumente zur Verlaufsbeobachtung liegen nicht vor. Allerdings können entsprechende Instrumente aus der kategorialen und dimensionalen Diagnostik Anwendung finden.

4.2.6 Zusammenfassung und Ausblick

Zusammenfassend kann festgehalten werden, dass die kognitiv-verhaltenstherapeutischen Behandlungsformen durchaus Erfolg versprechend für die Behandlung der PPS sind. Es gibt keine empirische Evidenz für die Wirksamkeit einer Pharmakotherapie bei einer paranoiden Symptomatik.

Weitere empirische Forschung ist dringend notwendig, um die aufgrund von klinischer Erfahrung und Fallausarbeitungen entwickelten Behandlungsprogramme empirisch abzusichern.

4.3 | Behandlungsprinzipien bei Schizoider Persönlichkeitsstörung

4.3.1 Klinische Einführung

Menschen mit einer Schizoiden Persönlichkeitsstörung (SPS) wirken oft kühl, distanziert, scheu und gelegentlich sogar sonderlich und fallen durch Einschränkungen in ihrer emotionalen Ausdrucks- und Erlebnisfähigkeit auf, die zu Schwierigkeiten und Vermeidungstendenzen in den zwischenmenschlichen Kontakten führen. Das Desinteresse und das geringe Engagement im Aufrechterhalten näherer Beziehungen geht mit unzureichender Empathie für andere Menschen einher, was bei Bezugspersonen und Partnern Enttäuschungen und sogar Ärger und Wut auslösen kann und es kommt nicht selten zu Beziehungskrisen oder Beziehungsabbrüchen. Bei den Patienten bestehen häufig Entfremdungsschemata mit Gedanken wie: „Beziehungen sind immer problematisch, es geht mir besser, wenn ich mich anderen Menschen fernhalte und mich den damit verbundenen Emotionen nicht aussetze."

Menschen mit SPS begeben sich nur selten aus eigenem Antrieb in psychotherapeutische oder psychiatrische Behandlung. Die Prävalenz in den klinischen Populationen ambulanter und stationärer psychiatrischer Patienten von 1,8% ist niedrig (Loranger et al. 1994). In der Allgemeinbevölkerung der USA liegt die Prävalenz der SPS zwischen 0,5 und 1,5% (Kalus et al. 1993). Im Unterschied zur schizotypischen Persönlichkeitsstörung ließen sich bei der SPS epidemiologisch keine Verbindungen zur Schizophrenie nachweisen. Differentialdiagnostisch ist eine Abgrenzung gegenüber dem residualen Typus der Schizophrenie sowie gegenüber der schizotypischen und der ängstlichen (vermeidenden) Persönlichkeitsstörung zu beachten. Hier können nach Herpertz und Wenning (2003) als Unterscheidungskriterien das Ausmaß von Kontaktschwäche, sozialer Isoliertheit und Einzelgängertum herangezogen werden. Eine psychotherapeutische Behandlung wird eher von Patienten mit weniger stark ausgeprägten schizoiden Merkmalen aufgesucht, oder wenn es z.B. im Rahmen einer Beziehungskrise zu einer Depression kommt. Als komorbide Erkrankung tritt am häufigsten eine Major Depression auf.

4.3.2 Psychotherapie

4.3.2.1 Problemanalyse und Behandlungsplanung

Gemeinsam mit dem Patienten werden die Rahmenbedingungen der psychotherapeutischen Behandlung besprochen und in einer mündlichen oder schriftlichen Vereinbarung formuliert. Sie umfasst Informationen über die Art, die voraussichtliche Dauer und die Modalitäten der Finanzierung der geplanten Therapie und sollte Klarheit über die Ziele und die gemeinsamen Verantwortlichkeiten für die Psychotherapie schaffen. Es ist ratsam, den kontaktscheuen Patienten mit SPS in der frühen Phase der Beziehungsaufnahme nicht mit zu direktiven Festlegungen zu konfrontieren. In der Regel findet die ambulante Behandlung im Einzelsetting statt, Gruppentherapie kann im späteren Verlauf auch in Kombination mit der Einzeltherapie hilfreich sein, wobei diese Kombination dem eher selteneren indizierten stationären Setting vorbehalten ist.

4.3.2.2 Therapeutische Beziehung

Vorrangiges Ziel ist das **behutsame Herstellen einer vertrauensvollen tragfähigen Beziehung,** die von einer transparenten Haltung geprägt ist und die basale Angst vor einer Beziehungsaufnahme berücksichtigt. Gleichzeitig sollte der Patient durch eine empathische Einstellung des Therapeuten und vorurteilsfreies Zuhören ermutigt werden, offen über seine Probleme und sein inneres Erleben zu sprechen. Durch eine hilfreiche therapeutische Allianz kann sich der Patient mit dem Verhalten und den empathischen Anteilen des Therapeuten identifizieren. In der therapeutischen Beziehung geht es um die Förderung der Fähigkeit zur Wahrnehmung, zur Differenzierung und zum Ausdrücken von Emotionen und sich diesen neuen emotionalen Erfahrungen und Beziehungsangeboten zu öffnen und außerhalb der Therapiesitzungen zu erproben.

4.3.2.3 Veränderungsstrategien

Zur Festigung des Arbeitsbündnisses ist eine initiale Informations- und Motivierungsphase indiziert, in der die Isolation des Patienten, seine eingeschränkten sozialen Interaktionen und Fertigkeiten analysiert und bearbeitet werden (Herpertz & Wenning 2003). Ziel ist, den Wert zwischenmenschlicher Beziehungen und die individuellen Gestaltungsmöglichkeiten einer Anpassung an die Umwelt zu erschließen, um auf diese Weise auch eine Verbesserung der Compliance zu erreichen. Bei sehr kontaktscheuen und nur wenig introspektionsfähigen Patienten wird sich die Therapie sogar überwiegend auf diese psychoedukativen Angebote beschränken.

In einer detaillierten Problemanalyse werden die gegenwärtigen sozialen Lebensumstände analysiert sowie die spezifischen Kognitionen und Erlebnismuster identifiziert. Sucht der Patient mit schizoider Persönlichkeitsstörung die Therapie primär wegen einer Depression auf, ist im weiteren Verlauf der Behandlung zu klären, ob es ihm vorrangig nur um eine Verminderung der depressiven Verstimmung geht oder ob er sich auch auf eine Therapie seiner schizoiden Persönlichkeitszüge und Verhaltensweisen einlassen kann.

Es hat sich als günstig erwiesen, aufmerksam und feinfühlig mit dem Patienten den therapeutischen Kontakt in kleinen Schritten aufzubauen, sich aber nicht zu sehr und zu lang von seinen Distanzierungsbestrebungen und der Angst vor Nähe im therapeutischen Vorgehen bremsen zu lassen.

Als „Brücke" wird empfohlen, an die **Distanzierungs- und Selbstschutz-bemühungen** des Patienten anzuknüpfen, Tagesprotokolle und Tagebuch-aufzeichnungen anfertigen zu lassen und zu besprechen sowie briefliche Kontakte oder auch Kontakte über E-mail zu akzeptieren. Zunächst ist es sinnvoll, eher eine sachlich orientierte und adaptative der individuellen Problematik des Patienten angemessene Form der Kommunikation und Nä-he-Distanz-Regulierung zu finden. Erst im weiteren Verlauf der Therapie sollte eine stärkere Fokussierung und Förderung des Beziehungs- und Af-fekterlebens und der Empfindung von Empathie für sich selbst und Andere erfolgen. Gelegentlich wird sich das Therapieziel bei schizoiden Persönlich-keiten auf eine Akzeptanz und bessere Gestaltung des Alleinseins beschrän-ken müssen.

▌ Kognitiv-behaviorale Veränderungsstrategien

In verhaltenstherapeutischen Therapiemodellen werden die Schwierigkeiten im Umgang mit gefühlvollen Beziehungen als Folge von Lerndefiziten inter-pretiert, aufgrund einer fortdauernden Vermeidung von zwischenmensch-lichen Konflikten. Konzeptuelle Ansätze in der Verhaltenstherapie fokussie-ren vor allem einen auf die spezifischen Einstellungen, Schemata und Modi des Patienten abgestimmten Zugang, der auf das Erstellen von **Protokollen über dysfunktionale Gedanken, Stärkung der sozialen Fähigkeiten** und **Wahrnehmungsübungen** ausgerichtet ist (Beck & Freeman 1999, Young et al. 2005).

Behandlungstechnisch werden zu Beginn Protokolle über dysfunktionale und oft automatisch ablaufende Gedanken und die damit verbundenen Gefühle erstellt und durchgearbeitet. Die Funktionalität der Gedanken wird in Situationsanalysen an konkreten Beispielen untersucht. Zur Veränderung der dysfunktionalen Einstellungen werden ein Spektrum von Techniken wie Disputation, Rollenspiele, Verhaltensexperimente oder Imaginationsübun-gen eingesetzt. Die Stärkung sozialer Fähigkeiten erfolgt im Rahmen eines sozialen Kompetenztrainings und von Gruppenangeboten, in denen Rollen-spiel und in-vivo-Übungen eingesetzt werden. Weiterhin sind Wahrneh-mungsübungen über die Atmung und Achtsamkeitsübungen hilfreich zur Verbesserung der Sensorik und der Körperwahrnehmung. Ein gleichzeiti-ges Therapieangebot im Einzel- und Gruppensetting kann eine sich gegen-seitig unterstützende Wirkung entfalten.

▌ Psychodynamische Veränderungsstrategien

Aus psychodynamischer Sicht basiert die Entwicklung einer schizoiden Persönlichkeit mit ihrer typischen Abwehr naher und intimer zwischen-menschlicher Beziehungen auf einem Mangel an emotionalen Erfahrungen in der frühen Mutter-Kind-Beziehung. Da aus selbstpsychologischer Sicht (Kohut 1979) die Entwicklung des Selbst nur in der dyadischen Beziehung und über den Austausch von Emotionen erfolgen kann, bekommt die the-rapeutische Beziehung eine vorrangige Bedeutung für die Entwicklung noch nicht zugänglicher, abgewehrter emotionaler Bedürfnisse. Nach Kernberg (1998) weisen schizoide Patienten die Charakteristika einer gestörten Persönlichkeitsorganisation auf, die mit Identitätsdiffusion, Spaltung der internalisierten Objektbeziehungen und Dominanz unreifer Abwehrmechanismen einhergeht. Im Unterschied zur Borderline-Persönlichkeit spielt sich die Problematik bei der schizoiden Persönlichkeit aufgrund ihrer Tendenz zur Introversion allerdings mehr in der Fantasie und im Innenleben ab (Kernberg 1998, Akhtar 1992, Stone 1994). In einer psychodynamischen Therapie sind die **Sicherheits-, Distanz- und Autonomiebedürfnisse** des Patienten zu berücksichtigen und es wird ein eher zurückhaltender Interaktionstil mit vorsichtigem Einsetzen von Deutungen empfohlen. Hilfreich ist das aufmerksame Beachten der eigenen Gegenübertragungsreaktionen, über die sich hinter dem Gefühl einer Zurückweisung durch den Patienten auch dessen emotionale Bedürftigkeit erspüren lässt. Nach respektvollem und vorsichtigem Konfrontieren mit den verbalen und nonverbalen Interaktionen im „Hier-und-Jetzt" können die **Rollenverteilungen in der therapeutischen Dyade** interpretiert und das Reflektieren sowie die Integrationsfähigkeit des Patienten gefördert werden.

Neben der Einzelpsychotherapie wurden gute Erfahrungen mit der **interaktionell-psychodynamischen Gruppentherapie** (Fiedler 2000, Herpertz & Saß 2002, Herpertz & Wenning 2003) gemacht, die es dem Patienten ermöglicht, über die Reaktionen Anderer das eigene auch nonverbale und affektive Verhalten zu reflektieren und neue Erfahrungen im Beziehungserleben und im Ansprechen und Lösen von Konflikten zu machen. Wenn im stationären Setting die Möglichkeit einer kombinierten Einzel- und Gruppentherapie besteht, können verunsichernde oder misstrauisch erlebte Situationen aus der Gruppentherapie in der mehr schützenden Zweiersituation der Einzeltherapie aufgefangen, verstanden und integriert werden.

Ein in Australien und Neuseeland durchgeführtes Quality Assurance Projekt (1990) durch die Befragung von 563 Psychiatern ergab bei Patienten mit schizoider Persönlichkeitsstörung aussichtsreiche Ergebnisse einer psychoanalytischen Langzeitbehandlung, u.a. auch in Abgrenzung zu Patienten mit paranoider und schizotypischer Persönlichkeitsstörung, bei denen eher Behandlungen in Form von Kriseninterventionen erfolgreich waren (Evidenzgrad IV).

4.3.3 Psychopharmakotherapie

Eine spezifische Medikation zur Behandlung der SPS ist bisher nicht bekannt. Eine Behandlung mit Psychopharmaka ist indiziert, wenn z.B. gleichzeitig eine gravierende Angstsymptomatik oder depressive Symptomatik in Form einer Major Depression oder Dysthymie besteht.

4.3.4 Behandlungsdauer

Hierzu liegen keine empirischen Daten vor. Fraktionierte Behandlungsangebote oder feste Vereinbarung von weiteren Therapiegesprächen in größeren Zeitabständen können im Sinne einer Rückfallprävention verhindern, dass die Patienten wieder auf die ihnen vertrauten Persönlichkeitsmuster zurückgreifen und erneut in Isolation geraten.

4.3.5 Verlaufskontrolle

Störungsspezifische Instrumente zur Verlaufsbeobachtung liegen nicht vor. Allerdings können entsprechende Instrumente aus der kategorialen und dimensionalen Diagnostik Anwendung finden.

4.3.6 Zusammenfassung und Ausblick

Soweit bekannt ist, liegen bisher **keine kontrollierten und randomisierten Studien zur Psychotherapie oder Psychopharmakotherapie** der SPS vor, was wohl auch durch die relativ geringe Prävalenz von 1,8% in klinischen Populationen begründet ist (Loranger et al. 1994). Erste Hinweise liegen zur Wirksamkeit einer psychoanalytischen Langzeitbehandlung vor (Quality Assurance Project 1990), die allerdings in methodisch sorgfältig aufbereiteten Studien zunächst bestätigt werden müssten.

4.4 | Behandlungsprinzipien bei Dissozialer Persönlichkeitsstörung

4.4.1 Klinische Einführung

Beginnend mit Pinels' Beschreibung der „manie sans delire" in den Anfängen des 19. Jahrhunderts ist die wissenschaftliche Beschäftigung mit „abnormen Persönlichkeiten" eng mit Aspekten gewaltsamen und kriminellen Verhaltens verbunden. Aber auch 200 Jahre später ist die Frage nach der Abgrenzung von kriminellem Verhalten und einer Störung der Persönlichkeit in den verschiedenen aktuellen diagnostischen Referenzsystemen unterschiedlich und damit keineswegs abschließend konzeptionell gelöst.

Einigkeit besteht darüber, dass es innerhalb der Gruppe von Menschen mit kriminellem Verhalten eine Kerngruppe gibt, die sich mit dem von Cleckley (1976) 1941 erstmals vorgestellten Konzept „psychopathy" gut beschreiben lässt. Das Konzept „psychopathy" wurde mit der von Hare (1970, 1991) entwickelten „Psychopathy Checklist (PCL)" bzw. ihrer Revision, der PCL-R, reliabel und valide erfassbar. Faktorenanalysen mit der PCL-R ergaben, dass sich diese Kerngruppe von Menschen mit kriminellem Verhalten („psychopaths") neben einem im Kleinkindalter beginnenden antisozialen Lebensstil psychopathologisch durch einen hochmütig-manipulativen Beziehungsstil, ein unzulängliches emotionales Erleben i.S. von „Gefühlskälte" und einem impulsiv-verantwortungslosen Verhaltensstil charakterisieren lässt (Cooke & Michie 2001). Merkmale des impulsiv-verantwortungslosen Verhaltensstils, wenn auch unterschiedliche, finden sich sowohl in den diagnostischen Kriterien der dissozialen Persönlichkeitsstörung der ICD-10 als auch in denen der antisozialen Persönlichkeitsstörung des DSM-IV-TR, Merkmale des unzulänglichen emotionalen Erlebens nur in den diagnostischen Kriterien der ICD-10 und Merkmale des hochmütig-manipulativen Beziehungsstils fehlen sowohl in der ICD-10 als auch dem DSM-IV-TR. Weiterhin fordert das DSM-IV-TR wie die PCL-R, aber im Gegensatz zu der ICD-10, das Vorliegen einer Störung des Sozialverhaltens vor dem 15. Lebensjahr.

Macht diese kurze Beschreibung, die die Problematik nur anreißt, deutlich, dass man es nicht nur auf der Ebene von Einzelmerkmalen, sondern auch auf der syndromalen Ebene je nach diagnostischem Referenzsystem mit ganz unterschiedlichen Störungen zu tun hat, so haben doch alle Konzeptionalisierungen ein Kernmerkmal gemeinsam, das kriminelle/antisoziale Verhalten.

Der durch kriminelles/antisoziales Verhalten verursachte Schaden ist in der Regel der Anlass, aus dem – auf Veranlassung Dritter und häufig in Zusammenhang mit Verurteilungen, Weisungen und Auflagen – überhaupt eine Behandlung von Menschen mit einer dissozialen oder antisozialen Persönlichkeitsstörung oder einer „psychopathy" erfolgt. Diese Menschen begeben sich in den seltensten Fällen von sich aus in eine Behandlung. So verwundert es eigentlich auch nicht, dass für diese Menschen wirksame Behandlungsprogramme, in deren Fokus die Beeinflussung des antisozialen/ kriminellen Verhaltens steht, ausschließlich im institutionellen Kontext entwickelt worden sind.

Seit den 50er und 60er Jahren des letzten Jahrhunderts werden im Rahmen der Behandlung von Straftätern sehr große Anstrengungen zur Entwicklung von Behandlungsprogrammen, die auf die Reduktion der Wahrscheinlichkeit zukünftiger krimineller Handlungen abzielen, unternommen. Im Bereich der Straftäterbehandlung lagen bereits 1996 mehr als 700 publizierte Studien vor, in denen kontrollierte experimentelle Designs verwendet wurden (Gendreau & Goggin 1996). In einer Vielzahl von Metaanalysen von Untersuchungen an großen Straftäterpopulationen, vor allem aus Nordamerika, wurde seit Mitte der 1980er Jahre die Wirksamkeit therapeutischer Interventionen auf Rückfälligkeit konsistent positiv belegt.

Tabelle 4.1. Prinzipien der Straftäterbehandlung

---

1. **Risikoprinzip:** Intensivere Angebote sollen Hochrisikofällen vorbehalten bleiben
2. **Ansprechbarkeitsprinzip:** Auswahl der Methoden gemäß dem handlungsorientierten Lernstil der Straftäter und Ausrichtung auf die spezifischen Behandlungsziele
3. **Bedürfnisprinzip:** Kriminalpräventive Interventionen müssen auf solche Klientenmerkmale abzielen, die nach dem empirischen Kenntnisstand kriminogene Faktoren sind

---

4.4.2 Psychotherapie

Zusammenfassend gibt es eine breite empirische Evidenz, dass das Kernmerkmal der Dissozialen/Antisozialen Persönlichkeitsstörung (APS), das kriminelle Verhalten, wirksam behandelt werden kann, wenn man den drei Prinzipien der Straftäterbehandlung
1. Risikoprinzip,
2. Ansprechbarkeitsprinzip und
3. Bedürfnisprinzip folgt.

Hier gilt wie in den allgemeinen Richtlinien zur Behandlung von Persönlichkeitsstörungen auch, dass dem Transfer von in der therapeutischen Situation erworbenen Fähigkeiten auf Alltagssituationen eine hervorragende Bedeutung zukommt. Die Bedeutung der Generalisierung der Veränderungen auf Alltagsbedingungen wird empirisch dadurch gestützt, dass Behandlungsprogramme unter ambulanten Bedingungen wirksamer sind als unter stationären Bedingungen (Andrews et al. 1990).

4.4.2.1 Problemanalyse und Behandlungsplanung

In der Behandlung der APS hat die Problemanalyse dem Bedürfnisprinzip zu folgen: Wirksame Interventionen zielen nicht auf irgendwelche Persönlichkeitsauffälligkeiten, sondern auf Merkmale, die nach dem empirischen Kenntnisstand mit Kriminalität assoziiert sind.

Hier sind zunächst als aufrechterhaltende Bedingungen Kontakte mit anderen Antisozialen im Sinne spezifischer Reaktionen des sozialen Umfelds zu nennen. Sie sind häufig vergesellschaftet mit Problemen im Arbeitsbereich, finanziellen Sorgen, problematischen Wohnverhältnissen (z.B. sozialer Brennpunkt, Wohnungslosigkeit), Partnerschaftsproblemen und/oder juristischen Problemen.

In den Denk-, Erlebens- und Beziehungsmustern sind antisoziale Ansichten, Einstellungen und Gefühle und die Identifikation mit kriminellen, antisozialen Rollenmodellen und Werten mit Kriminalität assoziiert. Diese Menschen sehen sich selbst im Allgemeinen als autonome, starke Einzelgänger. Manche sehen sich von der Gesellschaft ausgenutzt und schlecht behandelt und rechtfertigen das Schädigen anderer damit, dass sie ja selbst schikaniert würden. Andere wiederum sehen sich als Raubtier in einer Welt, in der das

Motto gilt „Fressen oder gefressen werden", „The winner takes it all" und in der es normal oder gar wünschenswert und notwendig ist, gegen soziale Regeln zu verstoßen. Ihrer Meinung nach sind andere Menschen entweder Ausbeuter, die es verdienen aus Vergeltung ausgebeutet zu werden, oder sie sind schwach und verletzlich und daher selber schuld, wenn sie Opfer werden, sie verdienen es geradezu. Die Grundannahme und Grundeinstellung dieser Menschen ist, dass Andere dazu da sind, um parasitär ausgenutzt zu werden. Weitere Annahmen lauten, „Ich muss auf der Hut sein" und „Ich muss angreifen, sonst werde ich Opfer". Die antisoziale Persönlichkeit glaubt auch, „Andere Menschen sind Dummköpfe" oder „Andere Menschen sind Ausbeuter, daher habe ich auch das Recht, sie auszubeuten". Antisoziale glauben, berechtigt zu sein, Regeln zu verletzen. Schließlich seien diese willkürlich, hätten die Aufgabe, die „Habenden" vor den „Habenichtsen" zu schützen und würden letztendlich nur von Dummköpfen eingehalten. Die konditionale Annahme dissozialer Menschen lautet: „Wenn ich andere nicht herumstoße, manipuliere, ausbeute oder angreife, bekomme ich nie das, was ich verdiene." Instrumentelle oder imperative Annahmen sind „Überwältige den anderen, bevor er dich überwältigt", „Du bist jetzt dran", „Greife zu, du verdienst es", „Nimm dir, was du kannst" (nach Beck et al. 1993).

Weitere kriminogene Faktoren liegen in dem für Probanden mit einer APS typischen Wahrnehmungs- und Verhaltensstil. Der kognitive Stil ist durch Impulsivität und fehlende Reflexionsfähigkeit geprägt. Der gesamte Denkstil ist im Konkreten und Anschaulichen verhaftet, er ist handlungs- und gegenwartsorientiert. Diese Menschen haben erhebliche Defizite im Erkennen von Problemsituationen, konsequenzorientiertem Denken, Entwickeln alternativer Lösungsstrategien und realistischer Zweck-Mittel-Abwägungen. Ihre Urteilsbildungsprozesse sind abgekürzt und haben eher impressionistischen Charakter, ihre Problemlösungsstrategien sind kurzschlüssig und folgen rigiden Denkmustern. Charakteristisch für den Wahrnehmungs- und Interpretationsstil dieser Menschen ist bei einem hohen Maß an Egozentrik die Externalisierung von Verantwortung für Handlungen mit unliebsamen Folgen. Aufgrund der hohen Impulsivität und fehlenden Reflexionsfähigkeit mangelt es ihnen an Selbstkontrolle und Selbstmanagement. Häufig dominieren Affekte von Wut und Ärger die Emotionalität, beispielsweise über die Ungerechtigkeit, dass andere Menschen etwas besitzen, das eigentlich nur sie selber verdienen.

Das nach außen sichtbare, also im sozialen Kontext manifeste Verhalten ist durch einen Mangel an zwischenmenschlichen und sozialen Fertigkeiten, selbstschädigende Copingstrategien und häufigen Substanzmissbrauch gekennzeichnet, die wiederum, empirisch belegt, kriminogene Faktoren sind.

Für die Durchführung der Problemanalyse bei diesen Probanden ist zu beachten, dass man sich keinesfalls nur auf die Angaben des Probanden verlassen darf, sondern andere Quellen wie Verhaltensbeobachtung, fremdanamnestische Angaben relevanter Bezugspersonen und Akteninhalte hinzuziehen muss. Ergänzende Hilfsmittel für die Erhebung kriminogener Faktoren im Rahmen der Problemanalyse können strukturierte Instrumente zur Risikobeurteilung sein, z. B. HCR-20 (Müller-Isberner et al. 1998), PCL-SV (Hare 1991).

Die sich aus möglichen gesetzlichen oder richterlichen Vorgaben erge-
benden Besonderheiten in den Rahmenbedingungen der Behandlung sind
vor Aufnahme der Behandlung eindeutig und transparent, am besten in
Form von schriftlichen Behandlungsverträgen, abzuklären. Hierzu gehören:
1. mögliche Einschränkungen in der Schweigepflicht gegenüber kooperie-
   renden Institutionen oder der Justiz,
2. Vorgehen beim Versäumen von Sitzungen,
3. Einbeziehung zusätzlicher Informationsquellen,
4. Aufsuchen des Probanden in seinem natürlichen Umfeld,
5. Vorgehen bei Krisen, insbesondere Fremdgefahr,
6. Bedingungen, unter denen einzelne Sitzungen nicht stattfinden (z. B. Proband ist intoxikiert) und
7. Bedingungen, unter denen die Behandlung beendet wird.

Unter konstruktiver Nutzung dieser in der Regel gegenüber der allgemeinen Psychotherapie besonderen Rahmenbedingungen ist bei der APS in
der Behandlungsplanung, also bei der Frage, welches Problem zu welchem
Zeitpunkt und mit welchen Mitteln bearbeitet werden soll, ein anderer Algorithmus als bei den übrigen Persönlichkeitsstörungen anzuwenden.

Falls manifest, ist lebensbedrohliches Verhalten immer als primärer Fokus zu adressieren. Hierunter ist bei der APS vor allem fremdaggressives
Verhalten zu fassen, das sowohl das Leben als auch die körperliche und
persönliche Unversehrtheit Anderer gefährdet wie jegliche Form von körperlicher und seelischer Gewalt, die Androhung von Gewalt in Wort und
Körperhaltung, die häufige gedankliche Beschäftigung damit, andere zu
töten, zu verletzen oder zu demütigen, der Besitz von Waffen und nicht zuletzt die rücksichtslose Missachtung der eigenen Sicherheit bzw. der Sicherheit Anderer wie z. B. ungeschützte Sexualkontakte oder rücksichtsloses
Verhalten im Straßenverkehr. An zweiter Stelle stehen Verhaltensmuster,
die den geregelten Fortgang einer Behandlung dadurch gefährden, dass der
Patient beharrlich gegen bestehende soziale Normen verstößt und somit
von einer sozialen Krise in die nächste gerät, wie z. B. Stehlen, Lügen, Betrügen, Verheimlichen, Konsum illegaler Drogen, Missbrauch legaler Drogen,
Berauscht zur Behandlung erscheinen, Nichteinhalten von finanziellen Verpflichtungen oder der Kontakt mit einem kriminellen Umfeld. Erst an dritter
Stelle steht sowohl auf Seiten des Patienten, aber auch auf Seiten des Therapeuten therapiestörendes Verhalten wie Nicht-Zuhören, fehlende Mitarbeit,
geringe Compliance, respektloser Umgang oder Manipulation. Die weitere
Hierarchisierung der Behandlungsziele folgt dem allgemeinen Algorithmus
zur Behandlungsplanung bei Persönlichkeitsstörungen.

4.4.2.2 Therapeutische Beziehung

Eine wirksame Gestaltung der therapeutischen Beziehung lässt sich auf
Grundlage der bereits zitierten Metaanalyse von Andrews et al. (1990) wie
folgt beschreiben: Die Behandler haben eine kritisch-offene, engagierte,

aber klar abgegrenzte betreuende Beziehung zum Klienten und behalten stets die Autorität über die Behandlung („firm, but fair").

4.4.2.3 Veränderungsstrategien

Es gibt eine breite empirische Evidenz, dass die Behandlung des Kernmerkmals der APS, des kriminellen Verhaltens, wirksam ist, wenn sie auf hohe Risiken (Risikoprinzip) und die kriminogenen Merkmale dieser Menschen abzielt (Bedürfnisprinzip) und Methoden verwendet, die dem Ansprechbarkeitsprinzip genügen. Veränderungsstrategien, die dem Ansprechbarkeitsprinzip der Straftäterbehandlung folgen, sind Methoden, die dem handlungsorientierten Lernstil von Straftätern gerecht werden, im Einzelnen: Modell-Lernen, Rollenspiele, abgestufte Erprobung, Verstärkung, konkrete Hilfestellungen, Ressourcenbereitstellung und kognitive Umstrukturierung. Unter therapieschulenspezifischen Gesichtspunkten sind Methoden, die dem Ansprechbarkeitsprinzip folgen, den traditionell verhaltenstherapeutischen bzw. kognitiv-verhaltenstherapeutischen Methoden zuzuordnen.

▮ Kognitiv-behaviorale Veränderungsstrategien

Traditionelle verhaltenstherapeutische Methoden folgen den **Prinzipien des operanten und des klassischen Konditionierens.** Einzelne Methoden sind unter anderem: Token-Economies, Therapieverträge, Aversionsmethoden und Umkonditionierung. Während einzelnen traditionellen verhaltenstherapeutischen Methoden insgesamt nur noch wenig Bedeutung zukommt, finden lerntheoretische Prinzipien aus der traditionellen Verhaltenstherapie, wie unmittelbare soziale Verstärkung für prosoziales Verhalten, überwiegender Verzicht auf sozial bestrafendes Verhalten, strukturiertes Vorgehen etc., durchaus ihren Eingang in Empfehlungen für die Gestaltung einer effizienten, die Veränderung in Richtung prosoziales Verhalten fördernden Beziehung zwischen Behandler und Patienten bzw. der Probanden untereinander (Andrews & Bonta 1994, Hare 1992).

Unter kognitiv-behaviouralen Behandlungsverfahren sind unter anderem folgende Methoden zu subsumieren: Training sozialer Fertigkeiten, verdeckte Konditionierung, Empathietraining, Dilemmadiskussionen, interpersonales Problemlösetraining, Entscheidungsmatrix, kognitive Umstrukturierung. In allen Verfahren zur **kognitiven Umstrukturierung** gemeinsame Techniken sind: Didaktische Einführungen über die Bedeutung von dysfunktionalen Denkmustern, Vorstellen von Beispielen für diese Denkmuster, Identifikation der den dysfunktionalen Verhaltensweisen zugrundeliegenden Denkmuster, Selbstbeobachtung dieser Denkmuster mit Tagebüchern, Überprüfen dieser Denkmuster an Hand empirischer bzw. rationaler Kriterien unter Zuhilfenahme von Techniken wie dem sokratischen Dialog, Gruppendiskussionen, Hausaufgabenprotokollen mit gezielten Fragen und das Einüben alternativer, funktionalerer Denkmuster. Von besonderer Bedeutung sind Techniken zur Modifikation von Verleugnungs- und Bagatellisierungsprozessen und deliktfördernden Einstellungen insbesondere bei Sexualstraftätern sowie die auf der Grundlage des Stressinokulationstrainings entwickelten Methoden zur Emotionsregulation. Für kognitiv-behaviourale Behandlungsverfahren ist der Evidenzgrad I a.

Die Zusammenfassung aller genannten Methoden mit den notwendigen Materialien in einem übersichtlichen und gut anwendbaren Manual, d. h. die Entwicklung eines multi-modalen kognitiv-behaviouralen Programmpakets, stellt das Desiderat der Straftäterbehandlung dar. Das am weitesten verbreitete und einflussreichste multi-modale kognitiv-behaviourale Programmpaket ist das „Reasoning and Rehabilitation-Program" (R&R-Programm). Das Training kann auch von fachfremden Mitarbeitern appliziert werden. Es besteht aus 35 durchstrukturierten Sitzungen à zwei Stunden, die in einem Zeitraum von 4–5 Monaten durchgeführt werden. Es ist sowohl im stationären als auch im ambulanten Setting durchführbar. Ziel ist die Vermittlung von kognitiven Fähigkeiten, die mit erfolgreichem sozialen Verhalten assoziiert sind. Dies geschieht in den aufeinander aufbauenden Programmmodulen: Selbstkontrolle, Metakognitionen, soziale Fertigkeiten, interpersonale Problemlösefähigkeiten, kreatives Denken, kritisches Denken, Übernahme der sozialen Perspektive, Entwicklung von Werten und Emotionsregulation. Angewandte Methoden sind Gruppendiskussionen, Rollenspiele, strukturierte Denkaufgaben, Spiele und audio-visuelle Präsentationen. Der Prozess der Informationsvermittlung, d. h. eine interessante und anregende Gestaltung der einzelnen Sitzungen, ist wichtiger als der Inhalt der Sitzungen.

Tong & Farrington (2006) unterzogen insgesamt 16 Studien zum R&R-Training einer Metaanalyse. In 8 der 16 Studien erfolgte die Zuweisung zur Experimental- bzw. Kontrollgruppe randomisiert, wobei das Studiendesign keinen Einfluss auf die Höhe der Effektstärke hatte. Die mittlere gewichtete Effektstärke (mean weighted OR) betrug 1,16 (Evidenzgrad I a, Empfehlungsstärke I).

Das **Rückfallvermeidungsmodell** stammt aus der Suchtbehandlung. Methodisch handelt es sich um einen psychoedukativen Ansatz, in dem die Konzepte mit Hilfe von Erläuterungen, Beispielen, Parabeln, Metaphern, Übungen oder strukturierten Gruppendiskussionen vermittelt werden. Günstig ist der Einsatz von schriftlichen Arbeitsmaterialien und Hausaufgaben. In der Kriminaltherapie wird es in drei Zusammenhängen angewandt:

1. weitgehend methoden- und inhaltsoffenes Paradigma für die Konzeptionalisierung, Planung und Durchführung einer individuellen Behandlung, in dem sämtliche therapeutische Maßnahmen einschließlich der Gestaltung des Entlastungsumfeldes in einer auch für den Patienten nachvollziehbaren Weise integriert werden;
2. eine strukturierte Methode zur selbstkontrollierten Vermeidung von Rückfällen;
3. externes Risikomanagement durch die Bereitstellung eines sozialen Empfangsraums und von Nachsorgebedingungen, die sich aus dem individuellen Rückfallvermeidungsplan des einzelnen Probanden ableiten.

Grundidee des Rückfallvermeidungsmodells ist, dass „Rückfälle nicht einfach vom Himmel fallen". Bei antisozialem Verhalten handelt es sich um erlerntes Verhalten, das durch interne und externe Faktoren im Sinne von „angestoßen werden" motiviert und im Sinne von „sich aufschaukeln" verstärkt wird. Intern motivierende Faktoren können bestimmte Gedanken, Fantasien, Wahrnehmungen und Gefühle sein, extern motivierende Faktoren, beispielsweise die Verfügbarkeit von Alkohol, Drogen, Waffen oder potentiellen Opfern. Man nimmt in diesem Modell an, dass jedem kriminellen Verhalten eine multimodale Verhaltenskette, auch Deliktzyklus, Deliktzirkel oder Deliktszenario genannt, vorangeht. Jedes Stadium der zum Delikt führenden Verhaltenskette wird explizit erarbeitet, als Risikosituation beschrieben und als Warnzeichen benannt. Für jede Risikosituation werden Bewältigungsstrategien entwickelt und erlernt, die den Deliktzirkel unterbrechen. Je früher der Deliktzirkel unterbrochen werden kann, desto geringer ist das Rückfallrisiko.

Mit einer Evidenzstärke I a ist die Wirksamkeit des Rückfallvermeidungsmodells belegt. Dowden et al. (2003) unterzogen insgesamt 24 Studien, in denen das Rückfallvermeidungsmodell zur Behandlung von Sexualstraftätern, Gewalttätern, Eigentumsdelinquenten und Drogenkriminellen angewandt wurde, einer Metaanalyse. Es wurden insgesamt 40 Vergleiche, von denen 10 Vergleiche nach randomisierter Zuweisung erfolgt waren, ausgewertet. Das Studiendesign hatte keinen signifikanten Einfluss auf die Effektstärke. Die durchschnittliche Effektstärke über alle Studien hinweg betrug 0,15 (Pearson r). Allerdings weist ebenso wie vergleichbare Ergebnisse einer Metaanalyse von 66 Studien aus der Sexualstraftäterbehandlung (Lösel & Schmucker 2005) der große Range von Effektstärken von –0,15 bis 0,45 darauf hin, dass nicht jedes Programm, das den Namen „Rückfallvermeidungsmodell" trägt, auch tatsächlich wirksam ist. Umfang, Elaborationsgrad und „junges" Alter des Programms haben einen signifikant positiven Einfluss auf die Wirksamkeit. Hohe Effektstärken für einzelne Programmelemente weisen darauf hin, dass vor allem die Bausteine „Erarbeitung der Deliktkette", „Einüben von Bewältigungsstrategien für den Fall eines Rückfalles" und „Training von wichtigen Bezugspersonen" wesentliche Wirkfaktoren von Rückfallvermeidungsansätzen sind (Dowden et al. 2003).

▌ Psychodynamische Veränderungsstrategien

Für die kriminalpräventive Wirksamkeit psychodynamischer Behandlungsverfahren gibt es keinerlei empirische Evidenz, sie können in der Behandlung der APS generell nicht empfohlen werden. Dies wird auch von namhaften Vertretern dieser Therapieschule so gesehen: „Zunächst kontraindiziert die Diagnose einer antisozialen Persönlichkeitsstruktur praktisch jede Form psychoanalytisch fundierter Psychotherapie" (Kernberg 1988, S. 250).

4.4.3 Psychopharmakotherapie

Eine Pharmakotherapie der APS gibt es nicht. Im „off-label use" können Medikamente bei bestimmten Zielsymptomen/-syndromen aber hilfreich sein.

Zielsymptome pharmakologischer Interventionen bei Antisozialen können unkontrollierbare Wut, Impulsivität, unkontrolliert-überschießende Gewalt, emotionale Labilität oder mürrisch-dysphorische Gestimmtheit sein. Insgesamt ist die Studienlage spärlich. Positive Studien zur Beeinflussung dieser Zielsymptome liegen bezüglich SSRIs (Coccaro 1997), Atypischer Neuroleptika (Rocca et al. 2002) und Omega-3-Fettsäuren (Zanarini & Frankenburg 2003) vor. Zwar wurden diese an Patienten mit Borderline-Persönlichkeitsstörung gewonnen, jedoch sind es genau jene Charakteristika, in denen sich beide Störungen überlappen. Insofern ist Übertragung der Ergebnisse gerechtfertigt.

Bei Komorbidität sind die jeweiligen evidenzbasierten Behandlungsrichtlinien bezüglich möglicher Kombinationen von medikamentöser Behandlung und Psychotherapie der vorliegenden Achse-I-Störung zu beachten (Habermeyer & Habermeyer 2006). Bei Antisozialen mit komorbider Schizophrenie scheint Clozapin gewalttätiges Verhalten eher zu reduzieren als andere Neuroleptika (Volavka 1999).

Über die Kombination von Pharmakotherapie und Psychotherapie liegen keine Studien vor. Eine rein pharmakologische Behandlung ohne begleitende Psychotherapie kann aber nicht empfohlen werden. Liegt eine antisoziale/dissoziale Persönlichkeitsstörung zusammen mit einer Psychose vor, ist die erfolgreiche Behandlung der Psychose Grundvoraussetzung für die Anwendung psychotherapeutischer Verfahren.

4.4.4 Behandlungsdauer

Zur Frage der Behandlungsdauer liegen keine empirischen Daten vor.

4.4.5 Verlaufskontrolle

Bei der Beurteilung von Verlauf und Erfolg der Behandlung ist es hilfreich, zwischen distalen und proximalen Maßen zu unterscheiden. Distaler Erfolgsmaßstab sind Häufigkeit und Schwere krimineller Verhaltensweisen, die in der Regel an Hand von Straf- oder Polizeiregistern erhoben werden. Da nicht alle kriminellen Verhaltensweisen zu einer strafrechtlichen Verfolgung führen, werden zur Erfassung von antisozialem Verhalten oft strukturierte Interviews mit dem Probanden oder relevanten Bezugspersonen eingesetzt. In der Behandlung einzelner Probanden empfiehlt es sich, regelmäßig bei dem Probanden, seinem Bewährungshelfer und/oder anderen relevanten Bezugspersonen zu erfragen, „ob der Proband in der letzten Zeit

Kontakt oder Ärger mit der Polizei hatte" bzw. ein Verhalten gezeigt hat, das dazu hätte führen können. Proximal lässt sich der Erfolg einer therapeutischen Intervention an der Verringerung der im jeweiligen Einzelfall vorliegenden kriminogenen Merkmale ablesen. Publizierte standardisierte Erhebungsinstrumente zur Erfassung kriminogener Faktoren liegen nach unserem aktuellen Kenntnisstand im deutschsprachigen Raum derzeit nicht vor, so dass man im Einzelfall im Wesentlichen auf eine sorgfältige Beobachtung, Beschreibung und Analyse des Verhaltens angewiesen ist, die durch „geeignet erscheinende" standardisierte Verfahren zur Ärger- und Aggressionsdiagnostik (z. B. STAXI, FAF), Stressbewältigung (z. B. SVF-120), zum Umgang mit interpersonalen Konfliktsituationen (z. B. KV-S) oder zur neuropsychologischen Diagnostik allenfalls ergänzt werden kann.

4.4.6 Zusammenfassung und Ausblick

McGuire (2002) rezipiert in einer Übersichtsarbeit insgesamt 20 Metaanalysen zur Straftäterbehandlung mit mehr als 2000 unabhängigen Outcome-Maßen aus der Zeit zwischen 1985 und 2000. In den rezipierten Metaanalysen lag die mittlere Effektstärke (Pearson R oder Phi-Koeffizient) kriminaltherapeutischer Interventionen auf Rückfälligkeit zwischen 0,07 und 0,33. Lösel (1995) kam unter Diskussion der Schwierigkeiten im Vergleich der verschiedenen Metaanalysen zu der Schätzung, dass im Bereich der Straftäterbehandlung von einer **mittleren Effektstärke von 0,10**, dem so genannten 10%-Effekt, auszugehen ist. In der Beurteilung dieser zunächst nicht sonderlich hoch erscheinenden mittleren Effektstärke sind zwei Punkte zu berücksichtigen. Zum einen haben etablierte medizinische Verfahren bei weit verbreiteten internistischen Erkrankungen zum Teil vergleichbar niedrige mittlere Effektstärken (McGuire 2002). Zum anderen zeigen Kosten-Nutzen-Analysen von Straftäterbehandlung mit Kosten-Nutzen-Verhältnissen von 1 zu 1,13–7,14, dass Straftäterbehandlung unter monitären Gesichtspunkten durchaus effektiv ist (Welsh & Farrington 2000), wobei der durch Straftäterbehandlung verhinderte immaterielle Schaden – 10% weniger Opfer – nicht durch Geld aufzurechnen ist.

Bezüglich differentieller Effekte in der Straftäterbehandlung brachte die Studie von Andrews et al. (1990) einen entscheidenden Durchbruch. Hier wurden die einbezogenen Studien nach Variablen klassifiziert, die auf den Hauptprinzipien von Risiko, Bedürfnis und Ansprechbarkeit beruhen: Auf der Basis dieser Prinzipien untersuchten Andrews et al. (1990) mit Hilfe der Metaanalyse über 150 Studien. Davon waren 30 Studien ausschließlich auf Maßnahmen des Regelvollzuges beschränkt, die übrigen 120 Studien wurden je nachdem, ob sie die genannten Kriterien erfüllten, in angemessene, unspezifische und unangemessene Behandlungsverfahren unterteilt. Angemessene Interventionen erreichten Effektstärken von 0,30, d. h., dass sich im Vergleich zu Kontrollgruppen eine ca. 40% geringere Rückfallkriminalität erzielen lässt. Strategien, die ausschließlich auf Sanktion abzielen, klientenzentrierte Fallarbeit oder traditionelle Psychotherapie erwiesen sich mit negativen Effektraten (–0,08 bzw. –0,07) als unwirksam, tendenziell sogar die Rückfälligkeit steigernd. Die Ergebnisse von Andrews et al. (1990) wurden aktuell in einer Metaanalyse von insgesamt 225 Studien durch Andrews & Dowden (2006) bestätigt, wobei die mittlere Effektstärke mit 0,26 etwas geringer ausfiel. Danach besteht eine breite empirische Evidenz, dass die Behandlung des Kernmerkmals der Antisozialen/Dissozialen Persönlichkeitsstörung – des antisozialen Verhaltens wirksam ist, wenn sie auf die beschriebenen Merkmale und Probleme abzielt (Evidenzgrad I a).

Es gibt jedoch eine Ausnahme: Ergeben sich im Rahmen der Problemanalyse eindeutige Hinweise auf das Vorliegen von „Psychopathy" (Hare 1970, 1991), weist der bisherige empirische Kenntnisstand darauf hin, dass es zurzeit für diese Menschen überhaupt keine wirksamen Behandlungsverfahren gibt. D'Silva, Duggan & MacCarthy (2004) kommen in einer Übersichtsarbeit, in der die vorliegenden Therapiestudien zur Behandlung von „Psychopaths" analysiert werden, zu dem Schluss, dass die Frage, ob diese Gruppe überhaupt durch Behandlung erreicht werden kann oder sich gar durch Behandlung verschlechtert, derzeit empirisch nicht beantwortbar ist. Die vorliegenden, z.T. auch randomisierten Studien, kommen zu widersprüchlichen Ergebnissen bzw. weisen methodische Schwächen auf. Konsistent zeigt sich jedoch über alle Studien, dass die Subgruppe der „Psychopaths" die höchsten Rückfall-, Zwischenfall- und Drop-out-Raten aufweist.

Wichtigste Zukunftsaufgabe ist die breite Implementierung der bewährten Verfahren in der Praxis.

4.5 | Behandlungsprinzipien bei Emotional instabiler bzw. Borderline-Persönlichkeitsstörung

4.5.1 Klinische Einführung

Die Emotional instabile bzw. Borderline-Persönlichkeitsstörung (BPS) manifestiert sich als eine schwerwiegende Störung der Affektregulation, begleitet von tiefgreifenden Störungen des Selbstbildes und des zwischenmenschlichen Verhaltens (Skodol et al. 2002 a). Meist entwickelt sich die Problematik in der frühen Adoleszenz, geht allerdings bei einem Teil bis ins Grundschulalter zurück (Zanarini et al. 2000). Ausgeprägte Stimmungsschwankungen und schwere Selbstzweifel sind begleitet von dysfunktionalen Mustern auf der Verhaltensebene wie beispielsweise Selbstverletzungen, Suizidversuchen, Drogenproblemen und Essstörungen. Die meisten klinischen Auffälligkeiten lassen sich entweder als Folge einer gestörten Affektregulation verstehen oder als (dysfunktionaler) Versuch, diese zu bewältigen (Rosenthal et al. 2008). So werden etwa Selbstverletzungen oder auch Essanfälle oder Alkoholabusus häufig zur Milderung von intensiven Erregungszuständen eingesetzt. Langfristig können sich diese dysfunktionalen Kompensationsmechanismen als komorbide Störungen manifestieren, welche die Entwicklung der Symptomatik negativ beeinflussen und die Therapie häufig erschweren.

Die Punktprävalenz der Borderline-Störung, also die Häufigkeit der Störung zu einem definierten Zeitpunkt in der Allgemeinbevölkerung, wird mit Zahlen zwischen 0,8% und 2% angegeben (Lieb et al. 2004). Eine Untersuchung von Maier et al. (1992) (noch auf DSM-III-R-Basis) berichtet eine Prävalenzrate von 1,2%, die neueste populationsbasierte Studie aus Großbritannien (Coid 2006) findet Prävalenzraten um 0,7% im Interview und 1,4% im Selbstrating. Das Geschlechterverhältnis ist ausgeglichen. Der überwiegende Anteil von Patienten, die psychotherapeutische Behandlung suchen, ist weiblich (ca. 70%). Da männliche Borderline-Patienten eher zur Fremdaggression als zu Selbstverletzungen tendieren, dürfte der überwiegende Anteil der männlichen Borderline-Patienten eher mit forensischen Abteilungen oder der Justiz in Berührung kommen.

Das starke Inanspruchnahmeverhalten von Borderline-Patienten fordert die Versorgungsstrukturen in besonderem Maße. Die jährlichen Behandlungskosten belaufen sich in Deutschland auf ca. 3,5 Milliarden Euro, das entspricht ca. 25% der Gesamtkosten, die für die stationäre Behandlung von psychischen Störungen ausgegeben werden (Bohus 2007). 90% dieser Kosten entstehen durch stationäre Behandlungen. Die durchschnittliche Liegezeit beträgt derzeit in Deutschland etwa 70 Tage im Jahr.

Neuere Studien aus den USA konnten zeigen, dass der Langzeitverlauf der BPS deutlich besser erscheint als bislang vermutet. So konnten Zanarini und Mitarbeiter (2003 a, 2006) in einer groß angelegten Katamnese-Studie über inzwischen 10 Jahre zeigen, dass bereits nach 2 Jahren nur noch 65% der Untersuchten die DSM-IV-Kriterien erfüllten. Nach vier Jahren sank diese Quote auf 32%, nach sechs Jahren auf 25% und nach 10 Jahren auf 12%. Die „Rückfallraten" (d.h. das erneute Erfüllen der DSM-IV-Diagnosekriterien) erwiesen sich mit ca. 6% als ausgesprochen gering. Eine zweite Langzeitverlaufsstudie (CLPS-Studie, Grilo et al. 2004) bestätigte weitgehend diese Ergebnisse: hier erfüllten nach 2 Jahren noch 64% die diagnostischen Kriterien.

Diese Daten sollten sicherlich vorsichtig interpretiert werden: Einerseits ist das DSM-IV ein kategoriales diagnostisches Instrument und als solches nur sehr eingeschränkt für Verlaufsmessungen geeignet und andererseits kann das Nichterfüllen der Diagnosekriterien nicht mit Symptomfreiheit oder Heilung gleichgesetzt werden. Dementsprechend weisen die Auswertungen des eher qualitativ angelegten diagnostischen Interviews für Borderline-Störungen (DIB-R) auf persistierende Störungen der Affektregulation hin. Auch die soziale Integration zeigt sich in allen Studien im Langzeitverlauf als äußerst mangelhaft. Dennoch sollten diese Daten zumindest vorsichtig optimistisch stimmen und stellen das traditionelle Konzept einer Störung von hoher Stabilität in Frage. Allerdings ist derzeit ungeklärt, inwiefern die Befunde dieser beiden Studien auch auf Europa oder den deutschsprachigen Raum übertragbar sind. Von klinischer Bedeutung sind zudem die Risikoanalysen von M. Zanarini et al. (2003), die insbesondere komorbiden Alkohol- und Drogenmissbrauch, noch vor komorbider PTBS, als Risikofaktor für

Chronifizierung ausweisen. Weitere klinische Prädiktoren für einen eher schlechten Verlauf sind ein sexueller Missbrauch in der Kindheit sowie eine besonders schwer ausgeprägte Symptomatik (Zanarini et al. 2006, Gunderson et al. 2006). Die Suizidrate der BPS liegt bei 5–10% (Lieb et al. 2004). Als Risikofaktoren für vollendete Suizide werden impulsive Handlungsmuster, höheres Lebensalter, Depressionen, komorbide antisoziale Persönlichkeitsstörung sowie frühkindlicher Missbrauch benannt. Auch Selbstverletzungen gelten als Risikofaktor für vollendete Suizide.

▌ Ätiologie

Die meisten Wissenschaftler favorisieren heute ein ätiologisches Modell, das Wechselwirkungen zwischen genetischen und psychosozialen Variablen sowie dysfunktionalen Verhaltens- und Interaktionsmustern annimmt.

Die einzige Zwillingsstudie, welche Konkordanzraten von monozygoten mit bizygoten Zwillingen vergleicht, von denen ein Zwilling manifest eine nach DSM-IV diagnostizierte Persönlichkeitsstörung aufweist, wurde 2000 veröffentlicht (Torgerson et al. 2000). Sie berichtet eine hohe Einflussnahme von genetischen Faktoren auf die Entstehung der Borderline-Störung. An biographisch relevanten psychosozialen Belastungsfaktoren lassen sich sexuelle Gewalterfahrung (ca. 65%), körperliche Gewalterfahrungen (ca. 60%) und schwere Vernachlässigung (ca. 40%) identifizieren (Zanarini et al. 1997). Bei der sexuellen Gewalt handelt es sich zum Teil um sehr frühe, langwierige Traumatisierungen und es scheint sich anzudeuten, dass Borderline-Patienten diese Erfahrungen eher im Binnenraum der Familie machen (Zanarini et al. 1997). Dennoch erscheint es wichtig darauf hinzuweisen, dass sexuelle Traumatisierung weder eine notwendige noch hinreichende Voraussetzung für die Entwicklung einer BPS darstellt. Die unter Klinikern stark verbreitete Annahme, dass es sich bei der BPS um ein chronisches Posttraumatisches Belastungssyndrom handelt, findet auf wissenschaftlicher Ebene keine Evidenz. Das pathogenetische Modell würde sicherlich zu kurz greifen, wenn die destabilisierende Wirkung dysfunktionaler Verhaltensmuster nicht berücksichtigt würde: Auf der phänomenologischen Ebene sticht das selbstschädigende Verhalten (Schneiden, Schlagen, Brennen, Verätzen u. a.) ins Auge. Bei ca. 85% der Borderline-Patienten ist dieses Symptom zu eruieren. Etwa 80% der Betroffenen schneiden sich in dissoziativen, analgetischen Zuständen meist mit der Absicht, aversive Anspannung zu reduzieren (Kleindienst et al. 2007).

▌ Symptomatik

Im Zentrum der Borderline-Problematik sehen die meisten wissenschaftlich orientierten Arbeitsgruppen heute eine Störung des gesamten Spektrums der Affektregulation (Ebner-Priemer et al. 2007). Dies betrifft sowohl die Stress- und Emotionsregulation als auch Stimmungsmodulation und Impulskontrolle. Die Reizschwellen für interne oder externe Stimuli sind niedrig, das Erregungsniveau hoch. Nur verzögert erreicht der Patient wieder das emotionale Ausgangsniveau. Die unterschiedlichen Gefühle werden von den Betroffenen oft nicht differenziert wahrgenommen, sondern, wie oben bereits beschrieben, als äußerst quälende, diffuse Spannungszustände erlebt. Die oben beschriebenen selbstschädigenden Verhaltensmuster können die aversiven Spannungszustände kurzfristig reduzieren, was im Sinne der Lerntheorie als negative Verstärkung bezeichnet werden kann. In den letzten Jahren sind einige Arbeiten veröffentlicht worden, die diese zunächst rein klinischen Beobachtungen empirisch untermauern (Übersicht: Rosenthal et al. 2007). Inzwischen liegt eine Reihe von neurobiologischen Befunden vor, die nahe legen, dass die Affektregulationsstörung mit einer präfronto-limbischen Funktionsstörung assoziiert ist (vgl. Abschn. 1.3).

Auch die auffälligen Verhaltensmuster im zwischenmenschlichen Bereich können mit Störungen der Emotionsregulation erklärt werden: Hier dominieren insbesondere Schwierigkeiten in der Regulation von Nähe und Distanz. Beherrscht von einer intensiven Angst vor dem Alleinsein und einer schlecht ausgeprägten intrapsychischen Verankerung wichtiger Bezugspersonen, verwechseln sie einerseits häufig Abwesenheit mit manifester Verlassenheit. Sie versuchen daher, wichtige Bezugspersonen permanent an sich zu binden. Andererseits bewirkt die Wahrnehmung von Nähe und Geborgenheit oft ein hohes Maß an Angst, Schuld oder Scham. Die Folge: langwierige, schwierige Beziehungen mit häufigen Trennungen und Wiederannäherungen. Für Außenstehende wirken diese interaktionellen Manöver häufig unerklärlich und „manipulativ" und werden nicht selten von Therapeuten mit einem ungünstigen Wechsel zwischen übermäßiger Sorge und schroffer Ablehnung beantwortet.

Ein weiteres Symptom gestörter Affektregulation sind die ausgeprägten dissoziativen Phänomene. Unter hoher Anspannung kommt es zu Störungen der senso-motorischen Integration, was subjektiv als Verzerrung des Raum-Zeit-Gefühls, als ausgeprägtes Gefühl von Fremdheit und vor allem als Verlust der Kontrolle über die Realität erlebt wird. Hinzu kommen häufig Flashbacks, d. h. szenisches Wiedererleben traumatisierender Ereignisse, die zwar kognitiv der Vergangenheit zugeordnet werden, emotional jedoch als real erlebt werden.

Auch Alpträume sowie ausgeprägte Ein- und Durchschlafstörungen belasten das Allgemeinbefinden und destabilisieren emotional. Alkohol- und Drogenmissbrauch, Essstörungen, Vernachlässigung von körperlicher Bewegung sowie nachlässige Behandlung eventueller somatischer Erkrankungen verursachen schließlich auch soziale Probleme wie inadäquate Ausbildung und Arbeitslosigkeit.

Diagnostik

Instrumente zur Quantifizierung der Symptomatik, d. h. zur Schweregradbestimmung, sind erst in jüngster Zeit erschienen: M. Zanarini publizierte eine DSM-basierte Fremdrating-Skala (ZAN-SCALE) (Zanarini et al. 2003 b). Arntz und Mitarbeiter entwickelten den „Borderline Personality Disorder Severity Index" (BPDSI, Arntz et al. 2003) und veröffentlichten erste prä-post-Messungen. Bohus und Mitarbeiter entwickelten die Borderline Symptom Liste (BSL, Bohus et al. 2001) als 90-Item-Selbstrating-Instrument. Die psychometrischen Kennwerte sind sehr gut, dies betrifft auch die Veränderungssensitivität. Das Instrument liegt mittlerweile auch als 25-Item-Kurzfassung vor.

In der Primärversorgung kann zunächst das Leitsymptom der intensiven aversiven Anspannung erfragt werden. Wird dieses bejaht und zudem angegeben, dass Maßnahmen wie Selbstverletzungen, Erbrechen, intensive körperliche Anstrengung oder Alkoholabusus zur kurzfristigen Entlastung eingesetzt werden, empfiehlt es sich, die Items des IPDE zur kurzen klinischen Diagnostik heranzuziehen.

Die klinische Diagnostik in der Praxis sollte sich an folgendem Entscheidungsalgorithmus orientieren:

▌ Klinische Diagnostik der Borderline-Persönlichkeitsstörung

Klinische Hinweise
▌ Einschießende intensive aversive Anspannung, starke Affektschwankungen, Selbstverletzungen, chronische Suizidalität auch außerhalb depressiver Episoden

Operationalisierte Diagnostik
▌ IPDE (International Personality Disorder Examination, Borderline-Modul)
▌ SKID II (Strukturiertes Klinisches Interview für Achse II-Störungen, nach DSM-IV)

Schweregradeinschätzung
▌ BSL (Borderline-Symptom-Liste – Selbstrating)
▌ ZAN-Skala (Zanarini-Scale – Fremdrating, deutsche Version derzeit nicht validiert)

Komorbidität
▌ SKID I (Strukturiertes Klinisches Interview für Achse I-Störungen, nach DSM-IV)

4.5.2 Psychotherapie

Das Bestreben, störungsspezifische psychotherapeutische Behandlungskonzepte für psychische Störungen zu entwickeln, hat sich auch im Bereich der BPS durchgesetzt. Derzeit liegen 4 manualisierte Verfahren mit empirisch belegten Hinweisen auf Wirksamkeit vor:

Die von M. Linehan entwickelte „Dialektisch Behaviorale Therapie" (DBT), die von A. Bateman und P. Fonagy konzipierte Mentalisierungs-basierte Therapie (MBT), die von J. Young entwickelte Schematherapie und die von O. Kernberg entwickelte Übertragungs-fokussierte Psychotherapie (TFP). Die Cochrane Collaboration veröffentlichte 2006 eine Metaanalyse zur Wirksamkeit von psychotherapeutischen Verfahren in der Behandlung der BPD (Binks et al. 2005) und kommt zu dem Schluss, dass „einige der wichtigsten Borderline-typischen Probleme durch Gesprächs- oder Verhaltenstherapie verbessert werden können", die Datenlage sei jedoch noch zu schwach, um gesicherte Aussagen treffen zu können. Mittlerweile wurden zwei weitere kontrolliert-randomisierte Studien veröffentlicht, die die Wirksamkeit von störungsspezifischer Psychotherapie untermauern.

Bei zahlreichen spezifischen Unterschieden (s. Abschn. 4.4.2.2), verfügen die vier Behandlungskonzepte doch über einige grundlegende Übereinstimmungen, die im Folgenden kurz skizziert werden.

4.5.2.1 Problemanalyse und Behandlungsplanung

Obgleich die Dauer der jeweiligen Therapieformen, meist auf Grund der Forschungsdesigns, unterschiedlich ist (3 Monate bis 3 Jahre), hat es sich generell durchgesetzt, bereits zu Beginn der Therapie zeitlich klare Limitationen zu vereinbaren und diese auch einzuhalten. Wissenschaftlich abgesicherte Daten zur Bedeutung von Frequenz, Intensität und Dauer von Psychotherapie der Borderline-Störung liegen derzeit nicht vor. Allen Therapieformen gemeinsam sind **klare Regeln und Vereinbarungen bezüglich des Umgangs mit Suizidalität, Kriseninterventionen** und **Störungen der therapeutischen Rahmenbedingungen**. Diese werden zu Beginn der Therapie in sog. „Therapie-Verträgen" vereinbart. Alle etablierten therapeutischen Verfahren erarbeiten mit ihren Patienten genaue „Krisenpläne", und bieten meist auch kurzfristige telefonische Unterstützung an, um ungeplante Klinikeinweisungen zu begrenzen.

Sei es explizit vereinbart oder implizit im therapeutischen Codex verankert, verfügen alle störungsspezifischen Verfahren zur Behandlung der BPS über eine Hierarchisierung **der Behandlungsfoci.** Suizidales Verhalten oder drängende Suizidideen werden stets vorrangig behandelt, Verhaltensmuster oder -ideen, welche die Aufrechterhaltung der Therapie gefährden oder den Therapeuten oder Mitpatienten stark belasten, gelten ebenfalls als vorrangig. Das Prinzip der „dynamischen Hierarchisierung" hat sich heute generell durchgesetzt: Die Wahl der Behandlungsfoci orientiert sich an den jeweiligen momentanen Gegebenheiten, die der Patient mitbringt. Diese werden im Rahmen vorgegebener Heurismen organisiert und strukturiert. Damit unterscheiden sich die Strategien zur Behandlung komplexer Störungsbilder wie der BPS von Therapiekonzepten zur Behandlung monosymptomatischer Störungsbilder (wie z. B. Zwangs- oder Angststörungen), deren Ablauf zeitlich klar definiert ist.

4.5.2.2 Therapeutische Beziehung

Die Arbeit mit BPS-Patienten fordert und belastet die therapeutische Beziehung in besonderem Maße. Gerade weil die Patienten häufig aus einem unberechenbaren, gewaltsamen und demütigenden familiärem Umfeld kommen, haben sie das nachvollziehbare Interesse, ihrerseits die Beziehungen zu steuern und zu kontrollieren. Gleichzeitig fühlen sich viele Borderline-Patienten geradezu existentiell abhängig von ihren Therapeuten. Man sollte sich als Therapeut diese intensive Dimension vergegenwärtigen. Bereits geringe Fluktuationen im Terminplan, Änderungen im Therapieraum oder Unzuverlässigkeiten können erhebliche Ängste oder Aggressionen auslösen. Man sollte sich also bemühen, die Strukturen konstant zu halten. Abwesenheiten sollten rechtzeitig kommuniziert und Urlaubsvertretungen organisiert werden. Die meisten Borderline-Patienten suchen und brauchen im Therapeuten ein authentisches Gegenüber, dessen emotionale Reaktionen transparent und nachvollziehbar sind. Machtgefälle sollten tunlichst vermieden werden und adäquates Verhalten nicht pathologisiert, sondern als normativ verstärkt werden.

Auch wenn nicht alle Schulen lerntheoretische Termini verwenden, so ist doch implizit deutlich, dass die therapeutische Beziehung auch als „**Modell für normative Beziehungsgestaltung**" herangezogen wird, d.h. dysfunktionales Verhalten wie „Schweigen", „Feindseligkeit", „Unpünktlichkeit" etc. sollte rasch angesprochen und korrigiert, vertrauensvolle Kooperation verstärkt werden. „Der Therapeut ist dafür verantwortlich, dass der Patient ihn adäquat behandelt". Anderseits besteht gerade bei der Borderline-Therapie die Gefahr, dass der Therapeut sich emotional mit der Problematik des Patienten verstrickt, ungewollt seine professionellen Grenzen überschreitet oder zu stark mitleidet. Auch fortgeschrittene Therapeuten benötigen den Rückhalt einer Supervisionsgruppe, um sich in diesen Fällen Rat zu holen. Dies betrifft insbesondere die Ängste und Probleme bei der Beendigung der Therapie. In aller Regel empfiehlt es sich, Therapien nicht abrupt zu beenden, sondern nach längerer Planung langsam auslaufen zu lassen bzw. in längeren Abständen sog. „Booster-Termine" zu setzen.

4.5.2.3 Veränderungsstrategien

▌ Dialektisch-behaviorale Therapie (DBT, Evidenzgrad I b)

Die Dialektisch-behaviorale Therapie (DBT) wurde in den achtziger Jahren von M. Linehan (University of Washington, Seattle, USA) als störungsspezifische ambulante Therapie für chronisch suizidale Patientinnen mit BPS entwickelt und gilt derzeit als das am besten wissenschaftlich abgesicherte Verfahren (Linehan et al. 1993, Bohus 2002).

Methodisch integriert die DBT ein weites Spektrum aus dem Bereich der Verhaltenstherapie, der kognitiven Therapie, der Gestalttherapie, der Hypnotherapie und dem ZEN. Strukturell handelt es sich um ein Modulkonzept, welches eine Kombination zwischen Einzeltherapie, Gruppentherapie und Supervision vorschlägt. Neben diesen integralen Bestandteilen empfiehlt es sich, mit stationären Einrichtungen im Sinne der „Integrierten Versorgung" zu kooperieren. Die ambulante **Einzeltherapie** erstreckt sich auf einen Zeitraum von 1 bis 2 Jahren mit 1–2 Behandlungsstunden pro Woche. Im Rahmen seiner individuellen Möglichkeiten sollte der Einzeltherapeut zur Lösung akuter, eventuell lebensbedrohlicher Krisen telefonisch erreichbar sein. Zeitgleich zur Einzeltherapie besucht der Patient wöchentlich einmal für zwei bis drei Stunden eine **Fertigkeitentrainingsgruppe**. Diese Gruppe orientiert sich an einem Manual und arbeitet über einen Zeitraum von 6 Monaten. Es hat sich als hilfreich erwiesen, gegebenenfalls einen zweiten Turnus anzuschließen. Die Kommunikation zwischen Einzel- und Gruppentherapeuten erfolgt im Rahmen der **Supervisionsgruppe**, die ebenfalls wöchentlich stattfinden sollte. Der Einzeltherapeut ist gehalten, die in der Fertigkeitengruppe erlernten Fähigkeiten fortwährend in seine Therapieplanung zu integrieren, um so die Generalisierung des Erlernten zu gewährleisten.

Der **motivationale Aspekt** erscheint vor dem Hintergrund der bereits erwähnten häufigen Therapieabbrüche von besonderer Bedeutung. Übereinstimmend zeigen alle bislang publizierten Studien zur Wirksamkeit der DBT eine hochsignifikant verbesserte Therapiecompliance im Vergleich mit unspezifischen Behandlungen (Lieb et al. 2004).

Die Therapie im ambulanten Setting untergliedert sich in die **Vorbereitungsphase** und **zwei Behandlungsphasen** mit **unterschiedlichen Behandlungszielen**: Die **Vorbereitungsphase** dient der Diagnostik und Informationsvermittlung über das Krankheitsbild, die Grundzüge der DBT sowie der Zielanalyse und Motivationsklärung. Anschließend folgt die **erste Therapiephase**, in der diejenigen Problembereiche bearbeitet werden, die in direktem Zusammenhang mit Schwierigkeiten der Verhaltenskontrolle stehen (z.B. Suizidalität, schwere Selbstverletzungen, Probleme der Impulskontrolle, Hochrisikoverhalten, Therapiecompliance etc.). Die durchschnittliche Dauer der Behandlung in der ersten Phase beläuft sich je nach Schweregrad der Störung auf ca. ein Jahr, die Behandlungserfolge in dieser ersten Phase belaufen sich auf Remissionsraten von etwa 60%.

In der **zweiten Therapiephase** geht es um die Bearbeitung dysfunktionalen emotionalen Erlebens. Man orientiert sich in dieser Phase an den emotionalen Schlüsselproblemen der jeweiligen Patientin. Dabei handelt es sich häufig um die emotionalen und kognitiven Folgen traumatischer Erfahrungen (Schuld, Scham, Angst und Wut). Die Reihenfolge der Therapiephasen sollte unbedingt berücksichtigt werden. Untersuchungen zu den therapeutischen Effekten der zweiten Therapiephase sind noch nicht abgeschlossen.

Die Frage nach der Behandlungsebene resultiert aus individuell erstellten Situations- und Bedingungsanalysen, die klären, inwiefern das jeweils dominierende, priorisierte Verhaltensmuster durch labilisierende Umstände (Schlafstörungen, Essstörungen, soziale Probleme etc.) bedingt ist, ob spezifische, eindeutig identifizierbare Stimuli eine wesentliche Rolle spielen (Gewalterfahrung, Kontakte mit ehemaligen Tätern etc.), ob dysfunktionale Schemata oder Pläne im Vordergrund stehen (*„ich habe kein Recht, Wut und Ärger zu äußern, wenn ich verlassen werde, löse ich mich auf"*...), oder ob mangelhafte Problemlösekompetenz ausschlaggebend ist. Schließlich wird geprüft, inwiefern die jeweiligen Verhaltensmuster durch interne oder externe Konsequenzen aufrechterhalten werden. Diese Analyse wiederum eröffnet die Wahl der jeweiligen Behandlungsmethodik: Labilisierende Bedingungen erfordern in aller Regel konkretes Problemlösen; identifizierbare Stimuli sollten, wenn möglich, beseitigt werden oder mittels Exposition desensibilisiert werden. Dysfunktionale Schemata erfordern eine sorgfältige Analyse auf der Ebene der angewandten und geplanten Strategien sowie eine sorgsame Korrektur auf der Verhaltensebene. Mangelhafte Problemlösekompetenz kann durch Vermittlung oder Aktivierung von Fertigkeiten verbessert werden und schließlich erfordern aufrechterhaltende Konsequenzen eine aktive Veränderung auf der Ebene der Verstärker (Kontingenzmanagement).

Ein zentrales Element des multimodalen Therapieprogrammes der DBT stellt das spezifisch an die Bedürfnisse von Borderline-Patienten angepasste Fertigkeitentraining („Skills-Training") dar (Stiglmayr et al. 2002). Linehan definiert diese Fertigkeiten als kognitive, emotionale und handlungsbezogene Reaktionen, die sowohl kurz- als auch langfristig zu einem Maximum an positiven und einem Minimum an negativen Ergebnissen führen. Das Fertigkeitentraining ist als kognitiv-verhaltenstherapeutische Gruppentherapie zu verstehen und vorrangig als psychoedukatives Sozialtraining konzipiert. Die zu erlernenden Verhaltensfertigkeiten gliedern sich bei Linehan in die 4 Module Stresstoleranz, Emotionsmodulation, Achtsamkeit und zwischenmenschliche Kompetenz.

Die Wirksamkeit der DBT konnte von vier unabhängigen Arbeitsgruppen in acht randomisierten kontrollierten Therapiestudien gezeigt werden (Übersicht in Bohus & Schmahl 2006). Zudem liegt eine kontrollierte, nicht randomisierte Studie aus Deutschland vor, welche den Wirksamkeitsnachweis eines 3-monatigen stationären DBT-Behandlungskonzepts erbringt (Bohus et al. 2004 a).

▌ Schematherapie/schemafokussierte Therapie (SFT, Evidenzgrad II a)

Die Schematherapie oder schemafokussierte Therapie wurde von Young, Klosko & Weishaar (2003) entwickelt. Das therapeutische Vorgehen ist in Anlehnung an kognitive Therapieelemente, emotionsfokussierte und psychodynamische Vorstellungen entstanden (Kellog & Young 2004). Zu Grunde liegt dem Ansatz ein Modell, in dem von der Annahme ausgegangen wird, dass Schemata, die auf Grund ungünstiger Kindheitserlebnisse früh entstanden sind, die zentrale Ursache für die Entwicklung von Persönlichkeitsstörungen darstellen. Diese Schemata befinden sich auf einer tiefen, dem Bewusstsein schwer zugänglichen Ebene der Kognition. Die Schemata gelten bedingungslos; sie sind umfassend und stark mit negativen emotionalen Empfindungen gekoppelt. Sie werden als dauerhafte, sich selbst erhaltende Persönlichkeitszüge verstanden, die maßgeblich das alltägliche Erleben, Verhalten und die Beziehungen zu anderen Menschen beeinflussen. Es wird angenommen, dass Patienten mit Borderline-Persönlichkeitsstörung zwischen fünf Schemamodi wechseln. „Als Schemamodus werden jene – adaptiven wie maladaptiven – Schemata oder Schemaoperationen bezeichnet, die bei einem Menschen in einem konkreten Augenblick aktiv sind". Ziel der Schematherapie ist, dass der Patient den „Modus des gesunden Erwachsenen" entwickelt, der durch emotionale Stabilität, zielgerichtetes Verhalten, zwischenmenschliche Beziehungen und Wohlbefinden gekennzeichnet ist.

Das konkrete therapeutische Vorgehen beinhaltet neben der Identifizierung der frühen maladaptiven Schemata auch deren Veränderung. Verschiedene Veränderungsmechanismen werden dazu eingesetzt: **Begrenzte elterliche Fürsorge, erlebensbasierte Strategien, kognitive Restrukturierung und Edukation sowie das Aufbrechen fehlangepasster Verhaltensmuster.** Die Therapie verläuft in drei Phasen:
1. Bindung und emotionale Regulation
2. Veränderung der Schemamodi und
3. Autonomieentwicklung.

Wichtige Voraussetzung für erfolgreiche Schematherapie ist die differenzierte Gestaltung der therapeutischen Beziehung analog einer „fördernden Elternbeziehung". Die emotionsfokussierte Arbeit beinhaltet imaginative Techniken, die Arbeit mit Dialogen und Briefen. Ähnlich wie in anderen Therapieansätzen geben Therapeuten eine Telefonnummer für Krisensituationen, es gibt Telefonsitzungen oder Emailkontakt auch außerhalb der Sitzungen.

In einer 3-jährigen randomisierten Studie mit 86 Borderline-Patienten zum Wirksamkeitsvergleich der SFT vs. TFP unter ambulanten Bedingungen wurde hinsichtlich Remission, Funktionsniveau und Lebensqualität eine Überlegenheit der SFT festgestellt (Giesen-Bloo et al. 2006). Allerdings wurden lediglich Intent-to-treat-Analysen durchgeführt, so dass bei einer höheren Abbruchquote für die Übertragungs-fokussierte Psychotherapie die Gruppenunterschiede auf die höhere drop-out-Rate zurückgehen könnten.

▌ Mentalisierungs-basierte Therapie (MBT, Evidenzgrad II a)

Die Mentalisierungs-basierte Therapie wurde zu Forschungszwecken konzeptualisiert und in einem teilstationären Setting evaluiert (Bateman und Fonagy 1999, 2001). Diese tagesklinische Behandlung erfolgte mit einer Einzel- und drei Gruppentherapiesitzungen pro Woche sowie mit ergänzenden Therapieangeboten, die über 18 Monate hinweg stattfanden. Eine Version für ambulante MBT befindet sich ebenfalls in Anwendung, wobei pro Woche eine Einzeltherapiesitzung (im Sitzen) mit einer 90-minütigen Gruppentherapie kombiniert wird (Bateman und Fonagy 2004 a, 2006). Die MBT-Methode basiert auf der Psychoanalyse und der Bindungstheorie und sieht den Kern der Borderline-Pathologie in einer verminderten Mentalisierung: die Fähigkeit, eigenes Erleben in einen verstehenden Zusammenhang zu stellen, ist ebenso gestört wie die Fähigkeit, innere Prozesse anderer Menschen zu erkennen und zu verstehen. Infolgedessen zielt die MBT auf eine Verbesserung der Mentalisierungsfähigkeit, die die Voraussetzung für eine bessere Affekt- und Impulskontrolle sowie ein verbessertes Beziehungsleben darstellt. In der Behandlung mit MBT wird das **Erleben des Patienten im Hier-und-Jetzt** sowie seine **Wahrnehmung des Erlebens anderer** in den Mittelpunkt gestellt. Auftauchende Emotionen werden unmittelbar auf ihre Entstehung hin untersucht und in einen **Verstehenszusammenhang** gestellt. In der therapeutischen Beziehung und insbesondere auch in den Beziehungen innerhalb der Gruppe werden das Verhalten und das Erleben des Gegenübers analysiert und in einen verstehenden und erklärenden Beziehungskontext gesetzt. Übertragung und Gegenübertragung werden nicht als Reinszenierung früherer Erfahrungen verstanden und gedeutet, vielmehr wird ihre Bedeutung im aktuellen Beziehungszusammenhang analysiert. Auch wird die Deutung von unbewussten Fantasien und Konflikten sowie die Verwendung von Metaphern und Symbolen unter der Annahme vermieden, dass diese Interventionen eine Mentalisierungsfähigkeit voraussetzen würden, die bei Borderline-Patienten noch nicht vorhanden sei.

Der Wirksamkeitsnachweis für MBT erstreckt sich auf eine teilstationäre Behandlung (Bateman und Fonagy 1999a, 2001) mit bislang einer kontrollierten randomisierten publizierten Studie gegen TAU. Bei äußerst geringen Abbruchquoten finden sich signifikante Verbesserungen der Psychopathologie erst nach 1,5 Jahren Behandlung. Deutliche Effekte hingegen zeigen sich nach drei Jahren Behandlung, wobei die Therapie während dieses Zeitrahmens als kontinuierliche Gruppentherapie fortgesetzt wurde.

▌ Übertragungs-fokussierte Psychotherapie (TFP, Evidenzgrad II a)

Die von Otto F. Kernberg (Kernberg et al. 1989; 1993) entwickelte Psychodynamische Psychotherapie der Borderline-Persönlichkeitsstörung mit der Methode der Übertragungs-fokussierten Psychotherapie (TFP) ist als Manual konzipiert (Clarkin et al. 1999, 2006) und liegt in deutscher Version vor (Clarkin et al. 2001). Diese auf Objektbeziehungen und Übertragung fokussierte Therapie kann als eine störungsspezifisch modifizierte Form der psychoanalytischen und tiefenpsychologisch fundierten Psychotherapie angewendet werden. Als ambulante **Einzelpsychotherapie** wird TFP unter Supervision mit zwei Wochenstunden für die Dauer von mindestens einem Jahr im Sitzen durchgeführt, Modifikationen für die Anwendung von TFP im stationären Setting befinden sich in klinischer Erprobung.

In der **Vorbereitungsphase** erfolgen die klinische Diagnostik und die Informationen über die Aufgaben und Verantwortlichkeiten von Therapeut und Patient für die Therapie, die in einem individuellen mündlichen **Behandlungsvertrag** festgelegt werden. Im Manual sind die unterschiedlichen behandlungstechnischen Anweisungen und **Therapieziele** für die frühe mittlere und fortgeschrittene **Therapiephase** formuliert. Es enthält auch differenzierte **Hierarchisierungen von Problemen** der in der Therapiesitzung vorrangig zu bearbeitenden Inhalte und Risiken, wobei Gefährdungen der Fortsetzung der Behandlung und Sicherstellung des therapeutischen Rahmens an erster Stelle stehen. In der Anfangsphase der Behandlung konzentrieren sich die Therapieziele auf bessere Kontrolle über das maladaptive Verhalten mit der typischen Borderline-Symptomatik und auf die gestörte Affekt- und Impulsregulation. Die primären Therapieziele sind ausgerichtet auf die Reduzierung von Depressivität und Angst, Suizidalität, selbstschädigendem und impulsivem Verhalten und die Gefahren eines Therapieabbruchs.

In den anschließenden Therapiephasen konzentrieren sich die langfristigen strategischen Therapieziele auf die bei der Borderline-Persönlichkeit bestehenden schweren Störungen der Identität („Identitätsdiffusion") und der Objektbeziehungen, d. h. dem Fehlen integrierter, gestalthafter innerer Abbilder des Selbst und wichtiger anderer Personen (Selbst- und Objekt-Repräsentanzen). Aus Sicht der Objektbeziehungstheorie erleben die Betroffenen sich selbst und ihre Beziehungspartner in Teilaspekten, die durch Identitätsdiffusion und Abwehrvorgänge (Spaltung, projektive Identifikation, Idealisierung, Entwertung, Verleugnung) verzerrt sind. In der TFP werden die Wahrnehmungsverzerrungen im Hier-und-Jetzt der therapeutischen Übertragungsbeziehung in Form von typischen internalisierten dominanten Objektbeziehungsdyaden identifiziert und bearbeitet. Durch intensives Klären, wiederholtes Aufzeigen von Widersprüchen und metaphorische Deutungen gewinnt der Patient in der Interaktion mit dem Therapeuten im Verlauf der Behandlung an Reflektionsvermögen und an Fähigkeiten zur Integration des Selbstkonzeptes und des Konzeptes von Anderen sowie zur Integration abgespaltener Affekte.

Clarkin et al. (2007) verglichen in einer randomisierten und kontrollierten Studie an 90 Borderline-Patienten TFP mit der Dialektisch-behavioralen Therapie (DBT) nach Linehan und supportiver Therapie nach Rockland (SPT). Alle drei Therapieformen zeigten Verbesserungen in vielen Bereichen (Depression, Angst, allgemeines Funktionieren, soziale Anpassung), TFP und DBT bewirkten signifikante Verbesserung der Suizidalität, TFP und SPT erreichten Verbesserungen in Teilbereichen von Wut und Impulsivität und nur durch TFP kam es zu einer Verminderung von Reizbarkeit sowie von verbalen und indirekten Angriffen. Weiterhin wurden nur unter TFP signifikante positive Veränderungen im Bereich des „reflective functioning" und des Bindungsstils von einer unsicheren zur sicheren Bindung erreicht (Levy et al. 2006). Ein direkter statistischer Vergleich der Therapiearme erfolgte nicht.

4.5.3 Psychopharmakotherapie

4.5.3.1 Art, Indikation und Wirksamkeit

▌ Psychopharmakologische Behandlung in Krisensituationen

Krisenhafte Zuspitzungen bestimmen vor allem den Frühverlauf während der ersten Krankheitsjahre der BPS. Die Verabreichung von Medikamenten in Krisensituationen sollte dem Patienten gegenüber gut begründet werden, sie sollte auf eine **rasche Wiederherstellung** eines ausreichenden Funktionsniveaus zielen und zeitlich zunächst limitiert sein. Es kommen so in erster Linie sedierende, niedrig dosierte atypische Neuroleptika (z. B. 25–50 mg Quetiapin) oder Antidepressiva (z. B. 15–30 mg Mirtazapin) zum Einsatz, um vor allem aversive Spannungszustände, emotionalen Aufruhr und feindselige Erregung wieder besser kontrollieren zu können. Eine offene Studie ergab Anhalt für die mögliche Wirksamkeit von Clonidin im akuten Erregungszustand (Phillipsen et al. 2004).

Es ist allgemein zu beachten, dass kompetente psychotherapeutische Krisenintervention in den allermeisten Fällen innert weniger Tage zur Restabilisierung des Patienen führt. Unter EbM-Gesichtspunkten ist bedeutsam, dass für ein rationales psychopharmakologisches Vorgehen keine Daten aus kontrollierten Studien vorliegen, sondern dass nach wie vor klinische Erfahrungen der Notfallpsychiatrie Orientierung vermitteln.

▌ Psychopharmakologische Behandlung komorbider Störungen

Die psychopharmakologische Behandlung von komorbiden psychiatrischen Störungen erfolgt einererseits nach den etablierten Richtlinien für die jeweilige Erkrankung, hat andererseits aber die speziellen Verarbeitungsmöglichkeiten, die der Persönlichkeitsstörung eines Patienten inhärent sind, in besonderer Weise zu berücksichtigen.

▌ Psychopharmakologische Behandlung von Borderline-typischen Syndromen

Hinsichtlich störungsorientierter Symptombildungen bei Patienten mit BPS existieren offene, kontrollierte Studien und RCTs. Von ganz wenigen Ausnahmen abgesehen handelt es sich hierbei um Studien zur **Kurzzeitbehandlung** von wenigen Wochen und Monaten. In einer allgemeinen Beurteilung der vorliegenden Studiendaten sind einige Anmerkungen voranzustellen:

▌ Die große symptomatologische Fluktuation schon im natürlichen Krankheitsverlauf macht es oft schwer, einen protokollierten Effekt als „Erfolg" oder als „Misserfolg" einer angesetzten Medikation zu beurteilen. Dies ist besonders im Hinblick auf die durchschnittlich allenfalls moderaten Effektstärken von Medikamenten bei BPS-Patienten im Auge zu behalten.

▌ In Studien aufgenommene Patientenstichproben werden nach strukturierten Diagnosekriterien diagnostiziert. Der Algorithmus des Diagnostizierens bedingt aber eine hohe Heterogenität in der hierüber erfassten klinischen Phänomenologie. Es ist nicht immer klar, auf welche Patientengruppierungen die publizierten Untersuchungsergebnisse sich beziehen.

▌ Es existieren so gut wie keine Daten zu einer medikamentösen Langzeitbehandlung. Dies ist umso bedauerlicher, als einige medikamentöse Strategien wie z. B. mit Stimmungsstabilisatoren langfristig anzulegen wären.

▌ Selten werden in den Studien nähere Angaben zum therapeutischen Gesamtrahmen gemacht. Gerade eine medikamentöse Behandlung verlangt aber eine sorgfältig etablierte Arbeitsbeziehung zwischen Borderline-Patient und Psychopharmakologen. Im Hinblick auf den für Studien stets geforderten „informed consent" und eine sicherzustellende hohe Compliance muss befürchtet werden, dass die bei Studienpopulationen gefundenen Ergebnisse nicht ohne weiteres auf Patientengruppierungen unter naturalistischen Versorgungsbedingungen extrapoliert werden dürfen. Mäßige bis bedeutsame Drop-out-Quoten bei den Studien unterstreichen dieses Problem.

▌ Weitere Probleme in der Interpretation der vorliegenden empirischen Studienergebnisse ergeben sich aus den bereits unter Abschn. 3.1.2 dargestellten allgemeinen Aspekten.

Medikamentöse Strategien lassen sich syndromorientiert formulieren. Sie beziehen sich auf therapeutische Erfahrungen, die mit einzelnen pharmakologischen Substanzklassen gewonnen worden sind (eine Übersicht über die RCT findet sich in Tabelle 4.2).

▌ Emotionale Dysregulation, verstärkte Stimmungslabilität, insgesamt erhöhte Assoziation mit depressiven Störungen legen einen Einsatz von **antidepressiven Medikamenten** nahe. Selektive Serotoninwiederaufnahmehemmer (SSRI) zählen zu den vergleichsweise noch am intensivsten unter dieser Indikationsstellung untersuchten Antidepressiva. Trotzdem ist die empirische Datenbasis noch nicht als ausreichend zu beurteilen. Es existieren auch vereinzelte Untersuchungen zu Selektiven Serotonin-Noradrenalin-Wiederaufnahmehemmer (SSNRI, Venlafaxin), Trizyklische Antidepressiva (TZA) und irreversiblen Monoaminooxidasehemmer (MAO-I, Tranylcypromin).

Die Evidenzgrade für die in RCT untersuchten **SSRIs** (Fluoxetin, Fluvoxamin) sind mit I b in der Reduktion depressiver und auch ängstlicher Symptome bei klinisch relevanter Depression anzugeben. Hierbei sind die mehrheitlich kleinen Patientenanzahlen in den Studien zu berücksichtigen. Hinsichtlich bedeutsamer Ärgeraffekte, Impulsivität und Aggressivität sind die Ergebnisse inkonsistent. Fluoxetin zeigt in einer Dosierung bis 60 mg möglicherweise eine bedeutsame Effektstärke. Bei Patienten ohne klinisch relevante Depression oder Ärgersymptome zeigen SSRIs eher eine nur sehr begrenzte Wirksamkeit bei der störungstypischen Affekt- und Stimmungslabilität.

Tabelle 4.2. Therapiestudien (ausschließlich RCTs) mit Antidepressiva bei der Borderline-Persönlichkeitsstörung

	Probanden	N (Art der Studie)	Testmedikation	Resultat
Montgomery & Montgomery (1982, 1983)	Patienten mit wiederholten Episoden suizidalen Verhaltens	N=58 (N=30 mit BPS) RCT über 6 Monate	Mianserin vs. Placebo	Kein signifikanter Unterschied
Soloff et al. (1986)	Stationäre Patienten mit Borderline-P.S., schizotypischer P.S. oder kombinierter Störung	N=60 RCT über 5 Wochen	Amitryptilin (Trizyklikum) 147 mg, Haloperidol 4,8 mg	Haloperidol für Depression besser geeignet als Amitryptilin
Cowdry u. Gardner (1988)	Borderline-P.S. mit Verhaltensdysfunktion	N=12 RCT über 6 Wochen	Tranylcypromin (irreversibler Monoaminooxydaseinhibitor) 40 mg/d im Durchschnitt	Bewirkt verglichen mit Trifluoperazin, Aprazolam, Carbamazepin und Placebo die größten Verbesserungen der Stimmungslage
Salzmann et al. (1995)	Borderline-P.S., leichte bis mittelschwere Ausprägung	N=22 RCT über 13 Wochen	Fluoxetin (SSRI) bis 60 mg	Signifikante Besserung von Wut, Aggression und Depression
Markovitz (1995)	Borderline-P.S. mit verschiedenen Achse-1- und Achse-2-Störungen	N=31 RCT über 14 Wochen	Fluoxetin (SSRI) 80 mg/d	Signifikante Besserung von Angst, Depression und allgemeinem Funktionsniveau, keine Besserung der Aggressivität
Coccaro u. Kavoussi (1997)	P.S. mit impulsivem, aggressivem Verhalten und Irritabilität 33% davon mit Borderline-P.S.	N=40 RCT über 3 Monate	Fluoxetin (SSRI) 20–60 mg/d	Signifikante Abnahme der offenen verbalen und impulsiven Aggression; kein Einfluss auf Selbstwahrnehmung von Aggression; Besserung des CGI-Scores; belegt keine Verminderung der auf andere gerichteten Aggression
Rinne et al. (2002)	Patientinnen mit Borderline-P.S. leichter bis schwerer Ausprägung. Ausschluss einer bipolaren S.	N=38 RCT über 6 Wochen, 6 Wochen „half cross over"-Design, 12 Wochen offenes „follow-up"	Fluvoxamin (SSRI) 150 mg, im weiteren Verlauf bis max. 250 mg	Signifikante Abnahme der Stimmungsschwankungen, keine Änderung in Aggression und Impulsivität
Simpson et al. (2004)	Ausschluss einer bipolaren S.	N=25 RCT über 10 bis 11 Wochen als add-on zu Dialektisch-behavioraler Therapie	Fluoxetin (SSRI) 40 mg	Kein zusätzlicher Effekt durch Fluoxetin, aber begrenzte Aussage wegen zu kleiner Stichprobe

Unter der Indikationsstellung der spezifischen emotionalen Dysregulation sind SSRIs den atypischen Neuroleptika (z. B. Aripiprazol, Olanzapin) möglicherweise unterlegen. Ein Direktvergleich in einem RCT liegt aber noch nicht vor.

SSRIs in Form von Fluoxetin erbrachte in der Kombination mit Dialektisch-behavioraler Therapie (DBT) bzw. Interpersoneller Therapie (IPT) in zwei Studien noch keine schlüssig interpretierbaren Resultate, wobei erstere Studie „underpowert" war, letztere Studie aber Patienten mit komorbider Major Depression eingeschlossen hatte.

Unter den dual wirksamen **SSNRI** (z. B. Venlafaxin) sind theoretisch leichter Symptome einer impulshaften Verhaltensdysregulation vorstellbar. Eventuell sind SSNRI bei Patienten mit komorbider ADHD und depressiver Symptomatik vorzuziehen.

Der unmittelbare antidepressive Effekt von **TZA** (Amitriptylin, Nortriptylin, Imipramin, Desipramin) ist in den vorliegenden Studien sehr bescheiden. Eine mögliche Effizienz besteht bei klinisch relevanter Depression. Trizyklika besitzen aber einen nur geringen therapeutischen Sicherheitsbereich und weisen bei Überdosierung z. B. in Folge (para-) suizidaler Handlungen ein hohes Letalitätsrisiko auf.

MAO-Hemmer (Phenelzin, Tranylcypromin) können Ärgeraffekte und Impulskontrollstörungen positiv beeinflussen. Ihr unmittelbarer antidepressiver Effekt ist möglicherweise den TZA diskret überlegen. Bei „atypischen" Depressionssymptomen wie Hypersomnie, Hyperphagie und interpersonaler Zurückweisungsempfindlichkeit sind die Behandlungsresultate mit MAO-Hemmern inkonsistent. Auch die irreversiblen MAO-Hemmer weisen nicht zuletzt wegen der höchst diszipliniert einzuhaltenden Diätvorschriften ein bedeutsames Gefährdungspotenzial auf.

Unter Abwägung der klinisch erwartbaren, allenfalls als bescheiden einzustufenden Effekte und angesichts der hohen Nebenwirkungsrate sowie der bedenklichen Sicherheitsprofile sollten sowohl MAO-Hemmer als auch TZA bei Patienten mit BPS möglichst nicht eingesetzt werden.

Ein besonderes perzeptiv-kognitives Symptomcluster mit z. B. paranoidem Misstrauen, passageren anderen psychotischen Symptomen bildet den Ausgangspunkt für den Einsatz von **antipsychotischen Substanzen**. Es liegen mehrere RCTs zu niedrig dosierten typischen (Haloperidol, Thioridazin, Trifluoperazin) und atypischen Neuroleptika (Olanzapin, Aripiprazol) vor. Niedrig dosierte, insbesondere atypische Antipsychotika zeigten in einigen Studien positive Effekte auf perzeptiv-kognitive Symptome, feindselige Affekte, Ärger, Aggressivität, Depressivität (I a). In der methodisch guten Studie von Soloff et al. (1989) fand sich für Haloperidol bis auf eine positive Wirkung auf Reizbarkeit kein eindeutiger Effekt, eine sehr hohe Drop-out-Rate war festzuhalten. Mehrere Placebo-kontrollierte Studien mit Olanzapin zeigen ebenfalls mäßige bis hohe Abbruchquoten (ca. 50%); derzeit wird geprüft, ob die Erfolg versprechenden Daten der kleineren Studien in einer groß angelegten Multicenter-Studie mit über 300 Patientinnen repliziert werden können.

Tabelle 4.3. Therapiestudien (ausschließlich RCTs) mit Antipsychotika bei der Borderline-Persönlichkeitsstörung

	Probanden	N (Art der Studie)	Testmedikation	Resultat
Goldberg et al. (1986)	Borderline-P.S. (N = 17) paranoide P.S. (N = 13) schizoide P.S. (N = 20)	N = 50 RCT	Thioridazin (Phenothiazin) 5–40 mg; 8,7 mg im Durchschnitt über 12 Wochen	Signifikante Überlegenheit von Thioridazin für Wahn, Selbstbezogenheit, psychotisches Verhalten und Zwangssymptomatik, aber nicht für Depression, Wut oder Feindseligkeit
Cowdry u. Gardner (1988)	Borderline-P.S., alle mit gestörter Verhaltenskontrolle	N = 16 RCT	Trifluoperazin (Phenothiazin) im Mittel 7,8 mg (von 7 Probanden 3 Wochen lang genommen)	Trifluoperazin schlecht verträglich aber signifikant verbesserte Verhaltenskontrolle, Angst und Depression
Soloff et al. (1989)	Borderline-P.S.	N = 90	Haloperidol (Butyrophenon) 4–16 mg vs. Amitriptylin 100–175 mg vs. Placebo über 5 Wochen	Signifikante Verbesserung des allg. Funktionsniveaus, von Feindseligkeit, schizotypischen und impulsiven Symptomen
Soloff et al. (1993) Cornelius et al. (1993)	Konsekutiv aufgenommene Patienten mit Borderline-P.S.	N = 36 N = 38 N = 34 RCT	Haloperidol < 6 mg/d Phenelzin (irrev. MAOI) < 90 mg/d Placebo über 5 Wochen mit 16-wöchiger Erhaltungstherapie	Haloperidol u. Placebo schlechter als Phenelzin gegen Depression, Wut, Feindseligkeit und Angst bei 5-wöchiger Anwendung, hohe „drop-out"-Rate von 64% bei 16-wöchiger neuroleptischer Anwendung, nur geringe Langzeitwirkung von Phenelzin
Zanarini u. Frankenburg (2001)	Patientinnen mit Borderline-P.S.	N = 19 RCT	Olanzapin (atyp. Neurolepti-kum) (von 10 Patienten über 6 Monate eingenommen)	Signifikante Reduktion von Angst, Paranoia, Wut und interpersoneller Sensitivität, keine Besserung der Depression
Bogenschutz u. Nurnberg (2004)	Patientinnen mit Borderline-P.S. ohne Komorbidität mit Depression, bipolarer oder psychotischer Störung	N = 40 RCT	Olanzapin 6,9 mg im Durchschnitt über 12 Wochen	Signifikante Verbesserung der BPS-Pathologie (ES = 7,7) mit Wirkung auf Ärger, aber ohne Wirkung auf psychoseähnl. Symptome, Depression, Angst und Aggressivität
Zanarini u. Frankenburg (2004)	Patientinnen mit Borderline-P.S. ohne Komorbidität mit Depression, bipolarer oder psychotischer Störung	N = 45 RCT	Olanzapin 3,3 mg im Durchschnitt über 8 Wochen vs. Fluoxetin 15 mg vs. Olanzapin + Fluoxetin	Überlegenheit der Olanzapin-Monotherapie und der Kombination gegenüber Fluoxetin-Monotherapie in Bezug auf Dysphorie und impulsive Aggressivität
Soler et al. (2005)	Patientinnen mit Borderline-P.S. ohne instabile Achse-1-Störung	N = 60 RCT	Olanzapin + Dialektisch-behaviorale Therapie (DBT) vs Olanzapin + DBT über 12 Wochen	Signifikante Überlegenheit der Kombination in Bezug auf Depression, Angst, impulsiv-aggressives Verhalten, Trend zur Signifikanz bzgl. Selbstverletzungsverhalten
Nickel et al. (2006, 2007)	Patienten mit Borderline-P.S., keine Komorbidität mit Schizophrenie	N = 57 Akutphase N = 52 Erhaltungsth.	Aripiprazol (atyp. Neuroleptikum) 15 mg/d	Verbesserung im SCL-90, Rückgang von Depression, Angst, Ärger in Akut- und Erhaltungsphase

Tabelle 4.4. Therapiestudien (ausschließlich RCTs) mit Mood Stabilizern bei der Borderline Persönlichkeitsstörung

	Probanden	N (Art der Studie)	Test-medikation	Resultat
Cowdry u. Gardner (1988)	Borderline-P.S. mit Verhaltensdysfunktion	N = 12 RCT über 6 Wochen	Carbamazepin 820 mg/d	Signifikante Verbesserung der Verhaltenskontrolle und des allg. Funktionsniveau
De la Fuente u. Lotstra (1994)	Borderline-P.S. keine Komorbidität	N = 20 RCT über 4½ Wochen	Carbamazepin 6,44–7,07 μg/ml durchschnittl. Serumspiegel	Kein signifikanter Effekt
Hollander et al. (2001)	Borderline-P.S. Ausschluss von psychotischen u. bipolaren St., Ausschluss einer derzeitigen Depression	N = 21 RCT über 10 Wochen	Valproat 80 μg/ml durchschnittl. Serumspiegel	Kein eindeutiger Effekt bei hoher Abbrecherquote
Frankenburg u. Zanarini (2002)	Patientinnen mit Borderline-P.S. mit komorbider bipolarer St., Ausschluss einer Major Depression	N = 30 RCT über 28 Wochen	Valproat 50–100 μg/ml durchschnittl. Serumspiegel	Signifikante Reduktion von Aggression, Reizbarkeit und Depression, Effekt höher bei solchen mit hoher Impulsivität
Tritt (2005)	Patientinnen mit Borderline-P.S., Ausschluss von bipolarer Störung und Major Depression	N = 27 RCT über 8 Wochen	Lamotrigin aufdosiert bis 200 mg/d	Signifikante Reduktion von Ärger (auf allen STAXI-Skalen außer anger-in)
Nickel et al. (2004)	Patientinnen mit Borderline-P.S., Ausschluss von bipolarer Störung und Major Depression	N = 31 RCT über 8 Wochen	Topiramat aufdosiert bis 250 mg/d	Signifikante Reduktion von Ärger (auf allen STAXI-Skalen außer anger-in)
Nickel et al. (2005)	Männliche Patienten mit Borderline-P.S., Ausschluss von bipolarer Störung und Major Depression	N = 42 RCT über 8 Wochen	Topiramat aufdosiert bis 250 mg/d	Signifikante Reduktion von Ärger (auf allen STAXI-Skalen außer anger-in)
Loew et al. (2006)	Patientinnen mit Borderline-P.S., kein Ausschluss affektiver Störungen	N = 56 RCT über 10 Wochen	Topiramat aufdosiert bis 200 mg/d	Signifikante Reduktion von Somatisierung, interpersoneller Sensitivität, Angst, Feindseligkeit, phobischer Angst, allg. Funktionsniveau (SCL-90-Subskalen)

In einer doppelblinden und Placebo-kontrollierten Studie bewirkte Olanzapin bei einer Patientengruppe mit DBT gegenüber Placebo eine signifikante Verbesserung von Depression, Angst, Impulsivität und aggressivem Verhalten.

Das vorteilhaftere neurochemische Profil der Atypika mit zusätzlich zur wirksamen D2-Blockade vorhandenem 5-HT-2a-Antagonismus und teilweise 5-HT-1a-Agonismus (z. B. Aripiprazol) versprechen antipsychotische Wirkungen bei reduziertem extrapyramidalmotorischen Nebenwirkungsrisiko und günstigem Einfluss auf Stimmungslage und Impulskontrolle. In dieser Hinsicht ist in der klinischen Praxis den atypischen Neuroleptika gegenüber den traditionellen Präparaten ein klarer Vorzug einzuräumen. Zu berücksichtigen ist jedoch, dass mit Ausnahme von Aripiprazol den Atypika ein eigenständig zu bewertendes Nebenwirkungsprofil mit mehr oder minder ausgeprägter Gewichtssteigerung, Dyslipidämie, Diabetogenität, QTc-Verlängerung und gesteigerter Prolaktinsekretion anhaftet. Im Hinblick auf die hohe Assoziation von BPS und komorbiden Essstörungen müssen vor allem die metabolischen Nebenwirkungen bedacht werden. Diesbezüglich weist das Aripiprazol klare Vorteile auf.

Stimmungsstabilisatoren (Lithium, Carbamazepin, Valproat, Lamotrigin, Topiramat) sind zweifelsohne auch für die Gruppe der Patienten mit Borderlinestörungen eine hoch bedeutsame Medikamentengruppe.

Die empirische Basis für den Einsatz von Lithium bei der Borderline-Persönlichkeitsstörung ist extrem schmal (Evidenzgrad IV). Allenfalls in sorgfältig ausgewählten Einzelfällen sind positive Effekte möglich. Die sehr enge therapeutische Spanne mit bedeutsamen Sicherheitsbedenken bei eingeschränkter Handlungskontrolle fällt zusätzlich negativ ins Gewicht.

Für **Carbamezapin** können keine positiven Effekte aus RCTs berichtet werden.

Valproat zeigte in mehreren (Evidenzgrad I b) und **Lamotrigin** (Evidenzgrad II a) einen günstigen Effekt auf Impulsivität, Ärger, Irritabilität und Dysphorie. Auch für **Topiramat** ließen sich diese ermutigenden Ergebnisse in mehreren RCTs finden (Evidenzgrad I b).

Generell gilt es aber beim Einsatz von Stimmungsstabilisatoren zu bedenken, dass Borderline-Patienten nur schwer für eine medikamentöse Langzeitprophylaxe zu gewinnen sind.

Der Einsatz von **Benzodiazepinen** ist bei Borderline-Patienten auf Notfallsituationen mit ausgeprägten Angstzuständen zu beschränken (Evidenzgrad IV). Stets ist die Gefahr einer raschen Gewöhnung und missbräuchlichen Einnahme zu beachten. Bei bekannten Abhängigkeitsproblemen besteht eine klare Kontraindikation. Vor allem unter Benzodiazepinen mit kürzerer Halbwertszeit wie z. B. Alprazolam können unkontrollierte Verhaltensdurchbrüche auftreten, wie in einem RCT beobachtet worden ist.

Opiatantagonisten wie z. B. Naloxon oder Naltrexon werden derzeit hinsichtlich ihrer Wirksamkeit bei ausgeprägten dissoziativen Zuständen untersucht, für den systematischen Einsatz liegen derzeit keine ausreichenden Nachweise vor. Die empirischen Belege für eine eventuelle Wirksamkeit stammen aber bisher ausschließlich aus unkontrollierten Studien (Evidenzgrad III). Naltrexon sollte beim Absetzen langsam ausgeschlichen werden, da ansonsten starke dissoziative Reboundeffekte auftreten können. Bei Patienten mit gleichzeitiger Opiatabhängigkeit kann eine längerfristige Verabreichung von Opiatantagonisten zu einer Hypersensibilisierung der Opiatrezeptoren führen. Werden solche Patienten rückfällig, dann drohen bei dieser veränderten pharmakodynamischen Ausgangslage möglicherweise sogar letale Komplikationen bei Wiederaufnahme des üblichen Opiatkonsums.

Clonidin führte in einer offenen Studie bei Zuständen heftiger aversiver Angespanntheit zu einer Harmonisierung; derzeit liegt aber kein ausreichender Wirksamkeitsnachweis vor (Evidenzgrad III).

4.5.3.2 Behandlungspragmatik

▌ Orientierung an Behandlungsalgorithmen

Ein an Zielsyndromen orientierter Algorithmus psychopharmakologischer Interventionen (vgl. z.B. APA Guideline 2001) erleichtert zwar pragmatische Entscheidungen. Eine hieraus oft resultierende **Polypharmazie** muss aber kritisch reflektiert werden.

BPS-Patienten weisen meist mehr als ein zentrales Syndrom auf, für das ein je eigener algorithmischer Ansatz empfohlen wird. In aller Regel bewirkt aber auch ein sachkundiges pharmakologisches Vorgehen keine Vollremission in den Zielsymptomen. Eine häufige Konsequenz ist deshalb eine medikamentöse Mehrfachkombination, wie dies auch für den unreflektierten Umgang mit Medikamenten bei BPS-Patienten der Regelfall zu sein scheint. Der behandelnde Arzt sollte sinnvolle pharmakologische Schwerpunkte mit seinem Patienten diskutieren, die mögliche Vorteile versprechen und vor allem möglichst geringe Risiken in sich bergen. Eine solche sinnvolle Schwerpunktsetzung könnte z.B. sein, für einen Borderline-Patienten mit depressiver Verstimmung und Essstörung ein Medikament (z.B. Fluoxetin) zu verordnen, das für beide Indikationsstellungen empirische Wirkbelege aufweisen kann.

▌ Compliance-Problem und selbstdestruktives Risiko

Borderline-Patienten nehmen ihre Medikamente häufig unregelmäßig ein, neigen zu Überdosierungen, kombinieren mit nicht verordneten Zusatzmedikamenten, legen nicht abgesprochene Medikamentenpausen ein. Ihre Non-Compliance kann durch vielfältige Motive verursacht sein, die es im Gespräch zu klären gilt. Patienten, die sich wiederholt in suizidalen Krisen mit verordneten Medikamenten zu töten versucht haben, oder signalisieren, dass sie für solche Gelegenheiten Medikamente horten, sind unter ambulanten Bedingungen nicht sicher mit Psychotherapie und Medikation zu behandeln. Eine Wiederaufnahme einer Medikation sollte erst dann erfolgen, wenn eine tragfähige Arbeitsbeziehung mit psychotherapeutischen Mitteln hergestellt worden ist.

▌ Psychopharmakotherapie in einem integrierten Behandlungsmodell

Empirische Studien belegen, dass pharmako- und psychotherapeutische Ansätze isoliert jeweils nur von einer Teilgruppe von Borderline-Patienten hinreichend angenommen werden oder aber allein für sich von nur beschränkter therapeutischer Effizienz sind. In einem integrierten Gesamtbehandlungsplan werden beide Verfahren sehr häufig mit einander kombiniert. In einer optimistischen Perspektive werden durch die Kombination synergistische Effekte erwartet. Es liegen derzeit aber noch keine überzeugenden empirischen Belege vor, die für solche theoretisch erwarteten Zusatzwirkungen einer Kombinationsbehandlung sprechen würden. Über eine Kombination von Dialektischer Verhaltenstherapie (DBT) und Interpersonaler Psychotherapie (IPT) mit einem SSRI (Fluoxetin) einerseits (Simpson et al. 2004, Bellino et al. 2006) und einem atypischen Antipsychotikum (Olanzapin) andererseits (Soler et al. 2005) liegen erste Erfahrungen vor, erlauben aber noch keine differenziellen Therapieempfehlungen.

In einer pragmatischen Orientierung kann berechtigt angenommen werden, dass die offene Ansprache einer eventuellen Kombination mit Psychopharmaka bereits mit Aufnahme einer Psychotherapie das therapeutische Arbeitsbündnis eher günstig bestärkt als belastet. Vorteilhaft wäre eine gemeinsame Sichtweise auf eine Kombinationsbehandlung als ein interpersonales Unternehmen, in dem ärztlicherseits ein autoritativer Verordnungsstandpunkt vermieden, vielmehr eine „teilnehmende Verschreibung" angestrebt wird mit einer verständnisvollen Offenheit für das bewusste und unbewusste Bedeutungserleben. Kommt es erst in späteren Phasen einer Psychotherapie zur Diskussion über Medikamente, dann darf regelhaft von schwierigen Beziehungskonflikten ausgegangen werden, die mit großer Sorgfalt geklärt werden müssen.

Das Problem, ob eine zusätzliche Pharmakotherapie gleichzeitig auch vom Psychotherapeuten bewerkstelligt oder aber an einen eigenen Experten delegiert werden soll, ist vielschichtig und wird in der Versorgungspraxis ganz unterschiedlich gehandhabt. Grundbedingung für ein kombiniertes Vorgehen durch einen Behandler sind selbstverständlich eine ausreichende pharmakologische Kompetenz und eine prinzipielle innere Offenheit für beide Therapieperspektiven. Das kollaborative Arbeitsbündnis kann hierdurch weiter gestärkt werden. Werden beide Therapiefunktionen im „Behandlerdreieck" ausgeübt, sind ein regelmäßiger, auf wechselseitigem Respekt und Vertrauen beruhender Austausch zwischen Psychotherapeuten und Pharmakologen über den Patienten sowie eine fortlaufende kollegiale Abstimmung und Sicherstellung der vereinbarten Rollenteilung unabdingbare Voraussetzungen für einen Erfolg versprechenden therapeutischen Prozess.

4.5.4 Behandlungsdauer

Die derzeit vorliegenden empirischen Studien betreffen mit ganz wenigen Ausnahmen einen Einsatz von Psychopharmaka in der Akutbehandlung von wenigen Wochen. Langzeitstudien definieren einen dringenden Forschungsbedarf.

Eine Entscheidung für eine medikamentöse Intervention bei Patienten mit BPS setzt eine sorgfältige Aufklärung über ein definiertes Ziel, über erwartete Symptom-orientierte Effekte und mögliche Nebenwirkungen, einen ungefähren Zeithorizont für die Entfaltung von pharmakologischen Wirkungen sowie auch Kriterien zur Beurteilung einer eventuellen Wirksamkeit oder aber auch Unwirksamkeit voraus. Die Patienten sind über den **off-label-Einsatz** von Psychopharmaka aufzuklären und über die unzureichende Datenlage zur empirischen Evidenz zu informieren. Gerade in der Einstellungsphase sind engmaschige Kontrollen notwendig. Eine Kombination von mehreren psychopharmakologischen Substanzen sollte sehr kritisch reflektiert und mit dem Patienten besprochen werden. Ein verlässliches, d. h. in **Konsensbildung** zwischen Arzt und Patienten vereinbartes Procedere in Situationen heftiger und vor allem gefährlicher Nebenwirkungen sollte verfügbar sein. Werden Medikamente wiederholt in selbstdestruktiven Verhaltensweisen verwendet, besteht eine Kontraindikation für eine Fortführung der Pharmakotherapie, solange es mit psychotherapeutischen Möglichkeiten nicht gelingt, wieder eine tragfähige therapeutische Allianz herzustellen. Unwirksame Medikamente sollten abgesetzt werden. Tragen Medikamente zu einer signifikanten symptomatischen Stabilisierung bei und ermöglichen unter Umständen sogar eine günstigere Gestaltung psychotherapeutischer Prozesse, sollte erst nach einigen Monaten sehr vorsichtig eine Reduktion gewagt werden, bevor die Medikamente ganz abgesetzt werden können. Auf mögliche Verschlechterungen muss hierbei hingewiesen werden. Eine Entscheidung für eine medikamentöse Langzeitbehandlung im Einzelfall verlangt ebenfalls wiederkehrende Kontrollen und Gespräche über die Medikation.

4.5.5 Verlaufskontrolle

Wie bei der Diagnostik ausgeführt, liegen mittlerweile auch für die BPS spezifische Instrumente zur Evaluation des Therapieverlaufes vor. Im deutschsprachigen Bereich kann die Borderline-Symptomliste verwendet werden (BSL, Bohus et al. 2000, 2007). Dieses Instrument ist als Fragebogen konzipiert und erhebt Borderline-typische Verhaltens- und Erlebensmuster.

4.5.6 Zusammenfassung und Ausblick

Mehrere randomisierte kontrollierte DBT-Therapiestudien gegen eine unspezifische Kontrollbehandlung (Treatment As Usual, TAU), die u. a. von unabhängigen Arbeitsgruppen berichtet wurden, entsprechen dem Evidenzgrad I b für diese Therapieform. Der Wirksamkeitsnachweis für MBT im teilstationären Setting erstreckt sich auf eine kontrollierte randomisierte publizierte Studie gegen TAU (Bateman und Fonagy 1999, 2001) mit signifikanten Verbesserungen nach 1,5 Jahren Behandlung und deutlichen Effekten nach 3 Jahren bei fortgesetzter kontinuierlicher Gruppentherapie (Evidenzgrad II a). Zur Wirksamkeit der SFT liegt eine kontrollierte randomisierte Studie im Vergleich zu TFP vor (Giesen-Bloo et al. 2006). Die Daten zeigen eine signifikante Überlegenheit der SFT gegenüber der TFP, wobei im streng wissenschaftlichen Sinne noch kein Nachweis einer Überlegenheit gegenüber einer unspezifisch behandelten Kontrollgruppe vorliegt (Evidenzgrad II a). Das Gleiche gilt für die Evaluation der TFP (Clarkin et al. 2007, Levy et al. 2006) im Rahmen einer kontrolliert randomisierten Studie TFP vs. DBT vs. Dynamisch-supportive Behandlung, wobei die Interpretierbarkeit der Daten auf Grund der relativ geringen n-Zahl bei 3 Studienarmen Einschränkungen aufweist (Evidenzgrad II a).

Trotz dieser insgesamt viel versprechenden Ergebnisse zeigt sich bei allen Studien, dass nur etwa 50% der behandelten Patienten auf die angebotenen Verfahren im ersten Durchgang ansprechen. Untersuchungen zu generellen oder behandlungsspezifischen Prädiktorvariablen liegen noch nicht vor. Es bleibt also zunächst unklar, welche Patienten überhaupt auf Psychotherapie und welche auf spezifische Behandlungsangebote reagieren. Unklar ist auch, ob eine Wiederholung (zunächst) erfolgloser Behandlungen sinnvoll ist oder ob die Verfahren gewechselt werden sollten. Hier besteht weiterer Forschungsbedarf.

Zum gegenwärtigen Zeitpunkt muss man davon ausgehen, dass sowohl im ambulanten als auch im stationären Setting **störungsspezifische psychotherapeutische Verfahren** unspezifischen Behandlungsformen deutlich überlegen sind. Therapeuten, die Patienten mit Borderline-Störungen behandeln, sollten sich daher einer spezifischen Zusatzausbildung unterziehen. Bezüglich der Versorgungssituation in Deutschland ist eine flächendeckende Etablierung integrierter Behandlungskonzepte auf der Basis störungsspezifischer Konzepte zu fordern. Zudem muss darauf hingewiesen werden, dass etwa die Hälfte der Betroffenen auch in gut evaluierten Behandlungsprogrammen auf die erste psychotherapeutische Behandlung nicht anspricht. Hier ist Forschungsbedarf hinsichtlich Prädiktorvariablen oder Neuentwicklung von Verfahren für Therapie-Nonresponder gegeben. Abschließend sei auf die zentrale Bedeutung von frühen Interventionen während der Adoleszenz hingewiesen, um dergestalt die Entwicklung und Chronifizierung der BPS zu verhindern.

Eine Entscheidung für eine medikamentöse Intervention bei Patienten mit BPS setzt eine sorgfältige Aufklärung über ein definiertes Ziel, über erwartete Symptom-orientierte Effekte und mögliche Nebenwirkungen, einen ungefähren Zeithorizont für die Entfaltung von pharmakologischen Wirkungen sowie auch Kriterien zur Beurteilung einer eventuellen Wirksamkeit oder aber auch Unwirksamkeit voraus. Die Patienten sind über den off-label-Einsatz von Psychopharmaka aufzuklären und über die unzureichende Datenlage zur empirischen Evidenz zu informieren. Gerade in der Einstellungsphase sind engmaschige Kontrollen notwendig. Eine Kombination von mehreren psychopharmakologischen Substanzen sollte sehr kritisch reflektiert und mit dem Patienten besprochen werden. Ein verlässliches, d. h. in Konsensbildung zwischen Arzt und Patienten vereinbartes Procedere in Situationen heftiger und vor allem gefährlicher Nebenwirkungen sollte verfügbar sein. Werden Medikamente wiederholt in selbstdestruktiven Verhaltensweisen verwendet, besteht eine Kontraindikation für eine Fortführung der Pharmakotherapie, solange es mit psychotherapeutischen Möglichkeiten nicht gelingt, wieder eine tragfähige therapeutische Allianz herzustellen.

4.6 | Behandlungsprinzipien bei Histrionischer Persönlichkeitsstörung

4.6.1 Klinische Einführung

Mit Einführung des DSM-IV wurde, der feministischen Kritik entsprechend, der traditionelle Hysteriebegriff durch den Terminus „histrionische Persönlichkeitsstörung" ersetzt. Patienten mit histrionischer Persönlichkeitsstörung (HPS) gelten als hyperexpressiv, theatralisch und oft dramatisch in ihrer Selbstdarstellung und Affektivität. Getrieben von heftigem Verlangen nach Aufmerksamkeit, Akzeptanz und Bewunderung, bewegen sich histrionische Persönlichkeiten häufig auf imaginierten (oder auch realen) Bühnen. Extravertiert, charmant und attraktiv, bisweilen sehr erfolgreich und beliebt, sorgen sie für Flair, Tempo und Abwechslung, in der Nähe jedoch scheint ihr Glanz sich zu verlieren. Sie wirken dann häufig unecht, bisweilen diffus oder leer. Bei geringer Spannungs- und Frustrationstoleranz besteht eine hohe Ablenkbarkeit und Suggestibilität sowie die ausgeprägte Tendenz zu kurzfristigen Abwechslungen, Vergnügungen oder stets neuen Herausforderungen. Der „impressionistische" kognitive Stil imponiert durch eine gewisse Flüchtigkeit, Diffusität und Ungenauigkeit. Abstrakte, logische kognitive Prozesse sowie strukturiertes Problemlösen fallen häufig schwer.

Die meisten Kliniker sehen als zentrales Interaktionsmotiv von Menschen mit histrionischer Persönlichkeitsakzentuierung ein ausgeprägtes Bedürfnis, im Leben anderer Menschen bzw. in der Öffentlichkeit, Wichtigkeit und Bedeutung zu erlangen. Dem liegen biographisch begründete Annahmen zu Grunde, dass die eigene Person im Kern nicht „wichtig" oder „nicht liebenswert" sei und von zentralen Bezugspersonen nicht „wahrgenommen" wird. Die auffälligen Verhaltensmuster können daher als dysfunktionale Strategien verstanden werden, um entweder die gewünschte zwischenmenschliche Zuwendung zu erreichen oder die schmerzhafte Erfahrung der fehlenden Zuwendung zu lindern. Pointiert ausgedrückt versuchen histrionische Patienten Zuwendung zu erlangen mit Hilfe von Strategien, die Aufmerksamkeit induzieren. Je nach lerngeschichtlicher Erfahrung verwenden die Patienten eher positiv sanktionierte Strategien wie: unterhaltsam sein, interessant sein, attraktiv sein, sexy sein, oder negative Strategien wie: Symptome produzieren, Kontrolle ausüben, jammern und klagen, bedürftig und „arm dran" sein. Im Gegenüber lösen diese Verhaltensmuster jedoch häufig das Gefühl des Unechten, der „Simulation" aus, so dass nach kurzfristiger Zuwendung häufig emotionaler Rückzug erfolgt. Dies wiederum bestätigt die gefürchteten Annahmen des Patienten, im Grunde „nicht wichtig zu sein" und zieht eine Intensivierung der theatralischen Verhaltensmuster nach sich.

In der passenden Umgebung können histrionische Persönlichkeiten jedoch durchaus erfolgreich sein. Dennoch kostet die fortwährende Jagd nach neuen Reizen und Bedeutung viel Kraft und Energie. Mit zunehmendem Alter, Abnahme der körperlichen Leistungsfähigkeit und Attraktivität erweisen sich die dysfunktionalen Strategien häufig als zu aufwendig oder wirkungslos. Depressionen, Angststörungen, somatoforme Störungen sowie Alkohol- und Hypnotikaabusus treten auf und führen in die psychiatrisch-psychotherapeutische Behandlung.

4.6.2 Psychotherapie

4.6.2.1 Problemanalyse und Behandlungsplanung

Die Schwierigkeiten, welche strukturierte Problemanalysen bei Patienten mit HPS aufwerfen, können schon fast als diagnoseweisend bezeichnet werden. Es erfordert in aller Regel ein hohes Maß an Energie, Genauigkeit und Geduld, um zwischen den zunächst meist dramatisch präsentierten, aufgebauschten und schier unlösbaren Verwicklungen die trockenen Krümel der nüchternen Faktenlage zu eruieren. Je näher der Therapeut der, oft banalen, Wirklichkeit kommt, desto diffuser erscheinen meist die Informationen (belle indifference). Dennoch sollte sich der Therapeut nicht davon abhalten lassen, ein möglichst realistisches Bild von der sozialen Lage und den zwischenmenschlichen Beziehungen seines Patienten zu erarbeiten. Gerade Krisensituationen überfordern häufig die Problemlösekompetenz der Patienten und erfordern oft enge, sachbezogene Führung. Sobald die Beziehungsgestaltung es zulässt, sollten verlässliche Informationen durch Dritte herangezogen werden.

4.6.2.2 Therapeutische Beziehung

Vergegenwärtigt man sich das intensive Bedürfnis histrionischer Patienten nach Zuwendung, Wertschätzung und Aufmerksamkeit, so wird rasch ersichtlich, dass die therapeutische Kontaktaufnahme zunächst keine Schwierigkeiten bereiten sollte. In aller Regel versuchen die Patienten mit hoher emotionaler Energie, den Therapeuten für sich zu interessieren oder zu begeistern. Dies geht bisweilen so weit, dass, nach Interessengebiet des Therapeuten, aufmerksamkeitsrelevante Symptome produziert werden. Der Therapeut sollte also von Anfang an darauf achten, sein Maß an Zuwendung nicht von der Dramatik oder Verführungskraft der präsentierten Symptomatik abhängig zu machen, da dies die Gefahr der nicht intendierten Verstärkung dysfunktionalen Verhaltens birgt. Es liegt in der Natur der Problematik, dass die überzogenen Erwartungen histrionischer Patienten bezüglich Wirkkraft, Kompetenz und Zuwendung ihrer Therapeuten enttäuscht werden, was häufig als starke Kränkung erlebt wird. Aggravierung der dysfunktionalen Verhaltensmuster oder Abbruch der Therapie ist häufig die Konsequenz. Es empfiehlt sich daher, bereits zu Beginn der Therapie diese zu erwartenden Krisen zu antizipieren, mit dem Patienten zu besprechen und damit die emotionale Wucht mit all ihren Konsequenzen abzufangen.

Grundsätzlich gilt, dass die therapeutische Beziehung das Bedürfnis des Patienten nach Zuwendung erfüllen sollte – gerade dann, wenn der Patient beginnt, seine dramatischen Strategien abzulegen und weniger spektakuläre, dafür sensitivere und authentischere Kommunikationsmuster aufzubauen.

4.6.2.3 Veränderungsstrategien

Kognitiv-behaviorale Veränderungsstrategien

Die für die HPS typischen psychosozialen Defizite betreffen oft mehrere Dimensionen. Zum einen die **kognitive Ebene**: Der typische impressionistische Denkstil mit tangentialem, d. h. schlecht fokussiertem und unpräzisem, Denken kann sich als schwere Behinderung in der beruflichen Entwicklung erweisen. Spezifisches kognitives Training gilt als hilfreich, aber auch der Einzeltherapeut sollte fortwährend präzisieren, assoziativen Lockerungen und Weitschweifigkeiten Einhalt gebieten und auf klare, rationale Sprachgebung achten. Klar strukturierte Modelle, wie z. B. „Problemlösen", eine Methodik aus dem Feld der kognitiven Therapie, sollten erlernt und zunächst unter Anleitung („guided discovery") später im Selbstmanagement so häufig wie möglich angewandt werden.

Auf der **affektiven Ebene** imponieren, wie oben bereits ausgeführt, aufgebauschte Emotionen, die vordergründig oft wuchtig wirken. Im Gegensatz zu den intensiven Emotionen von Borderline-Patienten induzieren die Affekte von histrionischen Patienten beim Gegenüber jedoch wenig reziproke Aktivierung sondern eher Unverständnis und Ablehnung. Die Emotionen wirken „kernlos" und daher inszeniert. Der Therapeut sollte also zunächst darauf hinarbeiten, die Selbstreflexion bezüglich inadäquaten Affektausdruckes zu verbessern. Im zweiten Schritt geht es darum, auch schwächer ausgeprägte Gefühle zu akzeptieren, und diesen Raum zu geben ohne zu dramatisieren.

Auf der **Handlungsebene** imponierten Sprunghaftigkeit und Inkohärenz. Hier gilt es, Langeweile zu tolerieren, angefangene Projekte zu Ende zu bringen, den Verlockungen und Reizen neuer Ideen zu widerstehen. Die Kunst des „Weglassens", der Minimierung und Konzentration aufs Wesentliche, sollte gelernt werden. Achtsamkeitsübungen aus dem Bereich der Zen-Meditation bieten sich als ideales Training zur Fokussierung und Hemmung dissoziativer Zustände an.

Kognitiv-behaviorale Therapeuten fokussieren zum einen den globalen, impressionistischen Denkstil und daraus resultierende Problemfelder insbesondere in der Bewältigung des Alltags, zum anderen die **dysfunktionalen Strategien im Kampf um Aufmerksamkeit** und die geringe Frustrationstoleranz gegenüber Zurückweisung und Kränkung (Freeman 2004, Beck et al. 2003).

Der Therapeut ist zunächst gehalten, pro Sitzung möglichst nur einen Problembereich herauszuarbeiten, diesen genau zu benennen, Abschweifungen zu verhindern und den Patienten anzuhalten, aktiv konkrete Lösungsmöglichkeiten zu entwickeln. Bisweilen erscheint es hilfreich, Grundannahmen und automatisierte kognitive Muster zu identifizieren und im täglichen Alltag zu bestimmen.

Der **Einsatz von Hausaufgaben** ist gerade bei histrionischen Patienten günstig, da die Erfahrung, selbst etwas zum Gelingen der Therapie beizutragen, die fantasierte Omnipotenz des Therapeuten reduziert. Je knapper und präziser die Hausaufgaben erledigt werden, desto besser. Die bewusste **Lenkung und Überprüfung handlungsleitender Kognitionen** sollte auch zur Reduktion impulsiver Handlungen führen. Im Sinne eines Selbstinstruktionstrainings sollten hierarchisch gestufte Kontrollmuster erlernt und trainiert werden, um so schon im Anfangsstadium bei sprunghaften, impulsgesteuerten Reaktionen innezuhalten. Die Vor- und Nachteile alternativer Optionen können dann untersucht und die Konsequenzen des Handelns abgeschätzt werden.

Die Steuerung der Emotionen, die Aneignung von Planungskompetenz sowie die Toleranz „langweiliger" Alltagssituationen sind weitere Therapieschritte. Defizite im Bereich des Selbstwertgefühls und des Identitätssinns steuern die Grundannahmen, auf die Hilfe anderer angewiesen zu sein. Es erscheint hilfreich, wenn der Therapeut nicht in ähnliche globale und mystische Annahmen verfällt wie der histrionische Patient, für den Unabhängigkeit und Identität häufig schwer verständlich und unerreichbar erscheinen. Die kognitiv-behaviorale Therapie verfügt mittlerweile über ausgearbeitete Konzepte zur Stärkung von Identität und Wahrnehmung der individuellen Stärken.

▌ Psychodynamische Veränderungsstrategien

Tiefenpsychologisch orientierte Theoretiker differenzieren zwischen konfliktpsychologischen und ich-strukturellen Dimensionen, deren Zusammenwirken die HPS gestaltet. Die unterschiedlichen Ausprägungsgrade berücksichtigend zielen psychodynamische Ansätze auf die **Aufdeckung und Durcharbeitung verdrängter ödipaler Triebkonflikte.** Durch Deutung von Übertragungs- und Gegenübertragungsprozessen innerhalb der therapeutischen Beziehung werden neben der basalen ödipalen Problematik auch die starken **Versorgungs- und Aufmerksamkeitswünsche reaktiviert und bewusstgemacht.** Darüber hinaus werden auf der sog. strukturellen Ebene die Selbstwahrnehmung – insbesondere die spezifische Emotionalität – und die Wahrnehmung der „Objektwelt" bearbeitet (Eckart-Henn & Hoffmann 2000). Die Einsicht, dass die ausschließliche Orientierung an Außenstehenden nur um den Preis eines grundlegenden Identitätsverlustes erkauft werden kann, bildet die motivationale Grundlage für eine progrediente Neuorientierung und damit Stabilisierung des Selbst. Horowitz (1997) empfahl die Behandlung histrionischer Patienten mit einer Stabilisierungsphase zu beginnen, bevor Kommunikationsstrategien und Abwehrmechanismen und schließlich Identität und Beziehungen bearbeitet werden sollten.

4.6.3 Psychopharmakotherapie

Derzeit liegen keine kontrollierten Studien zur Wirksamkeit von Psychopharmaka bei HPS vor. Es sollte jedoch auf die adäquate Behandlung komorbider Achse-I-Symptomatik (insb. Major Depressionen) geachtet werden.

4.6.4 Behandlungsdauer

Es liegen keine empirisch abgesicherten Daten zur Bedeutung von standardisierter Behandlungsdauer vor. Nach klinischer Expertise ist von einer längeren Behandlungsdauer als bei monosymptomatischen Störungen (Depression, Angststörungen etc.) auszugehen.

4.6.5 Verlaufskontrolle

Es empfiehlt sich, den Verlauf und Erfolg der Behandlung an Hand operationalisierter Kriterien auf der Basis individueller Problemanalysen zu überprüfen.

4.6.6 Zusammenfassung und Ausblick

Die HPS findet ihren Niederschlag in der klinischen Praxis in aller Regel entweder als krisenhafte Zuspitzung einer Persönlichkeitsakzentuierung oder als konfundierende Parameter bei Therapie-refraktären Achse-I-Störungen. Im Zentrum stehen dann zumeist Schwierigkeiten in der Adaptation an psychosoziale Veränderungen.

Bislang liegen **keine Studien zur Wirksamkeit spezifischer psychotherapeutischer oder psychopharmakologischer Verfahren** bei der HPS vor. Der derzeitige Forschungsstand erlaubt keine Hinweise auf differentielle Überlegenheit bestimmter psychotherapeutischer Schulen.

4.7 | Behandlungsprinzipien bei Anankastischer Persönlichkeitsstörung

4.7.1 Klinische Einführung

Patienten, die unter einer anankastischen bzw. zwanghaften Persönlichkeitsstörung (ZPS) leiden, gelten als rigide, übergewissenhaft, skrupulös, perfektionistisch, an Regeln und Normen orientiert und in hohem Maße sicherheitsbedürftig; oft fällt es ihnen schwer, Entscheidungen zu treffen. Sie zeigen Angst davor, eigene Gefühle wahrzunehmen und mitzuteilen; bisweilen werden sie sogar als misstrauisch und feindselig beschrieben. Im Unterschied zu einigen anderen Persönlichkeitsstörungen ist bei der zwanghaften darauf hinzuweisen, dass ein Teil der typischen Charakterzüge in bestimmtem Zusammenhang adaptiv und gesellschaftlich geschätzt sein können (z. B. Verlässlichkeit und Gewissenhaftigkeit im Rahmen einer entsprechenden beruflichen Tätigkeit). Daher wurde mehrfach darauf hingewiesen, dass bei der Behandlung der ZPS zwar einzelne Charakterzüge bearbeitet, aber keine umfassende Umstrukturierung angestrebt werden sollte (Herpertz & Wenning 2003, Millon & Davis 2000).

Die Prävalenz der ZPS beträgt 2% in der Bevölkerung und 3,6% in psychiatrischen Populationen (Loranger et al. 1994). Bis vor einigen Jahren wurde davon ausgegangen, dass ein Zusammenhang zwischen der ZPS und der Zwangsstörung besteht, erst jüngere epidemiologische Studien konnten nachweisen, dass es keine signifikant erhöhte Komorbidität dieser beiden Störungsbilder gibt: nur bei ca. 2–6% der Patienten mit einer Zwangsstörung besteht zugleich auch eine ZPS (Costa et al. 2005). Im Gegensatz dazu finden sich ZPSen deutlich gehäuft bei Patienten mit Binge-Eating-Störung (15,2–26%) und Anorexia nervosa (20–61%) (Costa et al. 2005) sowie insbesondere bei älteren dysthymen Patienten (17,1%, Devanand et al. 2000). Patienten mit ZPS leiden gehäuft unter Major Depression, Angststörungen und Abhängigkeitserkrankungen (Costa et al. 2005). Unter den

Tabelle 4.5. Automatische Gedanken von Patienten mit anankastischer Persönlichkeitsstörung nach Beck et al. (1999)

▌ Es gibt richtige und falsche Verhaltensweisen, Entscheidungen und Emotionen
▌ Ich darf keine Fehler machen, sonst tauge ich nichts
▌ Wenn man einen Fehler macht, hat man versagt; es ist unerträglich, zu versagen
▌ Wenn man einen Fehler macht, verdient man Kritik
▌ Ich muss meine Umgebung und mich selbst vollkommen unter Kontrolle haben; Kontrollverlust ist unerträglich; Kontrollverlust ist gefährlich
▌ Falls etwas gefährlich ist oder sein kann, sollte man furchtbare Angst davor haben
▌ Man kann Katastrophen durch magische Rituale oder zwanghaftes Grübeln herbeiführen oder verhindern
▌ Ist die perfekte Vorgehensweise nicht erkennbar, so ist es besser, gar nichts zu tun
▌ Ohne meine Regeln und Rituale verliere ich jeglichen Halt

Achse-II-Störungen findet sich eine erhöhte Komorbidität der zwanghaften mit der schizotypischen, Borderline- und ängstlichen (vermeidenden) Persönlichkeitsstörung (McGlashan et al. 2000).

4.7.2 Psychotherapie

4.7.2.1 Problemanalyse und Behandlungsplanung

Kognitiv-behaviorale Therapieansätze identifizieren maladaptive Schemata oder automatische Gedanken, wie sie in Tabelle 4.5 nach Beck et al. (1999) aufgeführt sind.

Bislang existieren keine spezifischen Ansätze zur psychodynamischen Diagnostik der ZPS.

4.7.2.2 Therapeutische Beziehung

Die Psychotherapie von Patienten mit ZPS bringt eine Reihe typischer Probleme mit sich. Den Betroffenen fällt es oft nicht leicht, sich auf eine Psychotherapie wirklich einzulassen, denn die Überwindung ihrer emotionalen Hemmung und das Entstehen von Wärme und Nähe in der therapeutischen Beziehung beinhalten – ebenso wie jede Art von Veränderung – ein gewisses Maß an Kontrollverlust (Horowitz et al. 2001, Millon & Davis 2000). Der Beginn einer Psychotherapie stürzt den zwanghaften Patienten in ein Dilemma zwischen zwei Strebungen: er will seiner Patientenrolle gerecht werden, ein perfekter Patient sein, und fürchtet gleichzeitig Kontrollverlust, wenn er es dem Therapeuten recht macht und sich öffnet (Benjamin 2003). Der Therapeut wird nicht selten als Autorität erlebt, der jede Äußerung seines Patienten scharf beurteilt und diesen unter Umständen verurteilt (Horowitz et al. 2001, Millon & Davis 2000). Dieses Dilemma „lösen" zwanghafte Patienten dadurch, dass sie in der Therapie vordergründig angepasst sind, d. h. regelmäßig erscheinen und die Therapie ordnungsgemäß beenden, dabei aber einen **passiven Widerstand** in Form von Intellektualisierung und Rationalisierung an den Tag legen. Beim Therapeuten kann diese Haltung des Patienten entweder Langeweile und Resignation oder Feindseligkeit und Ärger hervorrufen, was dazu führen kann, dass er – wie vom Patienten befürchtet – tatsächlich eine autoritäre, kontrollierende, direktive und eventuell feindselig verurteilende Rolle übernimmt (Horowitz et al. 2001), was schließlich in einen Machtkampf zwischen Patient und Therapeut münden kann. Diese Gefahr sollte bereits bei der Behandlungsplanung berücksichtigt werden, indem ein strukturiertes Setting gewählt wird und dem Patienten durch eine komplementäre Beziehungsgestaltung ausreichend Kontrolle gelassen wird.

In der Psychotherapie von Patienten mit ZPS ist es von besonderer Bedeutung, den Widerstand des Patienten nicht durch ein zu konfrontatives Vorgehen zu verstärken (Millon & Davis 2000) und das Angstniveau für den Patienten beherrschbar zu halten, indem schmerzliche Themen „dosiert" angegangen werden (Benjamin 2003). Es ist die Aufgabe des Therapeuten, dem Patienten ausreichend Struktur und Sicherheit zu geben, damit dieser sich schrittweise und vorsichtig auf die Therapie einlassen und Emotionen zulassen kann. Da ein unstrukturiertes Vorgehen bei zwanghaften Patienten zu Schwierigkeiten führen kann (Benjamin 2003), wird eher ein zumindest initial Sicherheit gebendes, z. B. psychoedukatives Vorgehen empfohlen (Herpertz & Wenning 2003). Es hat sich bewährt, dem Patienten zunächst ein **rationales Krankheitsmodell** anzubieten, was im Rahmen eines psychoedukativen Ansatzes geschehen kann, wie er von Schmitz et al. (1999) ausgearbeitet wurde. Horowitz et al. (2001) weisen darauf hin, dass es für zwanghafte Patienten entlastend sein kann, wenn man ihnen erklärt, dass ihre Angst nicht als ein Alarmsignal verstanden werden sollte, sondern vielmehr als Hinweis auf etwas, das erkundet werden sollte und von Bedeutung für Veränderung ist.

Sollten beim Patienten komorbide Achse-I-Störungen vorliegen, so empfiehlt es sich, zunächst diese psychotherapeutisch anzugehen, um so ein Vertrauensverhältnis aufzubauen, das dann für die Bearbeitung der maladaptiven Persönlichkeitszüge genutzt werden kann (Herpertz & Wenning 2003).

4.7.2.3 Veränderungsstrategien

▌ Kognitiv-behaviorale Veränderungsstrategien

Die kognitive Therapie nach Beck et al. (1999) basiert auf den oben zitierten **automatischen Gedanken** (siehe Tabelle 4.5), wobei die Autoren zunächst die Bedeutung des Aufbaus eines tragfähigen Rapports zum Patienten betonen, der langsam genug geschehen sollte, um den Patienten emotional nicht zu überfordern. Anschließend werden eine Unterweisung des Patienten in der kognitiven Theorie der Emotionen und die Formulierung therapeutischer Ziele vorgeschlagen. Die Therapiesitzungen sollten gut strukturiert und ein Therapieplan aufgesetzt werden, die Probleme sollten nach Priorität geordnet und Problem lösende Techniken sowie Hausaufgaben eingesetzt werden. Verhaltenstherapeutische Experimente werden im Therapieverlauf als sinnvoll angesehen.

Strauss et al. (2006) setzten die „Kognitive Therapie" nach Beck et al. (1999) in einer unkontrollierten Studie für die Behandlung von 16 Patienten mit ZPS über 52 wöchentliche Sitzungen ein und erzielten eine signifikante Besserung der Symptomatik (Evidenzgrad III). In einer weiteren Studie wurde die „Kognitive Therapie" bei Cluster-C-Patienten angewandt, wobei Patienten mit zwanghafter PS jedoch nicht separat untersucht wurden (Svartberg et al. 2004).

▌ Psychodynamische Veränderungsstrategien

Langenbach et al. (2002) fassen die Behandlungsgrundsätze bei zwanghafter Persönlichkeitsstörung aus psychodynamischer Sicht zusammen, diese werden in Tabelle 4.6 wiedergegeben.

Zur spezifischen psychodynamischen Behandlung der ZPS liegt lediglich eine unkontrollierte Studie vor: Barber et al. (1997) behandelten 24 Patienten mit ZPS über 52 wöchentliche Sitzungen mit „Supportiv-Expressiver Dynamischer Psychotherapie" nach Luborsky (1984), wobei sich deutliche positive Therapieeffekte erzielen ließen: nach Therapieende erfüllten 85% der Patienten nicht mehr die diagnostischen Kriterien der ZPS (Evidenzgrad III). In zwei weiteren Studien wurden psychodynamische Ansätze bei Cluster-C-Patienten untersucht, es wurden allerdings keine Outcomeanalysen für zwanghafte Patienten durchgeführt (Winston et al. 1991, 1994, Svartberg et al. 2004).

4.7.3 Psychopharmakotherapie

Es gibt bislang keine empirischen Untersuchungen darüber, ob eine psychopharmakologische Behandlung die Symptomatik der zwanghaften Persön-

Tabelle 4.6. Psychodynamische Behandlungsansätze der anankastischen Persönlichkeitsstörung (nach Langenbach et al. 2002)

▌ Aufbau eines therapeutischen Arbeitsbündnisses nach dem Grundsatz gemeinsamen Arbeitens
▌ Schaffung einer respektvollen und kreativen Atmosphäre („Spielraum")
▌ Zuverlässige Neutralität des Therapeuten (gleiche Distanz zu Über-Ich, Ich und Es)
▌ Ansprechen von Affekten und innerer Welt des Patienten
▌ Vermeiden herabsetzender Kritik
▌ Bezug auf das „Hier-und-Jetzt" der therapeutischen Beziehung, einschließlich der wirksamen Übertragung
▌ Vermeiden komplexer latent feindseliger oder sadistischer Äußerungen
▌ Einbeziehung des Patienten bei der Planung von Inhalt und Frequenz der Sitzungen

lichkeitsstörung bessern kann. Die Befunde zur Wirksamkeit einer Behandlung mit SSRI bei depressiver Komorbidität sind widersprüchlich (Ekselius & von Knorring 1998, Ansseau et al. 1991, Sato et al. 1993, Cavedini et al. 1997).

4.7.4 Behandlungsdauer

Zur Frage der Behandlungsdauer liegen keine empirischen Daten vor.

4.7.5 Verlaufskontrolle

Für die Verlaufskontrolle in der Behandlung von Patienten mit ZPS existieren keine spezifischen Instrumente.

4.7.6 Zusammenfassung und Ausblick

Weder psychotherapeutische noch pharmakologische Therapieansätze wurden ausreichend empirisch untersucht. Vorläufige Hinweise bestehen für die Wirksamkeit der „Kognitiven Therapie" (Evidenzgrad III, Beck et al. 1999) und der „Supportiv-Expressiven Dynamischen Psychotherapie" (Evidenzgrad III, Luborsky 1984).

4.8 | Behandlungsprinzipien bei Ängstlicher (vermeidender) Persönlichkeitsstörung

4.8.1 Klinische Einführung

Die Ängstliche (vermeidende) Persönlichkeitsstörung (ÄVP, ICD 10 F 60.6, im DSM-IV als Selbstunsichere Persönlichkeitsstörung bezeichnet) ist in klinischen wie in nicht-klinischen Populationen eine der am häufigsten vorkommenden Formen von Persönlichkeitspathologie (Ekselius et al. 2001). Das klinische Bild ist geprägt von einer großen Selbstunsicherheit und ausgeprägtem Vermeidungsverhalten, einem sehr negativen Selbstbild, extremer Angst vor Zurückweisung und Ablehnung in allen interpersonellen Beziehungen sowie Defiziten von sozialen Kompetenzen. Gefühle von Anspannung und Besorgtheit, Unsicherheit sind ebenfalls charakteristische Kennzeichen. Es besteht eine starke Sehnsucht nach Zuneigung und Akzeptanz durch andere, eine Überempfindlichkeit gegenüber Zurückweisung und Kritik bei gleichzeitig eingeschränkter Beziehungsfähigkeit. Die betreffende Person neigt zur Überbetonung potentieller Gefahren oder Risiken alltäglicher Situationen bis zur Vermeidung bestimmter Aktivitäten. Einschränkungen durch die Symptomatik bestehen in fast allen sozialen Situationen, in denen Interaktionen mit anderen gefordert sind.

Die Merkmale und Probleme von Patienten mit einer ÄVP ähneln sehr denen von Patienten mit stark ausgeprägten generalisierten Sozialen Phobien. Daher wird die ÄVP sogar als eine besonders schwere Form der generalisierten Sozialen Phobie betrachtet. Im Gegensatz zu anderen Persönlichkeitsstörungen wird die Symptomatik von Personen mit ÄVP häufig als ich-dyston erlebt und kann somit auch direkt im Fokus der Behandlung stehen. Personen mit ÄVP zeigen im Vergleich zu Personen mit Sozialer Phobie jedoch neben einem sehr negativen Selbstbild auch Defizite in sozialen Kompetenzen. Zwischen 25–89% von Patienten mit generalisierter Sozialer Phobie erfüllen gleichzeitig die diagnostischen Kriterien für eine ÄVP (Alden et al. 2002). Die ÄVP zeigt auch eine hohe Komorbidität mit anderen Persönlichkeitsstörungen, insbesondere der dependenten Persönlichkeitsstörung; in einer Studie erfüllten 43% der Patienten mit ÄVP auch die Kriterien für eine dependente Persönlichkeitsstörung (Stuart et al. 1998). Die ÄVP ist allgemein in klinischen Stichproben die häufigste Persönlichkeitsstörung und tritt ko-prävalent bei bis zu einem Drittel der Patientinnen mit Angststörungen auf.

Zur Einführung der Diagnose hat Millon (1981) maßgeblich beigetragen, der deutlich machte, dass es neben dem eher passiven sozialen Rückzug bei schizoiden Persönlichkeiten, eine Form des aktiven und bewussten Vermeidens sozialer Beziehungen und Bindungen gibt, die durch Angst und extreme Unsicherheit motiviert sei. Menschen, die ein aktiv-distanzierendes Vermeidungsmuster zeigen, sind nach Fiedler (2001) ständig bemüht, eine Wiederholung schmerzhafter interpersoneller Erfahrungen zu vermeiden, die ihnen durch andere zugefügt wurden.

Untersuchungen zu dimensionalen Persönlichkeitskonzepten der ÄVP zeigen, dass eine Kombination aus hohen Neurotizismus- und hohen Introversionswerten die ÄVP am besten beschreibt. Für diese beiden Persönlichkeitseigenschaften wird eine genetische Disposition angenommen. Im Rah-

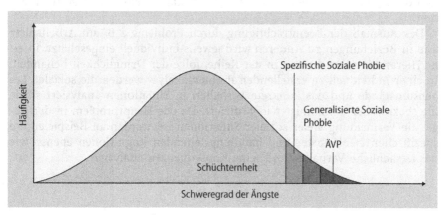

Abb. 4.1. Schweregrad sozialer Ängste

men eines bio-psycho-sozialen Störungsmodells sind zur Erklärung der Aufrechterhaltung und Entstehung der Symptomatik folgende Faktoren heranzuziehen: eine biologisch bedingte Vulnerabilität (Amygdala-Dysfunktionen, Neurotransmitter, behavioral inhibition, preparedness; zusammenfassend siehe Herrmann 2002), eine psychologisch bedingte Vulnerabilität: Grundüberzeugungen (dysfunktionale Kognitionen, Schemata), Kompetenzdefizite, ein kritischer und distanzierter Erziehungsstil sowie spezifische als belastend erlebte Lebensereignisse in der Kindheit und Adoleszenz wie öffentlich kritisiert oder abgelehnt zu werden.

4.8.2 Psychotherapie

4.8.2.1 Problemanalyse und Behandlungsplanung

Anlass für eine psychotherapeutische Behandlung ist bei Patienten mit ÄVP häufig eine Angststörung, eine Depression oder eine Suchtproblematik. Eine sorgsame Differentialdiagnostik sollte durchgeführt und ggf. zunächst die Störung auf der Achse I (z. B. Depression) behandelt werden. In sehr schweren Fällen mit ausgeprägter Symptomatik und sehr schlechtem Selbstwertgefühl der Patienten muss in jedem Fall auch bei Patienten mit ÄVP die aktuelle Suizidalität abgeklärt werden (vgl. Abschn. 3.1.1.2).

Die **große Selbstunsicherheit** und **Angst in sozialen Situationen** stehen in der Regel im Mittelpunkt der Behandlung der ÄVP. Für eine Behandlung ist es von großer Wichtigkeit, dass die Patienten beginnen, den Therapeuten zu vertrauen und nicht fürchten, in der therapeutischen Beziehung abgelehnt zu werden.

Bestandteil der Diagnostik sind neben den Schwächen und Problemen immer auch die Ressourcen und Stärken der Patienten mit ÄVP wie ihre Fähigkeit zur Selbstkritik, ihre Sensibilität und Zurückhaltung (s. a. Schmitz et al. 2001). Da diese Patienten oft große Schwierigkeiten haben, Positives an sich zu erkennen und zu verbalisieren, ist diese Rückmeldung und die Formulierung von Ressourcen und Stärken eine wichtige Intervention.

Das Ausmaß der Beeinträchtigung durch Probleme z.B. am Arbeitsplatz und in Beziehungen zu Anderen wird jeweils individuell eingeschätzt, in eine Hierarchie gebracht und in der Reihenfolge der Dringlichkeit behandelt. In einer individuell zu erstellenden Problemanalyse werden die sozialen Lebensumstände und das konkrete Verhalten in Situationen analysiert sowie die spezifischen Denkmuster identifiziert. Da das Hauptproblem in der Regel die Vermeidung vieler sozialer Situationen ist, werden an Beispielen die spezifischen Denkmuster und handlungsleitenden Kognitionen ebenso wie das tatsächliche Verhalten und seine Konsequenzen analysiert.

Die zugrunde liegenden Probleme lassen sich bei der ÄVP in drei Bereiche einteilen:
1. **negatives Selbstbild**,
2. **extreme Angst vor Kritik** und
3. ebenso stark ausgeprägte **Angst vor Zurückweisung.**

Betroffene Personen haben ein sehr negatives Selbstbild und halten sich für sozial ungeschickt, unattraktiv und dumm. Auch in nahen, persönlichen Beziehungen verhalten sie sich gehemmt und zurückhaltend, weil sie nie sicher sind, dass andere sie wirklich mögen. Daher leben die Personen häufig sehr zurückgezogen. Der Leidensdruck wird meist dann besonders groß, wenn sie, z.B. aus beruflichen Gründen, mit anderen Menschen Kontakt haben müssen. Da das Vermeidungsverhalten stark ausgeprägt ist, werden soziale Situationen kaum aufgesucht und dadurch auch keine oder nur sehr wenige positive Erfahrungen im Umgang mit anderen Menschen gemacht. Auf diese Weise besteht die Problematik stabil über lange Jahre weiter.

▌ Denk-, Erlebens- und Verhaltensmuster

Die typischen Denk- und Verhaltensmuster von Personen mit ÄVP lassen sich folgendermaßen beschreiben: Die Betroffenen sehen sich selbst als verletzbar, unfähig, sozial ungeschickt und minderwertig. Andere sind in ihrer Wahrnehmung kritisch, demütigend, überlegen und kompetent (Beck et al. 2004). Vorherrschendes Merkmal von Personen mit ÄVP ist eine kognitive, verhaltensmäßige und emotionale Vermeidung, die in der tief verankerten Überzeugung begründet ist, dass unangenehme Gefühle und Gedanken nicht auszuhalten und überwältigend sind. Die charakteristischen Schemata haben sich in der Regel schon in der Kindheit und Adoleszenz entwickelt, bestehen aus Erinnerungen, Emotionen, Kognitionen und Körperempfindungen, beziehen sich auf den Betroffenen selbst sowie auf seine Kontakte zu anderen Menschen und sind stark dysfunktional (Young et al. 2005). Aus diesen Schemata resultieren Verhaltensweisen, die darauf abzielen, Ablehnung durch andere auf jeden Fall zu vermeiden, damit die eigenen Schwächen nicht entdeckt werden, also sich zurückzuhalten, nicht aufzufallen und eigene Bedürfnisse auch nicht zu äußern. Diese Verhaltensweisen führen häufig zu massiven Einschränkungen im beruflichen aber auch im Privatleben, z.B. bei der Partnersuche. Bei gelegentlichen Versuchen der Aufnahme von Sozialkontakten führen Sicherheitsverhaltensweisen häufig zu schlechterer sozialer Performanz und einer Bestätigung der charakteristischen Kognitionen.

4.8.2.2 Therapeutische Beziehung

Gerade bei diesen äußerst sensibel auf Kritik reagierenden Patienten ist ein transparentes Vorgehen gepaart mit einer nicht-wertenden, freundlichen Haltung Voraussetzung für den Aufbau einer vertrauensvollen therapeutischen Beziehung. Eine gute therapeutische Allianz in den ersten Sitzungen geht mit besseren Therapieergebnissen für die ÄVP einher (Strauss et al. 2006).

4.8.2.3 Veränderungsstrategien

▌ **Kognitiv-behaviorale Veränderungsstrategien**

In den kognitiv-verhaltenstherapeutischen Ansätzen werden nach einer individuellen Problem- und Verhaltensanalyse die Therapieziele gemeinsam mit den Patienten festgelegt wie z. B. die Angst vor sozialen Situationen abzubauen, Toleranz für negative Emotionen zu erhöhen, oder einen besseren Selbstwert aufzubauen. **Psychoedukative Interventionen** schließen das Besprechen des Behandlungsrationals mit den Patienten ein. Entspannungstrainings (progressive Muskelentspannung) haben sich zur Reduktion des allgemeinen Anspannungsniveaus bewährt. Im weiteren Vorgehen wird betont, dass das Erlernen neuer Verhaltensweisen und die Konfrontation mit den bisher vermiedenen Situationen hilfreich für die Erreichung der Ziele sind. Das Rational sollte so klar erklärt werden, dass die Patienten es verstehen und selbst erklären können.

Für die Behandlung der ÄVP sind einzel- und gruppentherapeutische Ansätze geeignet. **Gruppentherapeutische Ansätze** bieten den Vorteil, einerseits bereits eine Exposition zu einer gefürchteten Situation (sich in einer Gruppe von Menschen aufzuhalten und mit den anderen zu sprechen) zu sein, andererseits bieten sie ideale Möglichkeiten, z. B. in Rollenspielen Verhaltensweisen aufzubauen und alternative Strategien zu üben. Eine Gruppentherapie wird idealerweise ergänzend zur Einzeltherapie durchgeführt.

Kognitiv-verhaltenstherapeutische Interventionen der ÄVP umfassen **Entspannungsverfahren, systematische Desensibilisierung, Exposition in vivo** und **Rollenspiele** zum Aufbau sozialer Fertigkeiten und zur Stärkung des Selbstwerts. Bei Personen mit sehr starken Befürchtungen und Ängsten hat sich das Verfahren der systematischen Desensibilisierung in sensu als Vorbereitung für Übungen in vivo bewährt (Renneberg et al. 1990). Die Rollenspiele stellen einen zentralen Bestandteil der kognitiv-verhaltenstherapeutischen Ansätze dar. Es werden individuell schwierige Situationen ausgewählt und mit den anderen Gruppenteilnehmern gespielt, dabei werden Lösungsmöglichkeiten diskutiert, im Rollenspiel ausprobiert und mehrfach geübt und ggf. modifiziert. Ein schrittweiser Aufbau sozial kompetenter Verhaltensweisen wird vor allem durch positive Rückmeldung und konstruktive Kritik erreicht. Diese Interventionen schulen auch den Umgang mit Lob und Kritik, wobei häufige Wiederholungen und ein langsames Vorgehen dabei wichtig sind.

In den gruppentherapeutischen Ansätzen werden kognitive Therapietechniken in die Rollenspiele integriert. Negative Kognitionen werden in der Vor- und Nachbereitung der Rollenspiele ermittelt und deren hinderlicher Charakter wird herausgearbeitet. Im Anschluss daran werden alternative, förderliche Gedanken erarbeitet. Je nach Art der Problematik geht es bei den Rollenspielen auch um das Training sozialer Fertigkeiten. Dabei werden günstige und ungünstige Formen der sozialen Interaktion diskutiert und günstigere Gesprächs- und Verhaltenssequenzen geübt. Hier hat sich der Einsatz von Videoaufnahmen zum Verhaltens- und Selbstwertaufbau bewährt, insbesondere wenn die Instruktion lautet, auf Dinge zu achten, die positiv an der eigenen Person gesehen werden und zu verbalisieren sind (Renneberg & Fydrich 1999). Unterschiede zur Behandlung der sozialen Phobie bestehen zum einen darin, dass zunächst das Absinken des allgemeinen Anspannungsniveaus angestrebt wird und dass oft auch soziale Kompetenzen eingeübt werden.

Kognitive Ansätze zur Erklärung der ÄVP betonen die Ausbildung von jeweils charakteristischen **Schemata und Grundannahmen**, die das Selbstbild und das Bild anderer prägen und auf deren Hintergrund entstandene Motive das Handeln und die Verhaltensweisen der Personen bestimmen. In kognitiv orientierten Verfahren werden in einzeltherapeutischen Gesprächen die dysfunktionalen Gedanken und Schemata herausgearbeitet und Einigung darüber erzielt, dass die Schemata hinterfragbar sind und nicht als unumstößliche Tatsachen gesehen werden (Beck et al. 2004). Weitere wichtige Interventionen der kognitiv-verhaltenstherapeutischen Ansätze sind **Verhaltensexperimente**, in denen systematische Testungen von sozialphobischen Überzeugungen in der Realität vorgenommen werden (Stangier et al. 2006).

In einer Weiterentwicklung des Beck'schen Ansatzes beschreiben Young, Klosko & Weishaar (2005) ein Modell, in dem von der Annahme ausgegangen wird, dass auf Grund ungünstiger Kindheitserlebnisse früh entstandene Schemata die zentrale Ursache für die Entwicklung von Persönlichkeitsstörungen darstellen und dass in der frühen Kindheit gebildete Schemata sich auf einer tiefen, dem Bewusstsein schwer zugänglichen Ebene der Kognition befinden. Die Schemata gelten bedingungslos; sie sind umfassend und stark mit negativen emotionalen Empfindungen gekoppelt. Sie werden als dauerhafte, sich selbst erhaltende Persönlichkeitszüge verstanden, die maßgeblich das alltägliche Erleben, Verhalten und die Beziehungen zu anderen Menschen beeinflussen. Ein Beispiel für ein **frühes maladaptives Schema** der ÄVP ist „Abhängigkeit/Inkompetenz". In diesem Modell wäre ein Beispiel für Vermeidung: „vermeidet es, sich neuen Herausforderungen zu stellen" (Young et al. 2005, S. 72). Neben kognitiven Strategien werden in dem Schema-fokussierten Vorgehen erlebnisbasierte Strategien eingesetzt, um diese Änderungen zu erzeugen. Die grundlegende Haltung in der Schematherapie wird als empathische Konfrontation oder als empathische Realitätsprüfung bezeichnet (Young et al. 2005). Die therapeutische Beziehung kann den Patienten als Modell dienen, um ihre Annahmen über andere Beziehungen zu überprüfen.

Veränderungen und Besserungen der Symptomatik erfolgen in der Regel langsamer als bei Patienten mit sozialen Phobien. Kleine Schritte und häufige Wiederholungen sind für die Festigung neuer Denk- und Verhaltensweisen nötig.

Eine Studie zur Wirksamkeit der kognitiv-behavioralen Verfahren konnte nachweisen, dass sich je nach interpersonellen Problemen (erfasst mit dem Inventar Interpersoneller Probleme, IIP), die im Mittelpunkt standen, unterschiedliche Therapieergebnisse für Patienten und Patientinnen mit ÄVP ergaben (Alden & Capreol 1993). ÄVP-Patienten und -Patientinnen mit eher dependenten interpersonellem Verhalten profitierten mehr von einem kognitiv-verhaltenstherapeutischen Vorgehen, in dem Selbstsicherheit und die Entwicklung enger Beziehungen gefördert wurde, während bei den Personen, bei denen vor allem Vermeidung und emotionale Distanz im Mittelpunkt stand, In-vivo-Exposition zu sozialen Situationen besser war.

▎ Psychodynamische Veränderungsstrategien und andere Verfahren

Interpersonelle Psychotherapie der ÄVP wurde von Benjamin (1996) beschrieben. Der Fokus dieses Vorgehens liegt auf der Beziehungsarbeit. Benjamin beschreibt 5 wichtige therapeutische Interventionen der **Interpersonellen Therapie** bei ÄVP:
1. Therapeutische Zusammenarbeit,
2. das Erkennen dysfunktionaler Verhaltensmuster,
3. das Blockieren maladaptiver Verhaltensmuster,
4. Förderung des Willens, maladaptive Verhaltensmuster aufzugeben,
5. Erleichterung neuer Lernerfahrungen. Dabei wird ebenfalls die Arbeit in Gruppen bevorzugt.

Aus psychoanalytischer Sicht liegt eine Studie zur **supportiv-expressiven dynamischen Therapie** nach Luborsky vor. Hier steht die therapeutische Beziehung im Vordergrund. Es wird das **zentrale Beziehungskonfliktthema** (ZBKT) formuliert; ähnlich wie in den kognitiven Ansätzen umfasst dieses Thema Wünsche des Patienten, wie der Patient meint, dass andere ihn sehen und wie er selbst sich fühlt, denkt oder verhält. Das zentrale Beziehungskonfliktthema dient als Fokus für die therapeutischen Interventionen. Bei dieser Form der psychodynamischen Psychotherapie wird die Vermeidung, die innerhalb der therapeutischen Beziehung auftritt, in Beziehung gesetzt zur Vermeidung in anderen Beziehungen.

4.8.3 Psychopharmakotherapie

Wichtige Erkenntnisse zur medikamentösen Behandlung bei der ÄVP stammen aus der Pharmakotherapie der sozialen Phobie. Bei der Interpretation der hierzu vorliegenden Studien ist allerdings zu berücksichtigen, dass nicht immer und insbesondere nicht in den älteren Studien die Unterscheidung zwischen einem „limitierten Subtypus" vs. einem „generalisierten Subtypus" getroffen wurde. Nur letzterer Subtypus der sozialen Phobie ist mit der Konzeptualisierung der ÄVP praktisch gleichzusetzen. Ferner wurde in den meisten Studien auch kein direkter Wirknachweis hinsichtlich situationsübergreifender, persönlichkeitsgebundener Aspekte der sozialen Ängstlichkeit intendiert.

In einer Übersicht zur Pharmakotherapie der generalisierten sozialen Phobie können medikamentöse Präparate zusammengestellt werden, die sich in kontrollierten Studien als wirksam erwiesen haben (vgl. Tabelle 4.7). Die **irreversiblen MAO-Hemmer** (Phenelzin) und **reversiblen MAO-A-Hemmer** (Moclobemid, Brofaromin) (Evidenzgrad I b), die **SSRIs** Paroxetin, Sertralin, Fluvoxamin (Evidenzgrad I b), das dual wirksame **SSNRI** Venlafaxin (Evidenzgrad I b) und Benzodiazepine (Alprazolam, Clonazepam, Bromazepam, Evidenzgrad I b) zeigen eine empirisch erprobte Wirksamkeit in mehreren RCTs auf. Gabapentin und vor allem Pregabalin könnten sich künftig als interessante Option erweisen (Evidenzgrad II a). Zu den Benzodiazepinen ist einschränkend festzustellen, dass sie bei längerdauernden Zuständen, wie es die Persönlichkeitsstörungen darstellen, ein besonders hohes Suchtpotenzial bergen und psychotherapeutische Interventionen (z. B. Expositionsbehandlungen) erschweren oder sogar unmöglich machen können.

Für Moclobemid sind auch günstige Effekte in der Langzeittherapie gezeigt worden. In aktuellen Behandlungsempfehlungen (für die soziale Phobie) werden die SSRIs und Venlafaxin ER als Medikamente der 1. Wahl, die MAO-Hemmer als Medikamente der 2. Wahl erachtet und schließlich mögliche Indikationen für Clonazepam oder Pregabalin diskutiert.

Die beschränkten Informationen aus empirischen Studien erlauben derzeit allenfalls orientierende Richtlinien für ein kombiniertes Vorgehen. Pharmakomonotherapie mit SSRI (Fluoxetin, Sertralin), kognitive Verhaltenstherapie alleine und Kombinationsbehandlung erwiesen sich jeweils der Placebobedingung als signifikant überlegen, die Kombinationstherapie bewirkte aber gegenüber den beiden Monotherapien keinen signifikanten Zusatzbenefit. Für eine Kombination mit Phenelzin wurde aber ein solcher Vorteil nachgewiesen. In einer weiteren kontrollierten Studie wurden über 6 Monate drei Therapiearme (supportive Führung + Moclobemid, kognitiv-behaviorale Gruppentherapie + Placebo, kognitiv-behaviorale Gruppentherapie + Moclobemid) miteinander verglichen und ein Follow-up nach 2 Jahren angeschlossen. Die Kombinationstherapie führte insgesamt zur raschesten Symptomreduktion. Moclobemid alleine erwies sich nach 3 Monaten in der Besserung der allgemeinen subjektiven Angstsymptomatik überlegen, zeigte aber nur einen bescheidenen Einfluss auf das Vermeidungsverhalten. Für den kognitiv-behavioralen Ansatz stellten sich die Wirkungen genau umgekehrt dar. Nach 6 Monaten zeichnete sich die kognitive Verhaltenstherapie durch die besten Ergebnisse aus, die Kombinationstherapie erzielte keinen zusätzlichen Benefit. In einem Vergleich der Rückfallquoten schnitten jene Patienten, die entweder alleine oder in Kombination kognitive Verhaltenstherapie erhalten hatten, gegenüber einer Moclobemidmonotherapie signifikant günstiger ab.

Tabelle 4.7. Randomisiert-kontrollierte Studien bei der Generalisierten Sozialen Phobie

	Probanden	Art der Studie	Testmedikation	Resultat
van Vliet et al. (1994) Psychopharmacol	N = 30 Soziale Phobie 53% generalisierte Form	RCT über 12 Wochen	Fluvoxamin (SSRI) 150 mg	Reduktion der sozialen und allgemeinen Angst, nicht der ängstlichen Vermeidung keine Drop-outs
IMCTGMSP Katschnig (1995) Eur Arch Psychiatry Clin Neurosci	N = 578 Soziale Phobie 78% generalisierte Form 49% ÄPS	RCT über 12 Wochen	Moclobemid (RIMA) 300 oder 600 mg	Reduktion der sozialen Angst in der 600 mg-Gruppe, Anstieg der sozialen Funktionsfähigkeit, 47% Responder in der 600 mg-Gruppe (vs. 34% in der Placebogruppe) keine Unterschiede zwischen den Gruppen mit/ohne ÄPS, aber größere Medikamenten-Placebo-Unterschiede in der komorbiden Gruppe keine Daten zu Drop-out-Raten
Noyes et al. (1997) J Clin Psychopharmacol	N = 583 Soziale Phobie 62,5% generalisierte Form 47,8% ÄPS	RCT über 12 Wochen	Moclobemid (RIMA) kontrolliert Dosis-Findungs-Studie 75–900 mg	Keine Verbesserung unabhängig von der Dosis nach 12 Wochen (nur nach 8 Wochen) 35% sehr viel verbessert, hohe Placebo-Reaktion hohe Drop-out-Rate von 31,2% (vs. 38,8% in der Placebo-Gruppe) keine Unterschiede zwischen den Gruppen mit/ohne ÄPS, aber größere Medikamenten-Placebo-Unterschiede in der komorbiden Gruppe
Stein et al. (1998) JAMA	N = 183 Soziale Phobie 100% generalisierte Form	RCT über 12 Wochen	Paroxetin (SSRI) 20–50 mg	Reduktion der sozialen Angst und Verbesserung der sozialen Funktionsfähigkeit, 55% Responder (vs. 23,9% in der Placebo-Gruppe) Drop-out-Rate von 25% (vs. 27% in der Placebo-Gruppe)
Schneier et al. (1998) Br J Psychiatry	N = 77 Soziale Phobie 85% generalisierte Form 38% ÄPS	RCT über 8 Wochen	Moclobemid über 8 Wochen durchschnittlich 728 mg	Reduktion von nur 2 von 10 Subskalen der sozialen Angst (Vermeidungsverhalten, gesamte Angst) 17,5% Responder (vs. 13,5% in der Placebo-Gruppe), geringer Effekt Drop-out-Rate von 25% (vs. 27% in der Placebo-Gruppe)

Tabelle 4.7 (Fortsetzung)

	Probanden	Art der Studie	Testmedikation	Resultat
Stein et al. (1999) Am J Psychiatry	N = 92 Soziale Phobie 91,3% generalisierte Form	RCT über 12 Wochen	Fluvoxamin durchschnittlich 202 mg	Reduktion der sozialen Angst, Verbesserung der sozialen Funktionsfähigkeit; 42,9% Responder (vs. 22,7% in der Placebo-Gruppe) geringe Drop-out-Rate
van Ameringen et al. (2001) Am J Psychiatry	N = 204 Soziale Phobie 100% generalisierte Form 61% ÄPS	RCT über 20 Wochen	Sertralin 50–200 mg	Reduktion der sozialen Angst, Verbesserung der sozialen Funktionsfähigkeit; 53% Responder (vs. 29% in der Placebo-Gruppe) 24% Drop-out (vs. 22% in der Placebo-Gruppe)
Liebowitz et al. (2002)	N = 384 100% generalisierte Form	RCT über 12 Wochen	Paroxetin 20, 40 & 60 mg (feste Dosen)	20 mg induziert die größten Verbesserungen der sozialen Angst, während die Inzidenz der Responder, basierend auf dem CGI, bei 40 mg am besten war
Davidson et al. (2004) J Clin Psychopharmacol	N = 279 Soziale Phobie 100% generalisierte Form	RCT über 12 Wochen	Fluvoxamin CR (kontrollierte Abgabe) 100–300 mg	Reduktion der sozialen Angst und Verbesserung der sozialen Funktionsfähigkeit
Rickels et al. (2004) J Clin Psychopharmacol	N = 272 Soziale Phobie 100% generalisierte Form	RCT über 12 Wochen	Venlafaxin 75–225 mg	Reduktion der sozialen Angst und Verbesserung der sozialen Funktionsfähigkeit
Stein et al. (2002)	N = 257 Soziale Phobie 100% generalisierte Form	RCT über 12 Wochen gefolgt von 24 Wochen Behandlungsweiterführung	Paroxetin	Weniger Rückfälle in der Paroxetin-Gruppe verglichen mit der Placebo-Gruppe (14% vs. 39%)
Lader et al. (2004) Depress Anxiety	N = 839 Soziale Phobie 100% generalisierte Form	RCT über 12 Wochen mit Behandlungsweiterführung über 24 Wochen	Escitalopram: 5, 10 & 20 mg Vergleich mit Paroxetin 20 mg	Reduktion der sozialen Angst und Verbesserung der sozialen Funktionsfähigkeit für alle Dosen Escitalopram und für Paroxetin nach 24 Wochen; 20 mg Escitalopram besser als 20 mg Paroxetin

Tabelle 4.7 (Fortsetzung)

	Probanden	Art der Studie	Testmedikation	Resultat
Allulander et al. (2004) Hum Psychopharmacol	N = 434 Soziale Phobie 100% generalisierte Form	RCT über 12 Wochen	Venlafaxin 75–225 mg Vergleich mit Paroxetin 20–50 mg	Reduktion der sozialen Angst und Verbesserung der sozialen Funktionsfähigkeit verglichen mit Placebo, ebenso wirksam wie Paroxetin Responder 69% in der Venlafaxin-Gruppe, 66% in der Paroxetin-Gruppe und 36% in der Placebo-Gruppe
Kasper et al. (2005) Br J Psychiatry	N = 358 Soziale Phobie 100% generalisierte Form	RCT über 12 Wochen	Escitalopram 10–20 mg	Reduktion der sozialen Angst und Verbesserung der sozialen Funktionsfähigkeit verglichen mit Placebo Responder 54% (vs. 39% in der Placebo-Gruppe)
Liebowitz et al. (2005) J Clin Psychiatry	N = 271 Soziale Phobie 100% generalisierte Form	RCT über 12 Wochen	Venlafaxin 75–225 mg	Reduktion der sozialen Angst und Verbesserung der sozialen Funktionsfähigkeit 44% Responder (vs. 30% in der Placebo-Gruppe)
Liebowitz et al. (2005)	N = 413 Soziale Phobie 100% generalisierte Form	RCT über 12 Wochen	Venlafaxin 75–225 mg (Durchschnitt: 201,7 mg) Vergleich mit Paroxetin 20–50 mg (Durchschnitt: 46 mg)	Reduktion der sozialen Phobie und Verbesserung der sozialen Funktionsfähigkeit verglichen mit Placebo, ebenso wirksam wie Paroxetin Responder 56,6% in der Venlafaxin-Gruppe, 62,5% in der Paroxetin-Gruppe und 36,1% in der Placebo-Gruppe
Stein et al. (2005) Psychopharmacol	N = 386 Soziale Phobie 100% generalisierte Form	RCT über 24 Wochen	Venlafaxin 75 mg oder 150–225 mg	Reduktion der sozialen Phobie und Verbesserung der sozialen Funktionsfähigkeit verglichen mit Placebo unter beiden Dosen Responder 58% (vs. 33% in der Placebo-Gruppe) anhaltende Verbesserung während der 24 Wochen
Montgomery et al. (2005) J Clin Psychiatry	N = 517 Soziale Phobie 100% generalisierte Form	RCT über 24 Wochen	Escitalopram	Weniger Rückfälle 22% (vs. 50% in der Placebo-Gruppe), Drop-out-Rate von 13,2% (vs. 8,3% in der Placebo-Gruppe)

4.8.4 Behandlungsdauer

Der Zeitraum für die Beurteilung eines Erfolgs oder aber Nichterfolgs einer spezifischen pharmakologischen Intervention sollte mehrere Monate umfassen. Bei Wirksamkeit sollten die Medikamente über zahlreiche weitere Monate beibehalten werden. Zur notwendigen Dauer einer psychotherapeutischen Behandlung liegen keine emprischen Daten vor.

4.8.5 Verlaufskontrolle

Um störungsspezifische Aspekte der ÄVP zu erfassen eignen sich folgende Inventare: die Skala Angst vor negativer Bewertung (Fear of negative evaluation, Watson & Friend 1966, FNE deutsch: Vormbrock & Neuser 1983). Zur Erfassung des Selbstwerts, einem differenzierenden Merkmal zwischen ÄVP und generalisierter sozialer Phobie eignet sich die Rosenberg-self-esteem-Skala (deutsche Überarbeitung: Selbstwertskala, v. Collani & Herzberg 2003). Mit dem Social Phobia and Anxiety Inventory (SPAI, dt. Fydrich et al. 1995) und der SIAS Social Interaction and Anxiety Scale (Stangier & Heidenreich 1995) können weiterhin die Schwere der Symptomatik erfasst werden. Zur Erfassung kognitiver Schemata: B-IKS Beck Inventar Kognitiver Schemata (hier die Skala zur selbstunsicheren PS). Besonderheiten des interpersonellen Verhaltens können mit dem Inventar Interpersoneller Probleme (IIP, deutsch Horowitz, Strauß & Kordy 1994) erfasst werden und haben sich klinisch als relevant erwiesen (Alden & Capreol 1993). Auf jeden Fall sollten bei der Behandlung von Patienten mit ÄVP immer die Depressivität und allgemeine Ängstlichkeit mit erhoben werden.

4.8.6 Zusammenfassung und Ausblick

Die ÄVP ist eine der häufig vorkommenden Persönlichkeitsstörungen. In klinischen Stichproben wird sie am häufigsten von allen Persönlichkeitsstörungen diagnostiziert. Differenzialdiagnostisch ist die Störung schwer von der generalisierten Sozialen Phobie abzugrenzen.

Es liegen fünf Studien vor, die **die Wirksamkeit psychotherapeutischer Ansätze** ausschließlich für Patienten mit ÄVP untersucht haben. In allen Studien zeigten sich deutliche Verbesserungen hinsichtlich der Selbstunsicherheit, Angst vor negativer Bewertung, Vermeidung und Depressivität (Alden 1989, Barber et al. 1997, Emmelkamp et al. 2006, Renneberg et al. 1990, Stravynski et al. 1994). Hinsichtlich der klinischen Signifikanz der Ergebnisse zeigten sich ebenfalls deutliche Verbesserungen, allerdings erreichten die Teilnehmenden nur selten das Niveau von gesunden Vergleichspersonen (Alden 1989, Barber et al. 1997, Renneberg et al. 1990). Damit ist von einem Evidenzgrad I b auszugehen.

In einer vergleichenden Studie bei depressiven Patienten mit ÄVP war der kognitiv-verhaltenstherapeutische Ansatz der interpersonalen Therapie überlegen (Daten aus dem Kollaborationsprojekt zur Behandlung von Depression, Barber & Münz 1996). Neue Ergebnisse einer RCT Studie zur Behandlung der ÄVP zeigten ebenfalls eine Überlegenheit des kognitiv-verhaltenstherapeutischen Vorgehens im Vergleich zu einer Wartekontrollgruppe und auch zur psychodynamischen Therapie in Anlehnung an Luborsky (Emmelkamp et al. 2006). Für symptomorientierte Maße wurden in dieser Studie für die kognitiv-verhaltenstherapeutischen Interventionen große bis sehr große Prä-post-Effektstärken ermittelt (zwischen d = 0,92 und d = 1,88).

Bisher liegt keine Metaanalyse zur Wirksamkeit der Psychotherapie bei ÄVP vor. Die Ergebnisse aus Metaanalysen für die kognitiv-behaviorale Behandlung der sozialen Phobie (Effektstärken zwischen 0,80 und 1,09, Rodebaugh et al. 2004) sind für die ÄVP richtungsweisend, allerdings nicht eins zu eins übertragbar, da davon auszugehen ist, dass die Symptomatik bei ÄVP schwerer ausgeprägt ist. Weiterhin fehlen Untersuchungen zu Unterschieden hinsichtlich der Wirksamkeit und der differentiellen Indikationsstellung für Gruppen- oder Einzeltherapie.

Ob neuere kognitive Therapieansätze (z. B. Stangier et al. 2006), die für die Behandlung der sozialen Phobie entwickelt wurden, zu Verbesserungen der Therapieergebnisse der Patienten mit ÄVP führen, ist noch zu untersuchen.

4.9 | Behandlungsprinzipien bei Abhängiger Persönlichkeitsstörung

4.9.1 Klinische Einführung

Die abhängige bzw. dependente Persönlichkeitsstörung (DPS) ist gekennzeichnet durch eine große Abhängigkeit von anderen Personen und eine Unfähigkeit, auch kleine Entscheidungen allein zu treffen. Die Betroffenen fühlen sich ohne den Rückhalt einer anderen Person schwach, hilflos und lebensunfähig. Charakteristische Denkmuster von Personen mit einer dependenten Persönlichkeitsstörung lauten: „Ich bin hilflos, wenn ich auf mich allein gestellt bin", „Das Schlimmste für mich wäre, verlassen zu werden" oder „Ich bin allein nicht fähig, Entscheidungen zu fällen". Im klinischen Alltag führen diese Denkmuster oft zu einem Verhalten, das durch ständiges Nachfragen bei den Behandelnden charakterisiert ist. Häufig zeigen die Betroffenen auch eine große Selbstunsicherheit (Darcy et al. 2005). Daher kommt es häufiger vor, dass eine dependente PS und eine Ängstliche (vermeidende) koprävalent auftreten. In Untersuchungen erfüllten über die Hälfte der Patienten mit DPS auch die Kriterien für die Ängstliche (vermeidende) Persönlichkeitsstörung.

Die spezifischen Interaktionsmuster, die sich aus den charakteristischen Denk-Verhaltensmustern von Personen mit DPS ergeben, führen auf Seiten der Interaktionspartner oft zu negativen Reaktionen, weil diese die Geduld verlieren, immer wieder erklären, antworten oder entscheiden zu müssen. Gleichzeitig ist davon auszugehen, dass Personen mit einer DPS Konflikte unbedingt vermeiden wollen und sich oft auch sozial erwünscht verhalten und es allen (auch den Behandelnden) recht machen wollen.

Eine DPS als solche ist nur in sehr seltenen Ausnahmefällen Anlass für eine psychotherapeutische Behandlung. In der Regel wird die DPS als komorbide Störung diagnostiziert, z. B. bei Depression, Angststörungen oder Sucht. Die Diagnose wird deutlich häufiger bei Frauen als bei Männern vergeben (Bornstein 1998, 2005).

4.9.2 Psychotherapie

4.9.2.1 Problemanalyse und Behandlungsplanung

Komorbid vorliegende Achse-I-Störungen wie Depression, Angststörung oder Sucht sollten bei Patienten mit DPS im Fokus der Behandlung stehen. Die in Abschn. 3.1.2 genannten allgemeinen Strategien können für die dependente Persönlichkeitsstörung und den Einzelfall übertragen werden.

Die Patienten kommen häufig nur dann in Therapie, wenn das soziale Netzwerk nicht mehr funktioniert oder die Achse-I-Störung im Vordergrund steht.

Spezifische Probleme neben der Hauptsymptomatik der Achse-I-Störung stellen Schwierigkeiten dar, Alleinsein zu ertragen und die Betroffenen sind oft auch nicht in der Lage, sich aus schädigenden Beziehungen zu lösen.

Die Diagnose sollte transparent kommuniziert werden. Dabei werden die Kriterien möglichst verhaltensnah erläutert – z. B. „Es fällt Ihnen schwer, Dinge allein zu tun oder damit zu beginnen etwas zu tun". Bestandteil der Diagnostik bei dependenter PS sollte neben den Schwächen und Problemen immer auch die vorhandenen Ressourcen und Stärken der Patienten sein wie u. a. Zuverlässigkeit und Loyalität, Hilfsbereitschaft und Rücksichtnahme (s. a. Schmitz et al. 2001). Die Rückmeldung der Diagnostik sollte immer beide Aspekte: Belastungen und Ressourcen enthalten.

4.9.2.2 Therapeutische Beziehung

Die DPS wird in der Regel im einzeltherapeutischen Setting behandelt. Von Beginn an ist auf eine langsame Steigerung der Eigenständigkeit der Patienten zu achten und auch schon das Ende der Therapie zu thematisieren.

Da die Betroffenen sehr stark auf der Suche nach Hilfe und Unterstützung sind, gelingt der Beziehungsaufbau zunächst leicht, denn sie sind allzu bereit zu vertrauen und erwarten Rat von den Behandelnden. Die Problematik liegt häufig eher darin, dass Therapeuten zuviel Verantwortung übernehmen, überfürsorglich handeln und die Patienten zu wenig angeleitet werden, eigenständig zu arbeiten.

4.9.2.3 Veränderungsstrategien

▌ **Kognitiv-behaviorale Veränderungsstrategien**

Das psychotherapeutische Vorgehen konzentriert sich aus kognitiv-verhaltenstherapeutischer Sicht zunächst auf die **Psychoedukation** über die charakteristischen Verhaltens- und Denkmuster von Personen mit dependenten Persönlichkeitszügen und -störungen. Für den Aufbau von selbstständigerem und entscheidungsfreudigerem Verhalten ist es erforderlich in kleinen Schritten vorzugehen, Modelle vorzugeben, und alternative Verhaltensweisen oft zu wiederholen. Dabei liegt ein Hauptaugenmerk auf dem **Transfer in den Alltag**, d.h. dass kleine Übungen als Hausaufgaben gegeben und besprochen werden und die Patienten selbst Übungen generieren. Die therapeutische Grundhaltung bei diesem graduierten Vorgehen ist eine positive und wertschätzende. Unbedingt sollten Rückmeldungen von Veränderungen gegeben und die erwünschten Veränderungen positiv verstärkt werden. Empirische Daten zur Wirksamkeit liegen nicht vor.

▌ **Psychodynamische Veränderungsstrategien**

Ein psychodynamischer Kurzzeitansatz fokussiert die **zyklisch-maladaptiven Muster der Beziehungsgestaltung**, die über Prozesse der Internalisierung, Identifikation und Introjektion aus den frühen Beziehungserfahrungen zu Bestandteilen der Persönlichkeit geworden sind (Tress et al. 2003). Der Aufbau eines therapeutischen Arbeitsbündnisses sollte unter ständiger Reflexion der Abhängigkeitsbedürfnisse in der therapeutischen Beziehung geschehen, wobei eine überfürsorgliche Haltung vermieden werden sollte. Auch in psychodynamischen Ansätzen wird auf das Hier-und-Jetzt der therapeutischen Beziehung Bezug genommen (Wöller & Tress 2005). Empirische Daten zur Wirksamkeit liegen nicht vor.

▌ **Interpersonelle Veränderungsstrategien**

Strategien der interpersonellen Therapie (Benjamin 1996) fokussieren neben der Etablierung eines therapeutischen Arbeitsbündnisses ebenfalls auf das Erkennen der maladaptiven Verhaltensmuster, das Blockieren derselben sowie auf die Stärkung der Motivation, diese Verhaltensmuster zu ändern und neues Verhalten zu erlernen.

4.9.3 Psychopharmakotherapie

Es liegen keine Studien vor, die die Psychopharmakotherapie der dependenten Persönlichkeitsstörung beschreiben oder empirisch untersuchen. Die Pharmakotherapie richtet sich nach der im Vordergrund stehenden Achse-I-Störung.

4.9.4 Behandlungsdauer

Zur Frage der Behandlungsdauer liegen keine empirischen Daten vor.

4.9.5 Verlaufskontrolle

Auch für die Verlaufskontrolle sind keine spezifischen Verfahren bekannt.

4.9.6 Zusammenfassung und Ausblick

In einigen Studien wurde der Einfluss einer DPS auf den Therapieerfolg von Achse-I-Störungen untersucht. Bei der kognitiv-verhaltenstherapeutischen Behandlung von Agoraphobie und Panik gibt es Hinweise, dass das gleichzeitige Bestehen dependenter Persönlichkeitszüge sogar mit leicht besseren Therapieerfolgen hinsichtlich der Angstsymptomatik einhergeht (Chambless et al. 1992). Ebenso verhält es sich bei der kognitiv-verhaltenstherapeutischen Behandlung von Zwangsstörungen (Steketee 1990). In zwei weiteren Studien (Winston & Mitarbeiter 1991, 1994, Svartberg et al. 2004) wurden Cluster-C-Persönlichkeitsstörungen behandelt, wobei zwar Patienten mit DPS eingeschlossen, diese jedoch nicht separat als Teilstichprobe beschrieben wurden. Daher kann aus diesen Untersuchungen nicht auf die Wirksamkeit der jeweiligen Methode auf die DPS geschlossen werden. Hingegen sind keine systematischen Studien bekannt, die die psychotherapeutische oder psychopharmakologische Behandlung der DPS per se evaluiert haben. Der vorliegende Evidenzgrad IV für die psychotherapeutische Behandlung der DPS geht über klinische Beschreibungen und Fallberichte (z. B. Beck et al. 2004) nicht hinaus.

Trotz Übereinstimmungen in der Einschätzung der Erlebens- und Verhaltensmuster von Patienten und Patientinnen mit DPS über verschiedene Therapieschulen hinweg und der Betonung der Bearbeitung des abhängigen Verhaltens in der Psychotherapie muss der Stand der Forschung zur Psychotherapie als unzureichend beschrieben werden.

4.10 | Behandlungsprinzipien bei Narzisstischer Persönlichkeitsstörung

4.10.1 Klinische Einführung

Die Narzisstische Persönlichkeitsstörung (NPS) wird durch ein tiefgreifendes Muster von Großartigkeit (in Fantasie oder Verhalten), ein Bedürfnis nach Bewunderung und einen Mangel an Einfühlungsvermögen gekennzeichnet und gilt als Prototyp für die häufig beobachtbare Ich-Syntonie der

Persönlichkeitsstörungen (Fiedler 2000). Vor dem Hintergrund eines brüchigen Selbstwertgefühls übertreiben die Betroffenen häufig prahlerisch und großspurig ihre besonderen Fähigkeiten und Leistungen und erwarten, dass sie auch ohne entsprechende Leistungen als überlegen anerkannt werden. Ihr Denken ist häufig von Fantasien über unbegrenzten Erfolg, Macht, Brillianz, Schönheit oder vollkommene Liebe beherrscht. Das zwischenmenschliche Verhalten ist geprägt durch übermäßige Bedürfnisse nach Anerkennung und Bewunderung verbunden mit übertriebenen Erwartungen an eine besondere Behandlung, geringem Einfühlungsvermögen für andere, ausbeuterischem Verhalten, starken Neidgefühlen oder arrogant-überheblichem Verhalten.

Aus dimensionaler Sicht lässt sich die NPS als Extremvariante des normalen und nicht-pathologischen selbstbewussten bzw. ehrgeizigen Persönlichkeitsstils mit Stärken und Schwächen beschreiben (Oldham & Morris 1992, Kuhl & Kazén 1997). Das Kontinuumsmodell wird durch die sozial- und persönlichkeitspsychologischen Studien und Konzepte zum Narzissmus als komplexem und mehrdimensionalem Persönlichkeitskonstrukt bestätigt (Campbell & Baumeister 2006, Ritter & Lammers 2007) und ermöglicht im Unterschied zum kategorialen Modell eine gleichermaßen ressourcen- und problemorientierte Sichtweise der Persönlichkeit und liegt mittlerweile auch psychoedukativen Interventionen bei Patienten mit NPS zugrunde (Schmitz et al. 2001, 2006; Falge-Kern et al. 2007).

4.10.2 Psychotherapie

Patienten mit NPS können unter Umständen lange Zeit kompensiert und angepasst leben, wenn sie auf Grund ihrer Begabung oder Attraktivität erfolgreich sind und beständig Bestätigung und Bewunderung erhalten und suchen in der Regel psychotherapeutische Hilfe nicht wegen ihrer Persönlichkeitsprobleme sondern wegen der nachteiligen Folgen. Symptomatische Störungen, die nicht selten bis hin zur Suizidalität führen (Pompili et al. 2004), entwickeln sich vor allem im Zusammenhang mit Ereignissen, die das brüchige Selbstwertgefühl und die nach außen hin demonstrierte Großartigkeit des Patienten in Frage stellen. Dabei kann es sich z. B. um berufliche Krisen und Rückschläge handeln, um Beziehungsprobleme oder das Nachlassen der körperlichen Attraktivität im höheren Alter.

4.10.2.1 Problemanalyse und Behandlungsplanung

In der kognitiv-behavioralen Therapie liegt der Fokus mit Hilfe einer anfänglich aufgestellten Problemliste (s. Abschn. 3.1.2.1) auf der Analyse und Modifikation der konkreten Beschwerden und Probleme des Patienten bzw. auf der Analyse spezifischer Situationen (z. B. Kritik bei der Arbeit) und spezifischer automatischer Gedanken (z. B. „wie kann er es wagen, mich zu kritisieren"), Gefühle (z. B. Wut), Handlungen (z. B. Entwertung des anderen) und Konsequenzen (z. B. andere ordnen sich unter, üben Kritik oder ziehen sich zurück). Spätere Interventionen fokussieren auf die Identifikation und Modifikation tieferliegender dysfunktionaler Annahmen oder Schemata. Die kognitive Therapie (Beck et al. 1993, 2004) geht davon aus, dass verzerrte Grundannahmen zur eigenen Unterlegenheit und Minderwertigkeit und mit kompensatorischer Funktion zur eigenen Überlegenheit und Bedeutung (z. B. „Ich bin anderen überlegen, und sie sollten dies anerkennen") zu konditionalen Annahmen führen (z. B. „Wenn andere meinen Sonderstatus nicht anerkennen, sollten sie bestraft werden"), die sich in den spezifischen automatischen Gedanken manifestieren. Aktive, selbsterhöhende und selbstschützende Strategien verstärken die dysfunktionalen Annahmen und schädigen die Beziehungen und die psychosoziale Anpassung. Kognitiv-interpersonelle Teufelskreise entstehen, wenn andere Menschen Kritik äußern und reziproke zwischenmenschliche Verhaltensweisen einfordern. Genau dies führt oft zu einem erneuten Rechtfertigungszwang des Betroffenen und zu einer Aufrechterhaltung des Verhaltens (Fiedler 1995, Schmitz et al. 2001).

Schematherapeuten (Young et al. 2005) fokussieren mit Hilfe von Fragebögen, Imaginationsarbeit, Edukation und begleitender Lektüre sowie Selbstbeobachtungsaufgaben von Therapiebeginn an die lebenslang bestehenden Muster. Die Schematherapie geht davon aus, dass die Modi „Einsames Kind", „Selbstüberhebung" und „Distanzierende Selbstberuhigung" und die damit verbundenen dysfunktionalen Schemata (insb. Emotionale Entbehrung, Unzulänglichkeit/Scham und Anspruchshaltung/Grandiosität) und Bewältigungsstile (insb. Schemavermeidung und Schemaüberkompensation) für die NPS charakteristisch sind.

Die Problemanalyse teilt sich in den psychodynamischen Ansätzen in zwei Teile und stellt anders als in kognitiv-behavioralen Therapien keine eigene Behandlungsphase am Beginn der Therapie dar. Zum einen erfolgt eine begrenzte Problemanalyse „vorab" im Rahmen der Diagnostik, wie dies im vorangegangenen Abschnitt erwähnt wurde. Zum anderen findet eine Problemanalyse im Verlauf der gesamten Behandlung statt, indem die Übertragungsbeziehung und Schwierigkeiten im Umgang mit sich selbst und anderen außerhalb der Therapie thematisiert und einem gemeinsamen Verstehen zugeführt werden. Psychodynamische Therapeuten gehen davon aus, dass ein kognitives und emotionales Verstehen des Patienten über kurz oder lang von selbst zu einer Veränderung des Verhaltens führt. Daher verzichten psychodynamische Ansätze entweder ganz auf das Bereitstellen bzw. Erarbeiten von Handlungsoptionen (Clarkin et al. 2001) oder begrenzen dieses auf ein Mindestmaß (Rudolf 2006).

4.10.2.2 Therapeutische Beziehung

Der Therapeut sollte sich angesichts der Kritikempfindlichkeit des Patienten und seiner besonderen Bedürfnisse, als Person respektiert und anerkannt zu werden, um ein **Gleichgewicht zwischen stützender Wertschät-**

zung und behutsamer Konfrontation bemühen. Der Therapeut sollte den Patienten wegen seiner Probleme nicht beschämen oder abwerten, einen kritisch anklagenden Ton vermeiden, weder Schmeicheleien noch Abwertungen persönlich nehmen, die Erwartungen und Grenzen in der Therapie klären sowie einfühlsam das herabsetzende und herausfordernde Verhalten des Patienten thematisieren und darauf bestehen, dass der Patient die Rechte seines Therapeuten respektiert. Vor allem in der Phase des Beziehungsaufbaus sollte sich der Therapeut komplementär zur Motivebene des Patienten verhalten und den Bedürfnissen des Patienten soweit wie möglich und authentisch vertretbar entgegenkommen und ihn mit besonderer Sensibilität bestätigen (Sachse 2004).

4.10.2.3 Veränderungsstrategien

▍ Kognitiv-behaviorale Veränderungsstrategien

Die kognitiv-behavioralen Ansätze sehen den Therapeuten in einer aktiven und edukativen Rolle und nutzen mit unterschiedlicher Schwerpunktsetzung und Systematik kognitive, erlebnisorientierte, verhaltensbezogene und interpersonelle Veränderungsstrategien. Die Therapieziele reichen in der kognitiven Therapie von der Modifikation der spezifischen, anfänglich dargestellten Beschwerden und Probleme bis hin zu längerfristigen Zielen, die sich insbesondere auf
1. die **Förderung von Fertigkeiten zur Problemlösung, Überprüfung und Realisierung persönlicher Ziele** und die Modifikation dysfunktionaler Annahmen zur Bedeutung von Erfolg,
2. die **Förderung sozialer Fertigkeiten** und von Bewusstsein für die Grenzen und Perspektiven anderer Menschen und
3. auf die **Modifikation dysfunktionaler Annahmen zu Selbstwert und Gefühlen** beziehen.

Schematherapeuten heben als interpersonelle Interventionen die „empathische Konfrontation" und die „begrenzte elterliche Fürsorge" als heilsame emotionale Beziehungserfahrung hervor und konzentrieren sich bei Patienten mit NPS auf die **Arbeit an den Schemamodi**. Im ersten Schritt erläutert der Therapeut das Konzept des Modus „Einsames Kind" und hilft dem Patienten, sich der Modi „Selbstüberhebung" und „Distanzierende Selbstberuhigung" bewusst zu werden. Durch Imaginationsarbeit erforscht er die Ursprünge dieser Modi in der Kindheit und initiiert zwischen den verschiedenen Modi Dialoge. Das primäre Behandlungsziel ist, den Modus „Gesunder Erwachsener" zu entwickeln und zu stärken, wobei der Therapeut Vorbildfunktion hat. Dadurch wird es dem Patienten selbst möglich, dem Modus „Einsames Kind" nachträglich elterliche Fürsorge zu geben, die Modi der „Selbstüberhebung" und der „Distanzierten Selbstberuhigung" zu bekämpfen und mit therapeutischer Hilfe die Arbeit an den Schemamodi auf Situationen in seinem Alltagsleben zu übertragen.

▌ Psychodynamische Veränderungsstrategien

Kohut (1973, 1979) betont die Bedeutung der Empathie des Therapeuten, die durch eine korrigierende Beziehungserfahrung eine Nachreifung des infantilen grandiosen Selbst ermöglichen soll. Dabei bedient sich Kohut der idealisierenden Übertragung des Patienten, die jedoch zunächst nicht gedeutet wird. Vielmehr übernimmt der Therapeut eine sog. „Selbstobjekt-Funktion", indem er zulässt, dass der Patient die respektvoll-akzeptierende Haltung des Therapeuten als Quelle der Stabilisierung und Aufwertung des Selbst für sich nutzt. Kommt es schließlich zu einer Enttäuschung des Patienten, die bei ihm Neid, Wut und Entwertung des Therapeuten hervorrufen, werden diese reflektiert und analysiert. Dabei wird eine schrittweise „umwandelnde Verinnerlichung" der Selbst-Objekt-Funktion in eine unabhängige intrapsychische Kapazität zur Selbstwertstabilisierung des Patienten angestrebt.

Die von Kernberg (1978, 1985, 2006, Clarkin et al. 2001) entwickelte Übertragungs-fokussierte Psychotherapie (TFP, siehe auch S. 94) zielt von Beginn an auf Klärung, Konfrontation und Deutung der Übertragung, wobei insbesondere negative Übertragungsaspekte wie Neid, Wut, Hass und Aggression thematisiert werden. Im Gegensatz zu Kohuts Vorgehen wird der Patient nicht durch zeitweilige Übernahme einer Selbstobjekt-Funktion stabilisiert, vielmehr werden widersprüchliche Selbst- und Objektwahrnehmungen – und in diesem Zusammenhang auch das pathologische grandiose Selbst – aufgegriffen und im Hier-und-Jetzt der therapeutischen Beziehung gedeutet. Auf diese Weise werden eine Überwindung der durch Spaltungsabwehr beeinträchtigten Selbst- und Objektwahrnehmung und eine Integration der inneren Bilder vom Selbst und den Anderen gefördert. Ziel der Behandlung ist die Entwicklung einer stabilen und realitätsgerechten Identität mit funktionierender Selbstwertsteuerung und empathischem Umgang mit anderen.

4.10.3 Psychopharmakotherapie

Derzeit liegen keine kontrollierten Studien zur Wirksamkeit von Psychopharmaka bei NPS vor. Es sollte jedoch auf die adäquate Behandlung komorbider Achse-I-Symptomatik (insb. Major Depressionen) geachtet werden.

4.10.4 Behandlungsdauer

Es liegen keine empirisch abgesicherten Daten zur Bedeutung von standardisierter Behandlungsdauer vor. Nach klinischer Expertise ist von einer längeren Behandlungsdauer als bei monosymptomatischen Störungen (Depression, Angststörungen etc.) auszugehen.

4.10.5 Verlaufskontrolle

Spezifische Instrumente zur dimensionalen Diagnostik des Narzissmus liegen in Form des Narcissistic Personality Inventory (NPI, Schütz et al. 2004) und des Narzissmusinventars (Deneke & Hilgenstock 1988) vor. Für die Verlaufskontrolle sind sie nicht evaluiert.

4.10.6 Zusammenfassung und Ausblick

Trotz klinischer Übereinstimmungen hinsichtlich der Erlebens- und Verhaltensmuster muss die NPS als **hoch-kontroverses Konzept unbestimmter Validität** betrachtet werden und die vorliegenden Erklärungs- und Behandlungsansätze sind unzureichend empirisch begründet (Levy & Clarkin 2005). Es wurden bislang keine manualisierten Therapieansätze und keine kontrollierten Therapiestudien zur Behandlung der NPS publiziert, daher haben die dargestellten Behandlungsansätze nur als Expertenmeinungen zu gelten (Evidenzgrad IV). Im Vergleich zur umfangreichen theoretischen und klinischen Literatur insbesondere aus psychodynamischer Sicht besteht damit ein grundlegender Mangel an wissenschaftlichen Studien und ein besonderer Forschungsbedarf in der Zukunft für kontrollierte Therapiestudien.

5 Sozialmedizinische und rechtliche Aspekte von Persönlichkeitsstörungen

Sozialmedizinische und juristische Aspekte im Zusammenhang mit Persönlichkeitsstörungen ergeben sich

- für Arbeitgeber und Krankenversicherungen aus der Arbeitsunfähigkeit,
- für die Rentenversicherung, die Berufsunfähigkeitszusatzversicherung und das soziale Entschädigungsrecht im Zusammenhang mit Erwerbsunfähigkeit,
- für die Unfallversicherung hinsichtlich einer Minderung der Erwerbsfähigkeit,
- für die Haftpflichtversicherung wegen Schadensersatzes,
- hinsichtlich des Grades der Behinderung für das Schwerbehindertenrecht und
- hinsichtlich einer Minderung der Schuldfähigkeit für das Strafrecht.

In allen diesen Bereichen ist die Feststellung, welche Bedeutung hierbei Persönlichkeitsstörungen zukommt, mit besonderen Schwierigkeiten verbunden, da die Abgrenzung von normalem Verhalten und zumutbarer Lebensbewältigung bei dieser Art von Erkrankungen sehr viel schwerer fällt als bei somatischen Erkrankungen und auch den meisten sonstigen psychischen Störungen.

5.1 | Arbeits- und Erwerbsunfähigkeit

Persönlichkeitsstörungen schränken ihrer Natur nach die Anpassungsfähigkeit und Flexibilität der Betroffenen und ihre Fähigkeit zur Konflikt- und Belastungsbewältigung ein. Der Arbeitsplatz aber ist ein Lebensbereich mit in der Regel geringen Toleranzen. Eine eingeschränkte Anpassungsfähigkeit kann daher dort sehr schnell zu Konflikten und auch Sanktionen führen. Menschen mit Persönlichkeitsstörungen können das Fernbleiben vom Arbeitsplatz im Sinne des Absentismus auch als Waffe und Agieren gegen den Arbeitgeber einsetzen. Bei wiederholten kurzfristigen Arbeitsausfällen, die häufig kürzer als drei Tage sind und keine ärztliche Arbeitsunfähigkeitsbescheinigung benötigen, ist an das Vorliegen einer Persönlichkeitsstörung zu denken. Wenn ärztliche Arbeitsunfähigkeitsbescheinigungen benötigt werden, werden den Ärzten akute körperliche oder psychische Beschwerden geklagt.

5% der Patienten mit einer Arbeitsunfähigkeit verursachen mehr als 50% der Arbeitsausfalltage. Bei diesen Patienten wurde in einer Untersuchung von Laubichler und Kühberger (2003) in 56,5% eine Persönlichkeitsstörung als wesentlicher verursachender Faktor festgestellt. Nicht nur die kurzfristige sondern auch Langzeitarbeitsunfähigkeit ist damit wesentlich mit Persönlichkeitsstörungen assoziiert.

Die Beurteilung einer Arbeitsunfähigkeit verlangt nach den Arbeitsunfähigkeitsrichtlinien (Bundesausschuss der Ärzte und Krankenkassen 2004, Linden & Weidner 2005), dass eine Krankheit festgestellt wird, dass diese Krankheit zu Fähigkeitsstörungen führt und dass diese Fähigkeitsstörungen hinsichtlich der beruflichen Rollenerwartungen zu einer Partizipationsstörung führen.

Bei einer **akuten Arbeitsunfähigkeit** steht weniger die Psychopathologie der Persönlichkeitsstörung als solche im Vordergrund sondern eher kurzfristige Anpassungsstörungen und abnorme Erlebnisreaktionen. Zu diesem Krankheitstyp kommt es, weil Persönlichkeitsstörungen ihrer Natur nach zu vermehrten sozialen Konflikten und damit auch vermehrten Konflikten am Arbeitsplatz mit entsprechenden akuten psychischen und somatischen Reaktionen führen. Im Vordergrund stehen dann Sekundärsymptome wie Angst, Überlastungsgefühle, somatoforme Störungen, Schmerzstörungen usw. Hierdurch kann es aktuell und vorübergehend zu Einschränkungen der beruflichen Leistungsfähigkeit kommen, was im Einzelfall dann mit Blick auf die akute berufliche Aufgabe zu prüfen ist. Ein Patient, der sich wegen eines akuten Konfliktes sehr aufgeregt hat, deswegen nicht schlafen konnte und in der Folge in seiner Konzentrationsfähigkeit beeinträchtigt ist, kann z. B. für die Tätigkeit eines Kraftfahrers vorübergehend arbeitsunfähig sein. Die aus der Schlafstörung resultierende Leistungsschwäche dürfte in der Regel jedoch nicht derart sein, dass z. B. eine Tätigkeit als Verkäuferin nicht ausgeübt werden kann.

Bezüglich einer längerfristigen Arbeitsunfähigkeit kann die Psychopathologie von Persönlichkeitsstörungen auch primär von Bedeutung sein, dies gilt insbesondere dann, wenn es Veränderungen in der Organisation der Arbeitsstätte gibt. Patienten mit anankastischen Persönlichkeitsstörungen, die in der Funktion eines Rechnungsprüfers einer Bank sehr leistungsfähig waren, können arbeitsunfähig werden, wenn ihnen eine Tätigkeit mit Kundenkontakt und der Anforderung, Aktien verkaufen zu müssen, übertragen wird. Ebenso kann ein Mensch mit einer histrionischen Persönlichkeitsstörung im Außendienst einer Firma eine hohe Leistungsfähigkeit zeigen, jedoch arbeitsunfähig sein, wenn er in den Innendienst versetzt wird und sich dort in ein streng beaufsichtigtes Team integrieren soll.

Im Sinne der beruflichen Rehabilitation und des beruflichen Eingliederungsmanagements nach § 84 Sozialgesetzbuch IX ist der Arbeitgeber in solchen Fällen verpflichtet zu prüfen, inwieweit dem Patienten ein „leidensgerechter Arbeitsplatz" zu ermöglichen ist. Persönlichkeitsstörungen sind sozialrechtlich in Anlehnung an § 2 des Sozialgesetzbuches IX als Behinderungen anzusehen.

Bei der Beurteilung einer **überdauernden Beeinträchtigung der Erwerbs-fähigkeit** und damit des Anspruchs auf eine Berentung genügt es nicht, subjektive Angaben des Patienten als Kriterium heranzuführen. Stattdessen müssen sie objektiv nachvollziehbar beschrieben und begründet werden, d. h. vorrangig durch eine Verhaltensbeobachtung. Bei der Beurteilung ist des Weiteren zu berücksichtigen, dass eine vorzeitige Berentung nur dann möglich ist, wenn die Leistungsfähigkeit für den so genannten „allgemeinen Arbeitsmarkt" aufgehoben ist. Die Tatsache, dass ein Patient möglicherweise an seinem derzeitigen Arbeitsplatz oder in einer bestimmten Gruppe von Mitarbeitern oder auch in seinem erlernten Beruf nicht mehr integrierbar ist, begründet keinen Rentenanspruch.

Da Patienten mit Persönlichkeitsstörungen, die eine Rente beantragen, sich häufig gezwungen fühlen, ihre Beschwerden und Leistungseinschränkungen besonders nachhaltig darzustellen, gilt nach höchstrichterlicher Rechtsprechung, dass „wegen der Simulationsnähe von Erkrankungen mit neurotischem Einschlag" ein strenger Maßstab an die Feststellung des den Rentenanspruch begründenden Tatbestandsmerkmals zu stellen ist und dabei für das tatsächliche Vorliegen von seelisch bedingten Störungen, ihre Unüberwindbarkeit aus eigener Kraft und die Auswirkungen auf die Arbeits- und Erwerbsfähigkeit den Rentenbewerber die objektive Beweislast" trifft (BSG-Urteile vom 1. 7. 1964, 11/1RA158/61, vom 20. 10. 2004, B5RJ48/03R). Insbesondere kann auch eine fehlende Leistungsmotivation ohne Nachweis krankheits- oder behinderungsbedingter psychomentaler Funktionsstörungen keine rentenrelevante Leistungsminderung begründen. So stellt z. B. das LSG Rheinland-Pfalz (Urteil vom 24. 1. 2002, L4RA20/99) fest, dass es einem Arbeitgeber nicht zumutbar ist, einen Arbeitnehmer zu beschäftigen, der wegen einer kombinierten Persönlichkeitsstörung mit schizoiden und neurotischen Zügen ständig motiviert und kontrolliert werden müsse, dass dies jedoch keine rentenrelevante Leistungsbeeinträchtigung darstelle, da der Kläger während eines Arbeitsversuches keine Auffälligkeiten der intellektuellen Leistungsfähigkeit gezeigt hat und auch keine abnorme Ermüdbarkeit, da er beispielsweise in der Lage war an längeren Gesprächen teilzunehmen.

5.2 | Minderung der Erwerbsfähigkeit und Grad der Behinderung

Die **Minderung der Erwerbsfähigkeit** (MdE) betrifft die Unfallversicherung und beschreibt, wie sehr in Folge eines Berufsunfalls die eingetretene Minderung des körperlichen und geistigen Leistungsvermögens eines Versicherten seine Arbeitsmöglichkeiten einschränkt. Der Grad der MdE wird in Prozent angegeben.

Der **Grad der Behinderung** (GdB) betrifft das Versorgungs- und Schwerbehindertenrecht. Eine Behinderung liegt vor, wenn körperliche, geistige oder seelische Funktionsbeeinträchtigungen mindestens sechs Monate anhalten. Es kann dann ein Antrag beim Versorgungsamt gestellt werden auf Feststellung des Grades der Behinderung. Der GdB wird nicht in Prozent sondern in 10er Graden zwischen 10 und maximal 100 angegeben. Ab einem Grad der Behinderung von 50 gilt dies als Schwerbehinderung. Wer mindestens eine Behinderung von 30 hat, kann einem Schwerbehinderten gleichgestellt werden, wenn er nur auf diese Weise einen bestimmten Arbeitsplatz erhalten oder bekommen kann. Schwerbehinderte können auf Antrag einen Ausweis erhalten.

Während eine Minderung der Erwerbsfähigkeit sich auf Einschränkungen der Arbeitsfähigkeit im Bezugsberuf bezieht, hat der Grad der Behinderung zunächst keinen Zusammenhang mit dem Arbeits- und Berufsleben. Ein Mensch mit einem GdB von 100 kann dennoch arbeitsfähig sein. Insofern ist der Grad der Behinderung auch irrelevant beispielsweise für eine Rente.

Für den Grad der Behinderung auf Grund von psychischen Störungen gelten folgende Anhaltszahlen:

▌ leichte psychovegetative oder psychische Störungen 0–20
▌ stärker behindernde Störungen mit wesentlicher Einschränkung der Erlebnis- und Gestaltungsfähigkeit 30–40
▌ schwere Störungen mit mittelgradigen sozialen Anpassungsschwierigkeiten 50–70
▌ schwere Störungen mit schweren sozialen Anpassungsschwierigkeiten 80–100.

Aus dieser Graduierung ist abzuleiten, dass eine Persönlichkeitsstörung je nach Art, Symptomatik und resultierenden Fähigkeitsstörungen einen Grad der Behinderung zwischen 0 und 100 begründen kann.

Die Ursache einer Behinderung ist für die Feststellung des GdB ohne Belang. Bezüglich der MdE muss jedoch eine Kausalität zwischen einem schädigenden Ereignis und der folgenden psychischen Störung bestehen. Bei der Beurteilung des Zusammenhangs sind zu berücksichtigen: der Schweregrad des schädigenden Ereignisses, der Schweregrad des traumatischen Erlebnisses, die prämorbide Persönlichkeit, konkurrierende Ursachen (Vorschäden) und mögliche sekundäre Motive.

Im Einzelnen sind bei der Ursachenfeststellung folgende Fragen zu beantworten:

▌ Welche Gesundheitsstörungen liegen vor?
▌ Lag bereits vor dem Unfallzeitpunkt eine psychisch relevante Vorerkrankung/Schadensanlage (insbesondere eine prätraumatische) vor?
▌ War das Unfallereignis nach Eigenart und Stärke unersetzlich, d. h. mit anderen alltäglich vorkommenden Ereignissen austauschbar (also Ursache im Sinne der Entstehung für die Entwicklung der Gesundheitsstörung).
▌ War die vorbestehende Erkrankung/Schadensanlage so leicht ansprechbar, dass sie gegenüber den psychischen Auswirkungen des Unfallereignisses die rechtlich allein wesentliche Ursache ist (sog. Gelegenheitsursache).
▌ Wurde die eventuell bestehende Vorerkrankung/Schadensanlage in ihrer Entwicklung durch das Unfallereignis dauernd oder vorübergehend verschlimmert (also Ursache im Sinne der Verschlimmerung)?

Dabei kann nicht davon ausgegangen werden, dass ein leichtes Trauma sich stets nur geringfügig auswirkt und schwere Folgezustände immer eine außergewöhnliche Ursache gehabt haben müssen. Außerdem ist nach dem Kausalitätsprinzip der gesetzlichen Unfallversicherung der Geschädigte grundsätzlich mit seiner individuellen Veranlagung geschützt.

Als psychische Störungen in der Folge von Traumata sind die akuten Belastungsreaktionen (F43.0), die posttraumatische Belastungsstörung (F43.1), Anpassungsstörungen (F43.2), andauernde Persönlichkeitsänderungen nach Extrembelastung (F62.0) und die Entwicklung körperlicher Symptome aus psychischen Gründen (F68.0) zu nennen.

Persönlichkeitsstörungen können bei der Feststellung der MdE ein Ausschlusskriterium sein. Wenn argumentiert werden kann, dass die Reaktion auf ein bestimmtes belastendes Ereignis primär Ausdruck der schon immer bestehenden persönlichkeitsbedingten pathologischen Belastungsverarbeitung ist, dann ist das belastende Ereignis nicht als „Ursache" sondern nur als „Gelegenheitsursache" anzusehen und begründet damit keine MdE.

Andererseits kann es in der Folge von körperlichen oder seelischen Traumata durchaus zu bleibenden Persönlichkeitsänderungen (F62.0) kommen. In diesen Fällen ist die Persönlichkeitsstörung die Schädigungsfolge. Die daraus entstandene Minderung der Erwerbsfähigkeit und der Einkommensverlust sind dann durch die Unfallversicherung oder die Schädiger auszugleichen.

5.3 │ Strafrechtliche Aspekte

Persönlichkeitsstörungen schränken nicht nur die Anpassungsfähigkeit und Flexibilität der Betroffenen und ihre Fähigkeit zu Konflikt- und Belastungsbewältigung ein, sondern sie gehen aus eben diesen Gründen auch mit dem Risiko strafrechtlicher Verwicklungen einher. Ganz besonders trifft dies natürlich auf die Unterform der antisozialen/dissozialen Persönlichkeitsstörung zu. Bei der forensischen Begutachtung von Probanden mit Persönlichkeitsstörungen geht es zunächst um eventuelle Beeinträchtigungen der Schuldfähigkeit (§§ 20, 21 StGB). Die sich ggf. anschließende Frage nach den Maßregeln der Besserung und Sicherung (§§ 63, 64, 66 StGB) ist speziellerer Natur und sei der Fachliteratur vorbehalten.

5.3.1 Schuldfähigkeit bei Persönlichkeitsstörungen

Allgemeingültige Anhaltspunkte für die regelrechte Durchführung der forensischen Begutachtung ergeben sich aus den „Mindestanforderungen für Schuldfähigkeitsgutachten" einer Arbeitsgruppe aus juristischen und forensischen Experten (Boetticher et al. 2005). Zu beachten sind als generelle Grundsätze die sorgfältige Auswahl und Erläuterung der Untersuchungsmethode, die Untermauerung der diagnostischen Einschätzung nach den Kriterien der in der forensischen Psychiatrie gebräuchlichen diagnostischen und statistischen Klassifikationssysteme (ICD-10 und DSM-IV-TR), die Beschreibung des Ausmaßes der diagnostizierten psychischen Störung im Sinne der „zweistufigen Methode der Schuldfähigkeitsuntersuchung", die Nachvollziehbarkeit und Transparenz durch Darlegung von Untersuchungsmethoden und Denkmodellen des Sachverständigen zu den von ihm gefundenen Ergebnissen sowie schließlich die Zusammenfügung der sozialen, biographischen und psychopathologischen Befunde unter Einbezug der in der Hauptverhandlung zutage getretenen Beweisergebnisse.

Besondere Beachtung erfordert das sog. „Tatzeitkriterium", wonach es um die Beurteilung der Schuldfähigkeit bei Begehung der Tat geht und nicht um allgemeine Ausführungen zu psychischen Veränderungen beim Betroffenen. Stets müssen die Auswirkungen auf die konkrete Tat und der Zusammenhalt der psychopathologisch gefundenen Symptomatik mit Motivationshintergrund und Ausführung des angeschuldigten Deliktes geprüft werden. Dabei hat der Sachverständige sorgfältig seine Rolle im Strafprozess zu reflektieren. Die Frage der Erheblichkeit einer von ihm diagnostizierten und im Gericht dargelegten Störung auf psychopathologischem Gebiet einschließlich einer diagnostizierten Persönlichkeitsstörung stellt eine Rechtsfrage dar, die der Richter nach sachverständiger Beratung in eigener Verantwortung zu entscheiden hat.

Die formellen Mindestanforderungen an Schuldfähigkeitsgutachten bei Persönlichkeitsstörungen betreffen Aufbau und Umfang der zu erhebenden Informationen und ihrer Darstellung, wobei es insbesondere um die exakte Benennung und getrennte Wiedergabe der unterschiedlichen Erkenntnisquellen aus Akten, subjektiven Äußerungen des Untersuchten, Beobachtungen des Untersuchers und zusätzlich durchgeführten Erhebungen wie etwa bildgebenden Verfahren und psychologischen Testungen geht.

Wesentliche inhaltliche Mindestanforderungen betreffen die Vollständigkeit der Exploration, die Benennung der Untersuchungsmethoden, die saubere Erläuterung von Diagnose und Differentialdiagnose unter Bezug auf das zugrunde liegende Diagnosesystem, die anschauliche Darstellung der Funktionsbeeinträchtigungen im Allgemeinen und sodann die Überprüfung, ob und in welchem Ausmaß diese Funktionsbeeinträchtigungen bei Begehung der Tat vorgelegen haben. Schließlich sind die psychiatrischen Diagnosen korrekt den gesetzlichen Eingangsmerkmalen der §§ 20, 21 StGB zuzuordnen und die tatrelevanten Funktionsbeeinträchtigungen unter Differenzierung zwischen Einsichts- und Steuerungsfähigkeit zu erläutern. Auch alternative Beurteilungsmöglichkeiten sollten im Gutachten diskutiert werden.

Gegenüber diesen generellen Mindestanforderungen sind bei der Begutachtung von Probanden mit Persönlichkeitsstörungen einige spezielle Aspekte gesondert zu berücksichtigen. Dies betrifft zunächst einmal die sachgerechte Diagnostik, wobei erfahrungsgemäß in der forensischen Begutachtung die allgemeinen definierenden Merkmale von Persönlichkeitsstörungen in den beiden Klassifikationssystemen häufig zu wenig beachtet werden. Zwar ist es sinnvoll und hilfreich, im Gutachten detailliert auf die

Persönlichkeit des Probanden, ihre Akzentuierungen und auch auf störende Persönlichkeitszüge einzugehen, doch sollte, auch in Hinblick auf die forensischen Konsequenzen einer derartigen Etikettierung, die Diagnose einer spezifischen Persönlichkeitsstörung nur dann erfolgen, wenn auch tatsächlich die allgemeinen wie die speziellen diagnostischen Kriterien erfüllt sind. Das Gutachten darf sich nicht auf die isolierte Benennung bestimmter Eigenschaften beschränken, sondern muss die individuellen Interaktionsstile, die Reaktionsweisen des Untersuchten unter konflikthaften Belastungen sowie Veränderungen infolge von Reifungs- und Alterungsschritten oder eingeleiteter therapeutischer Maßnahmen darlegen. Besonders wichtig ist die Differenzierung zwischen rezidivierenden sozial devianten Verhaltensweisen einerseits und psychopathologischen Merkmalen einer Persönlichkeitsstörung andererseits. Hilfreich für diese Differenzierung ist die Untersuchung darauf, ob die vermuteten Auswirkungen von Persönlichkeitsstörungen sich nicht nur im strafrechtlichen Kontext, sondern auch in der sonstigen Lebensführung zeigen.

Von großer Bedeutung ist vor allem für weniger geübte Gutachter der Hinweis, dass die klinische Diagnose einer Persönlichkeitsstörung gemäß den operationalen Klassifikationssystemen nicht mit dem juristischen Begriff der „schweren anderen seelischen Abartigkeit" und mit den daraus möglicherweise resultierenden Konsequenzen gleichgesetzt werden darf. Für die sachgerechte Beurteilung des Schweregrades einer diagnostizierten Persönlichkeitsstörung sind in der Literatur Merkmalssammlungen entwickelt worden, die Eingang in die erwähnten Mindestanforderungen gefunden haben und von der höchstrichterlichen Rechtsprechung inzwischen weitgehend anerkannt sind. Danach können **Gründe für die Einstufung einer Persönlichkeitsstörung als „schwere andere seelische Abartigkeit"** sein:

▮ Erhebliche Auffälligkeiten der affektiven Ansprechbarkeit bzw. der Affektregulation
▮ Einengung der Lebensführung bzw. Stereotypisierung des Verhaltens
▮ Durchgängige oder wiederholte Beeinträchtigung der Beziehungsgestaltung und psychosozialen Leistungsfähigkeit durch affektive Auffälligkeiten, Verhaltensprobleme sowie unflexible, unangepasste Denkstile
▮ Durchgehende Störung des Selbstwertgefühls
▮ Deutliche Schwäche von Abwehr- und Realitätsprüfungsmechanismen.

Gegen die Einstufung einer Persönlichkeitsstörung als „schwere andere seelische Abartigkeit" sprechen:

▮ Auffälligkeiten der affektiven Ansprechbarkeit ohne schwerwiegende Beeinträchtigung der Beziehungsgestaltung und psychosozialen Leistungsfähigkeit,
▮ weitgehend erhaltene Verhaltensspielräume
▮ Selbstwertproblematik ohne durchgängige Auswirkungen auf die Beziehungsgestaltung und psychosoziale Leistungsfähigkeit
▮ Intakte Realitätskontrolle, reife Abwehrmechanismen
▮ Altersentsprechende biographische Entwicklung.

Die besonders schwer zu beurteilende psycho(patho)logisch-normative Stufe der Schuldfähigkeitsuntersuchung, also die Prüfung von „Einsichts- und Steuerungsfähigkeit" liegt im Übergang zwischen deskriptiver Beschreibung durch den Sachverständigen, einer im Dialog zwischen Sachverständigem und Gericht zu entwickelnden Bewertung und der allein unter normativen Gesichtspunkten zu treffenden Schuldfähigkeitsbeurteilung durch das Gericht. Als allgemeine Regeln, von denen im Einzelfall sorgfältig zu begründende Ausnahmen möglich sind, gelten:

▌ Eine relevante Beeinträchtigung der Einsichtsfähigkeit allein durch die Symptome einer Persönlichkeitsstörung gibt es kaum.
▌ Auch wenn eine „schwere andere seelische Abartigkeit" vorliegt, muss der Zusammenhang zwischen aktueller Tat und Persönlichkeitsstörung geprüft werden. Es geht darum, ob die Tat Symptomcharakter hat, also Ausdruck der sorgfältig zu beschreibenden Merkmale der gefundenen Persönlichkeitsstörung bzw. „schweren anderen seelischen Abartigkeit" ist.

Die Beurteilung der **Steuerungsfähigkeit** erfordert also eine detaillierte Analyse der Tatumstände wie des Verhaltens vor, während und nach der Tat, der Beziehung zwischen Täter und Opfer und der handlungsleitenden Motive. Diese sind dann zu den psychopathologisch zu beschreibenden Merkmalen der Persönlichkeitsstörung in Beziehung zu setzen. Gesichtspunkte, die ebenfalls in die Mindestanforderungsaufstellungen übernommen wurden und daher für eine forensisch relevante Beeinträchtigung der Steuerungsfähigkeit sprechen, sind:

▌ Konflikthafte Zuspitzung und emotionale Labilisierung in der Zeit vor dem Delikt
▌ Abrupter impulshafter Tatablauf
▌ Relevante konstellative Faktoren (z. B. Alkoholintoxikation)
▌ Enger Zusammenhang zwischen („komplexhaften") Persönlichkeitsproblemen und Tat.

Eher gegen eine erhebliche Beeinträchtigung der Steuerungsfähigkeit sprechen folgende Verhaltensweisen, aus denen sich Rückschlüsse auf die psychische Verfassung zur Tatzeit herleiten lassen:

▌ Tatvorbereitung
▌ Hervorgehen des Deliktes aus dissozialen Verhaltensbereitschaften
▌ Planmäßiges Vorgehen bei der Tat
▌ Fähigkeit zu warten bzw. lang hingezogenes Tatgeschehen
▌ Komplexer Handlungsablauf in Etappen
▌ Vorsorge gegen Entdeckung
▌ Möglichkeit anderen Verhaltens unter vergleichbaren Umständen.

Abschließend ist darauf hinzuweisen, dass die Beurteilung der Schuldfähigkeit bei Probanden mit fraglichen Persönlichkeitsstörungen eine ausgesprochen schwierige und verantwortungsvolle Aufgabe darstellt. Sie erfordert nicht nur ausgezeichnetes klinisches Wissen, sondern auch umfangreiche

Erfahrungen möglichst nicht nur auf dem Gebiet der Diagnostik, sondern auch in der Therapie von Persönlichkeitsstörungen, um die nötige Einordnung der gefundenen Störungen in den Gesamtkontext von Biographie, Persönlichkeit und Tat einordnen zu können. Wegen der hohen Erfordernisse hinsichtlich spezieller Ausbildung und konzeptioneller Klarheit sind von der DGPPN in den letzten Jahren besondere Qualifizierungsmaßnahmen und Zertifizierungsschritte für forensisch-psychiatrische Aufgaben entwickelt worden, die innerhalb der Musterweiterbildungsordnung der Bundesärztekammer bzw. in den Weiterbildungsordnungen der Landesärztekammern zur Schwerpunktbezeichnung „forensische Psychiatrie" im Gebiet „Psychiatrie und Psychotherapie" geführt haben. Gewichtigere Begutachtungen sollten im Sinne der Qualitätssicherung bei diesen auch in der Öffentlichkeit häufig beobachteten Problemstellungen solchen Kollegen vorbehalten bleiben, die entsprechende Weiterbildungsschritte absolviert haben.

5.4 | Zusammenfassung und Ausblick

Persönlichkeitsstörungen sind ein häufiges und wichtiges Problem bei sozialmedizinischen wie forensischen Fragen. Dies betrifft die Beurteilung der Arbeitsunfähigkeit, die Erwerbsunfähigkeit, Schadensersatzforderungen, Schwerbehinderung oder Schuldfähigkeit.

Die Abgrenzung von Normalvarianten und die Feststellung der Krankheitswertigkeit stellt bei Persönlichkeitsstörungen ein besonderes Problem dar.

Persönlichkeitsstörungen sind nach dem Sozialgesetzbuch IX als Behinderungen zu verstehen.

Im Strafrecht darf die klinische Diagnose einer Persönlichkeitsstörung nicht mit dem juristischen Begriff der „schweren anderen seelischen Abartigkeit" und mit den daraus möglicherweise resultierenden Konsequenzen gleichgesetzt werden.

Die verstärkte klinische wie wissenschaftliche Befassung mit Persönlichkeitsstörungen lässt auch Verbesserungen für den sozialmedizinischen und forensischen Umgang mit diesen Patienten erwarten.

6 Kinder- und Jugend-psychiatrische Aspekte von Persönlichkeitsstörungen

Aus entwicklungspsychopathologischer Sicht stellen Persönlichkeitsstörungen des Erwachsenenalters das Ergebnis eines Entwicklungsprozesses dar, der durch Wechselwirkungen zwischen konstitutionellen (genetischen Faktoren, Temperament) und psychosozialen (beziehungsgeschichtlichen und anderen biografischen) Faktoren gekennzeichnet ist. Persönlichkeitsstörungen selbst stellen nicht einen Endpunkt sondern mehr eine prozesshafte Vergegenwärtigung von lebenslangen Entwicklungsbedingungen dar.

Die grundsätzliche Frage, ob Persönlichkeitsstörungen schon im Kindes- und Jugendalter auftreten können, kann prinzipiell mit ja beantwortet werden. Wer Kindern maladaptive Persönlichkeitszüge abspricht, müsste ja auch die adaptiven Persönlichkeitsmerkmale in jungen Lebensjahren in Frage stellen. Kinder sind nicht unfertige Erwachsene, sondern besitzen in jedem Lebensalter ein je eigenes Anpassungspotenzial, das durch konstitutionelle Ressourcen in unterschiedlichen Lebenskontexten gekennzeichnet ist. Die Grundannahme gilt, dass Kinder bereits in frühen Lebensaltern eine Persönlichkeit besitzen!

6.1 | Definition

Persönlichkeit stellt ein Integral der psychischen Eigenschaften und Verhaltensbereitschaften dar, das als Handlungsrepertoire dem Individuum seine unverwechselbare Einzigartigkeit verleiht. Die einzelnen konstitutionellen Faktoren sind in den Domänen von Wahrnehmung, Gedächtnis, Denken, Fühlen und Beziehungsgestaltung zu erfassen. Kritiker einer Annahme von frühen Persönlichkeitsstörungen äußern Bedenken gegenüber einem zu frühen „Labeling" von Kindern und bezweifeln darüber hinaus, dass Persönlichkeit in Bezug auf das Kindesalter ein stabiles Konstrukt darstelle (Schmitz 1999). Solchen Argumenten ist entgegenzuhalten, dass die Früherkennung von maladaptiven Verhaltensweisen und dysfunktionalen Formen der Erlebnisverarbeitung zu rechtzeitigen, gezielten therapeutischen Interventionen Anlass geben kann. Darüber hinaus zeigen empirische Befunde, dass Persönlichkeitsstörungsmerkmale bereits in frühen Lebensaltern zu identifizieren sind und dass es eine gewisse Stabilität von Persönlichkeitstraits vom Kindheits- über das Adoleszenz- bis zum Erwachsenenalter gibt

(Übersicht bei Krischer et al. 2006, McCrae et al. 2000). Um der Gefahr einer zu frühen Festlegung von maladaptiven Verhaltensweisen bei Kindern zu begegnen, wurde im deutschen Sprachraum schon seit den 1980er Jahren der Begriff der „Persönlichkeitsentwicklungsstörung" geprägt, was der im Einzelfall ungewissen Stabilität von Störungsmerkmalen Rechnung trägt (Adam & Peters 2003, Resch et al. 1999, Spiel & Spiel 1987).

Psychodynamisch orientierte Forscher definieren Persönlichkeit als ein Konstrukt, das sich im Sinne des Strukturbegriffes bereits in frühen Lebensaltern ausbildet und im Entwicklungsverlauf auch pathologische Ausprägungen annehmen kann (Rudolf 2004). Solch strukturelle Anpassungsprobleme können sich durch überkontrolliertes und/oder untersteuertes Verhalten manifestieren und in einem Mangel an Affektkontrolle und Selbstreflexion zum Ausdruck kommen. Die Bindungsforschung geht davon aus, dass durch ungünstige Beziehungsmuster mit wichtigen Bezugspersonen dysfunktionale Arbeitsmodelle (Internal Working Models) ausgebildet werden, die später der Entwicklung von Persönlichkeitsstörungen Vorschub leisten. Empirische Untersuchungen von Bindungsmustern haben gezeigt, dass sichere Bindungen eine negative Korrelation zur Persönlichkeitspathologie aufwiesen, während dem gegenüber desorganisierte und strukturell gestörte Bindungsmuster mit multiplen Formen der Persönlichkeitspathologie signifikant vergesellschaftet waren (Nakash-Eisikovits et al. 2002). Insbesondere im Bereich der Borderline-Persönlichkeitsstörung wurden von psychodynamischer Seite kindliche Formen diskutiert, die durch Fluktuation zwischen neurotischen und psychoseähnlichen Zuständen gekennzeichnet sind, Probleme der Angstbewältigung aufweisen, eine Störung der Differenzierung zwischen Fantasie und Wirklichkeit erkennen lassen, Wut und Ärger nur schlecht kontrollieren können, nicht in der Lage sind, Befriedigung aufzuschieben und Schwierigkeiten haben Beziehungen einzugehen, die einen nicht konsumierenden Charakter haben. Diese Konzeptualisierung erfüllt jedoch nicht die Kriterien einer operationalen Diagnostik (Übersicht bei Krischer et al. 2006).

Die empirische Persönlichkeitsforschung hat Belege beigebracht, dass Persönlichkeitsstörungen im Kindes- und Jugendalter mit Berechtigung diagnostiziert werden können. Dabei geht die Diskussion von zwei Grunderkenntnissen aus (Shiner 2005):

1. Kindliche Temperamentsmerkmale zeigen hohe Übereinstimmungen mit Persönlichkeitszügen des Erwachsenenalters.
2. Individuelle Erlebnis- und Verhaltensdifferenzen lassen sich bereits im Jugendalter in den Persönlichkeitsdomänen des „Big Five-Models" beschreiben.

Die Persönlichkeitsforschung geht davon aus, dass pathologische Persönlichkeitsmuster komplexe Kombinationen von adaptiven und maladaptiven Verhaltensmerkmalen darstellen. Das „Big Five-Model" hat sich strukturell auch bei Adoleszenten und Präadoleszenten in Faktoranalysen von Persönlichkeitsfragebögen durch Eltern- und Lehrerratings nachbilden lassen. Selbstfragebögen, die von Jugendlichen ausgefüllt wurden, weisen ebenfalls diese faktoranalytische Struktur auf (Shiner 2005). Als resiliente Persönlichkeitsmerkmale gelten hohe emotionale Stabilität (geringer Neurotizismus), hohe Extraversion und soziale Bezogenheit, starke Offenheit, ausgeprägte Verträglichkeit und ein hohes Ausmaß an Gewissenhaftigkeit, das mit Selbstkontrolle einhergeht. Kinder und Jugendliche mit mangelnder emotionaler Stabilität und geringer Extraversion bei normaler Gewissenhaftigkeit und Verträglichkeit können als überkontrolliert beschrieben werden. Demgegenüber zeigen Kinder bei normaler Extraversion und geringem Neurotizismus, wenn die Domänen Verträglichkeit und Gewissenhaftigkeit nur gering ausgeprägt sind, ein untersteuertes, unkontrolliert impulsives Verhalten. Solche noch im adaptiven Bereich angesiedelten Verhaltensmerkmale können im ersteren Falle zu internalisierenden Störungsmustern, im zweiten zu externalisierenden Störungen überleiten. Übergänge vom adaptiven in den maladaptiven Bereich sind nicht allein der konstitutionellen Verfassung des Kindes zuzurechnen, sondern entstehen in dysfunktionalen Wechselwirkungen zwischen kindlichen Verhaltensweisen und unangemessenen Reaktionen des sozialen Umfeldes (s. Tabelle 6.1 nach Mervielde et al. 2005).

Temperamentsmodelle zeigen eine hohe Überlappung mit dimensionalen Persönlichkeitsmodellen. Unter Temperament versteht man die jeweils individuellen Unterschiede in der Aktivität, Reaktivität und Selbstregulation, die eine konstitutionelle (neurobiologische) Basis aufweisen und im Verlauf durch Reifung und Erfahrung verändert werden (Schmeck 2001). Das Trait-orientierte Modell von Cloninger (1993) gründet die drei Domänen Neugierverhalten, Schadensvermeidung und Belohnungsabhängigkeit auf biologischen Faktoren, die schon früh in der Entwicklung in Erscheinung treten und im weiteren Verlauf erfahrungsabhängig modifiziert werden können. Die Dimension des Neugierverhaltens zeigt eine gewisse Nähe zur Extraversion, die Schadensvermeidung zum Neurotizismus. Extraversion (Fähigkeit zur sozialen Kontaktaufnahme), Neurotizismus (Ausmaß von

Tabelle 6.1. Temperament und Psychopathologie (mod. nach Mervielde et al. 2005)

Resilient	„Big Five"	Adaptiv		Maladaptiv
↑	emotionale Stabilität	↓		
			überkontrolliert ↖	„internalizing"
↑	Extraversion	↓		
↑	Offenheit			oszillierend „Borderline"?
↑	Verträglichkeit	↓		
			un(ter)kontrolliert impulsiv ↙	„externalizing"
↑	Gewissenhaftigkeit	↓		

Irritabilität), Offenheit (Neugier für Erfahrungen) und Gewissenhaftigkeit (Spektrum von Durchhaltevermögen und Impulskontrolle) bilden gemeinsam die faktorenanalytischen Dimensionen des „Big Five"-Modells.

6.2 │ Stabilität der Merkmale

Die Frage nach der Stabilität bzw. Diskontinuität von Persönlichkeitsmerkmalen im Verlauf der Entwicklung vom Kindheitsalter ins Erwachsenenalter hat bis zu heute anhaltenden Diskussionen geführt. Die Ergebnisse der Temperamentsforschung erbrachten Hinweise auf die **Stabilität unterschiedlicher Temperamentskonstellationen** vom Alter weniger Monate bis zum Grundschulalter (Rothbart et al. 2001). Während verschiedene longitudinale Studien überzeugende Hinweise liefern, dass ungünstige Temperamentsfaktoren spätere psychopathologische Symptome bahnen (Saltaris 2002), zeigt eine Metaanalyse zur Stabilität von Persönlichkeitsmerkmalen, dass es nur moderate Korrelationen über längere Zeiträume hinweg gibt (bereits ab der Kindheit bis zum Erwachsenenalter), wobei die Korrelationen mit zunehmendem Alter größer werden, jedoch mit zunehmenden Zeitabständen zwischen den Untersuchungszeitpunkten wiederum abnehmen (s. Übersicht bei Krischer et al. 2006, Roberts & DelVecchio 2000). Kategoriale Persönlichkeitsstörungsdiagnosen im Jugendalter scheinen eine relativ geringe Stabilität aufzuweisen. In der Untersuchung von Bernstein et al. (1993) zeigten weniger als die Hälfte der Adoleszenten mit einer ursprünglichen Persönlichkeitsstörungsdiagnose auch zum zweiten Untersuchungszeitpunkt (zwei Jahre später) eine solche Diagnose. Eine andere Untersuchung von Levy et al. (1999) konnte nachweisen, dass die Diagnose einer Persönlichkeitsstörung bei Jugendlichen mit unterschiedlichen psychischen Störungen mit einer signifikant häufigeren Hospitalisierungsrate nach einer 2-Jahres-Beobachtungsperiode verbunden war. Zusammenhänge zwischen Störungen des Sozialverhaltens und der Entwicklung einer antisozialen Persönlichkeitsstörung konnten signifikant nachgewiesen werden (Loeber et al. 2000, Vloet et al. 2006). Ebenso zeigte sich eine Assoziation zwischen Aufmerksamkeitsdefizit-/Hyperaktivitätsstörung (ADHS) und einer Borderline-Persönlichkeitsstörung in späteren Lebensaltern (Übersicht bei Krischer et al. 2006). Auch wenn Persönlichkeitsstörungen häufig keine Langzeitstabilität aufweisen, stellen sie doch ein konsistentes und kohärentes Konstrukt dar, das als valider Indikator für Stress und Anpassungsprobleme im entsprechenden Lebensabschnitt gelten kann. Unter ungünstigen Entwicklungsbedingungen ist offensichtlich das Risiko für die Persistenz solcher Merkmale oder für die Ausbildung weiterer psychopathologischer Probleme erhöht.

6.3 | Diagnostik

Der Übergang von normalen Persönlichkeitsvarianten in klinisch relevante Persönlichkeitsstörungen ist fließend! So sehr kategoriale Diagnosen komplexe Verhaltenskonstellationen definieren lassen, für die es dann je spezifische therapeutische Interventionen gibt, werden gerade Individuen, die im Grenzbereich solcher Definitionen liegen, dadurch nicht erfasst und von sinnvollen präventiv-therapeutischen Maßnahmen ausgeschlossen. Im Kindes- und Jugendalter ist dies ein spezifisches Problem. Jugendliche erfüllen die kategorialen Persönlichkeitsstörungsdiagnosen oft nur teilweise, wobei ihre dysfunktionalen Persönlichkeitsmerkmale trotzdem von negativer Entwicklungsrelevanz sein können. Dimensionale diagnostische Modelle zur Erfassung der Übergänge von gesunden zu gestörten Persönlichkeitsmustern erscheinen im Kindes- und Jugendalter daher den kategorialen Klassifikationsansätzen überlegen. Eine Persönlichkeitsstörung ist als das Extrem auf einer kontinuierlichen Verteilung von Persönlichkeitsmerkmalen anzusehen. Shedler und Westen (2004) machen den Vorschlag, kategoriale und dimensionale Ansätze zu integrieren. Sie gehen von typologischen Definitionen einzelner Persönlichkeitsstörungen aus und erfassen aufgrund dimensionaler Erhebungen die Passung des gegenwärtigen Persönlichkeitsmusters zum Typus.

Fünf Diagnosestufen werden angegeben:
- ▌ Stufe 1: Die vorhandene Beschreibung trifft auf das Individuum nicht zu.
- ▌ Stufe 2: Das Individuum weist nur wenige Facetten des Störungsbildes auf.
- ▌ Stufe 3: Die diagnostischen Kriterien treffen moderat zu, wobei signifikante Aspekte des Störungsbildes bei dem Individuum fassbar werden.
- ▌ Stufe 4: Der Patient weist das entsprechende Störungsbild sicher auf. Die Diagnose passt.
- ▌ Stufe 5: Der Patient repräsentiert die entsprechende Störungsdiagnose geradezu und ist für dieses Störungsbild prototypisch.

Ein solches Diagnoseverfahren erscheint besonders gut geeignet, Persönlichkeitsstörungen im jungen Lebensalter zu erfassen.

Erhebungsinstrumente zur Diagnostik von Persönlichkeitsstörungsmerkmalen im Kindes- und Jugendalter (nach Krischer et al. 2006):

Hervorzuheben ist das International Personality Disorder Examination Instrument (IPDE nach Loranger et al. 1994). Dazu existiert im deutschsprachigen Bereich ein auf dem Interview basierender Fragebogen (Inventar zur Erfassung von Persönlichkeitsmerkmalen und -störungen, IPMS nach Berner, Benninghoven, Genau & Lehmkuhl 1998). Die Anwendbarkeit des Neo-5-Faktoren-Inventars (Neo-FFI) konnte wiederholt bei Jugendlichen ab dem Alter von 16 Jahren nachgewiesen werden. Andere Autoren geben einem Q-Sort-Verfahren zur Befragung von Klinikern und Psychotherapeuten zur Einschätzung von Persönlichkeitsmerkmalen bei Jugendlichen den Vorrang. Das nach Cloninger et al. (1994) entwickelte Junior Temperament- und Charakterinventar (JTCI, Schmeck, Meyenburg & Poustka 1995) kann offiziell ab dem Alter von 12 Jahren verwendet werden. Ein Selbstbeurteilungsfragebogen zur Erfassung von Persönlichkeitsdimensionen (Dimensional Assessment of Personality Pathology nach Livesley & Jackson 2001) wird in seiner Anwendbarkeit für das Jugendalter derzeit in einer Kölner Studie untersucht. Fragebögen auf der Basis des Temperaments-modells wie das Childhood Behavior Questionnaire oder das Inventory of Child Individual Differences kann von Eltern, Lehrern und anderen Bezugs-personen für Kinder in jüngeren Altersstufen (3–12 Jahren) verwendet werden.

6.4 | Häufigkeit und Komorbidität

Gegenüber der Prävalenz von Persönlichkeitsstörungen in der allgemeinen Bevölkerung, die mit 6–13% im Erwachsenenalter angegeben wird, finden sich in der Altersspanne von 11- bis 19-Jährigen Prävalenzraten zwischen 17–31% mit einem Häufigkeitsgipfel im Alter von 12 Jahren bei Jungen und 13 Jahren bei Mädchen (Bernstein et al. 1993). Verlässliche Prävalenz-zahlen von Persönlichkeitsstörungen im Jugendalter existieren nicht, da es bis dato keine systematischen Untersuchungen gibt.

Die Komorbidität einer Persönlichkeitsstörung mit anderen wurde ins-besondere bei Borderlinestörungen im Jugendalter untersucht. Jugendliche Patienten mit einer Borderlinestörung zeigten neben Störungen aus dem Cluster B auch Störungen aus den Clustern A (paranoide Persönlichkeits-störung, schizoide Persönlichkeitsstörung oder schizotype Persönlichkeits-störung) und C (vermeidende Persönlichkeitsstörung, abhängige Persön-lichkeitsstörung, zwanghafte Persönlichkeitsstörung) (Becker et al. 2000). Hinzu kommt eine diffuse Bandbreite von adoleszenztypischen psychischen Problemen, die die Konstruktvalidität der Borderline-Persönlichkeitsstö-rung im Jugendalter abschwächen (Brunner et al. 2003).

Eine teilweise Überlappung von kindlichen Sozialverhaltensstörungen und adulter antisozialer Persönlichkeit wurde von Loeber et al. (2000) be-schrieben. Bereits bei Kindern mit Sozialverhaltensstörungen im Alter von 12 Jahren fanden sich in 69% der Fälle drei oder mehr Symptome einer an-tisozialen Persönlichkeitsstörung. Insbesondere Kinder mit einem „Early Starter"-Typus von Sozialverhaltensstörungen (früher als 10 Jahre) wiesen im Jugendalter vermehrt aggressive Symptome auf als Jugendliche mit ei-nem späteren Beginn der Sozialverhaltensstörung. Kinder, die bereits im frühen Alter einen Mangel an Empathie und Gefühlsarmut aufwiesen, hat-ten besonders schwere antisoziale Verhaltensweisen im Jugendalter. Die Di-agnose einer antisozialen Persönlichkeitsstörung sollte jedoch nicht vor dem 18. Lebensjahr gestellt werden.

Insgesamt finden sich bei Achse-I-Störungen im jugendpsychiatrischen Bereich vermehrt Persönlichkeitsstörungen. So zeigt sich eine Prävalenz von 20% Borderline-Persönlichkeitsstörungen in einer klinischen Population von Kindern und Jugendlichen, wobei 5–11% in der Normalpopulation von Jugendlichen angegeben werden (Brunner et al. 2001).

6.5 | Zusammenhänge von Persönlichkeitsstörungen und Achse-I-Störungen

Der Zusammenhang zwischen Persönlichkeitsmerkmalen und Achse-I-Störungen kann nach der Literatur als wechselseitig angesehen werden: Einerseits erhöhen dysfunktionale Temperaments- und Persönlichkeitsmerkmale die Wahrscheinlichkeit von klinischen Syndromen in späteren Lebensaltern (s. dazu den Zusammenhang von „Big Five"-Dimensionen und internalisierenden und externalisierenden Störungen; Mervielde et al. 2005), andererseits erhöhen psychische Störungen des Kindes- und Jugendalters die Wahrscheinlichkeit von Persönlichkeitsstörungen im Erwachsenenalter. Dies konnte für Zusammenhänge zwischen ADHD und Borderline-Persönlichkeit gezeigt werden (Davids & Gastpar 2005) als auch für Sozialverhaltensstörungen und die antisoziale Persönlichkeitsstörung (Loeber et al. 2000). Nach Kasen et al. (1999) erhöhen klinische Syndrome der Achse I – wie z. B. Verhaltensstörungen, Angststörungen und depressive Störungen in der Adoleszenz – die Wahrscheinlichkeit der Ausbildung einer Persönlichkeitsstörung im Erwachsenenalter, unabhängig von einer bereits vorliegenden Persönlichkeitsstörung in der Adoleszenz. Die Autoren folgern, dass die Achse-I-Störungen eine Kette von maladaptiven Verhaltens- und Umweltreaktionen nach sich ziehen, die persistierende psychopathologische Symptome begünstigen, so dass in der Folge aus einer chronischen Störung der Anpassung eine Persönlichkeitsstörung resultiert (Resch & Brunner 2004).

6.6 | Entwicklungswege spezifischer Persönlichkeitsstörungen

Die Entwicklungswege von Persönlichkeitsstörungen lassen eine **komplexe Wechselwirkung zwischen konstitutionellen und biographischen Faktoren** erkennen. Die Persönlichkeitsentwicklung des Kindes und Jugendlichen ist ein Prozess bidirektionaler Wechselwirkungen zwischen Genetik und Umwelt. Ein **Mangel an Passung zwischen Individuum und Umwelt** erscheint bedeutsamer als isolierte externe oder interne Einzelfaktoren. Schon geringe Temperamentsunterschiede können bei unterschiedlichen Lebensbedingungen zu deutlichen Unterschieden der Handlungsbereitschaft führen, so dass gerade die psychosozialen Reaktions- und Resonanzphänomene in der Persönlichkeitsentwicklung des Menschen eine fundamentale Rolle spielen (Resch & Parzer 2005, Resch et al. 1999).

Langzeitstudien belegen die relative Stabilität von Verhaltensstörungen im Vorschulalter. Kinder mit Störungen des Sozialverhaltens im frühen Lebensalter (unter 5 Jahren) zeigten 2 Jahre später signifikant mehr Verhaltens- und Lernprobleme (Kim-Cohen et al. 2005). Lahey et al. (2002) untersuchten 7- bis 12-Jährige über einen Katamnesezeitraum von 6 Jahren und konnten zeigen, dass die Verhaltensstörungen des Kindesalters in der Adoleszenz zumeist persistieren, aber fluktuierende Ausprägungen aufweisen. Die beste Prognose hatten Kinder mit geringerem Schweregrad der Verhaltensstörungen und weniger ADHS-Symptomen.

Loeber (2000) hat ein empirisch gestütztes Entwicklungsmodell entwickelt, das aufzeigt, wie die antisoziale Persönlichkeitsstörung in Entwicklungssequenzen zur Ausformung kommt. Kinder mit ADHD-Symptomatik zeigen ein erhöhtes Risiko zu oppositionellen Verhaltensweisen (ODD). Unter ungünstigen Bedingungen entwickeln sich später soziale Verhaltensstörungen (CD), die mit depressiven Störungen, Substanzabusus und somatoformen Beschwerden vergesellschaftet sind (Abb. 6.1). Unter negativen Entwicklungsbedingungen (s. eskalierende Zyklen der Persönlichkeitsentwicklung) kommt es schließlich zur Ausprägung der antisozialen Persönlichkeitsstörung (Herpertz et al. 2001).

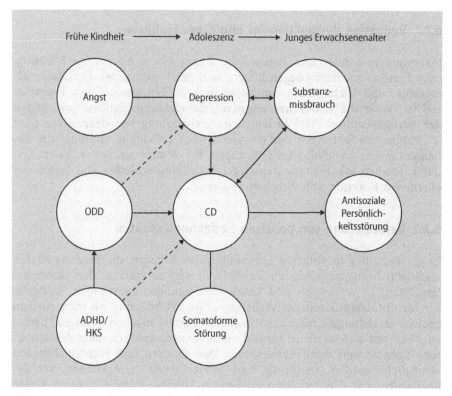

Abb. 6.1. Entwicklung der antisozialen Persönlichkeitsstörung (2000)

In diesen Entwicklungslinien gibt es geschlechtsspezifische Befunde (Crawford et al. 2001): So konnten internalisierende und externalisierende Symptome jeweils Persönlichkeitsmuster aus dem Cluster B bei Mädchen vorhersagen. Dies galt jedoch nur für die Altersgruppe der 10- bis 14-Jährigen. Bei Jungen und Mädchen in diesem Alter waren Symptome aus dem Cluster B mit externalisierenden Störungen 2 Jahre später signifikant verbunden. Solche geschlechtsspezifischen Entwicklungseffekte bedürfen zukünftiger systematischer Untersuchungen.

6.7 | Therapieangebote im Kindes- und Jugendalter

Im Kindes- und Jugendalter gelten **psychotherapeutische Verfahren als Methode der Wahl** zur Behandlung von Persönlichkeitsstörungen. Da Kinder und Jugendliche mit dysfunktionalen Persönlichkeitseigenschaften in einer engen Wechselwirkung mit ihrer sozialen Umwelt stehen, muss der Angriffspunkt der Therapie von einer reinen Fokussierung auf die Patienten selbst auch auf deren familiäres und außerfamiliäres Umfeld dezentralisiert werden.

6.7.1 Reduktion dysfunktionaler elterlicher Einflüsse

Insbesondere Kinder und Jugendliche, deren Eltern eine Achse-I-Störung oder Persönlichkeitsstörungen haben, sind gefährdet, selbst dysfunktionale Erlebnis- und Verhaltensweisen zu entwickeln. Ein wesentliches Therapieziel ist daher die **Reduktion negativer Entwicklungseinflüsse von Seiten der Bezugspersonen.** Das bedeutet, die Behandlung von depressiven oder schizophrenen Störungen des entsprechenden Elternteils und/oder die Behandlung von Persönlichkeitsstörungen bei Mutter und/oder Vater. Dadurch können eskalierende negative Entwicklungsschleifen von Seiten der elterlichen Reaktion unterbrochen werden.

6.7.2 Verbesserung von positiven Beziehungsaspekten

Es gilt vor allem in jüngeren Lebensaltern bei Kindern, die Bindung zu den wichtigen Bezugspersonen zu stabilisieren und zu stärken, den emotionalen Dialog zu verbessern und Rahmenbedingungen zu schaffen, in denen Kinder mit dysfunktionalen Verhaltens- und Erlebnismustern trotz alledem positive Beziehungserfahrungen in ihrem Umfeld machen können. Hierbei ist nicht nur das familiäre Umfeld zu benennen, sondern auch der schulische Kontext und der Freundeskreis. Den Kindern und Jugendlichen soll ermöglicht werden, freudvolle und befriedigende Interaktionen mit Erwachsenen und Gleichaltrigen erleben zu können, sich in sozialen Rollen zu bewähren und erfolgsorientiert Aufgabenstellungen zu bewältigen.

6.7.3 Verbesserung der Selbstkontrolle in Aufmerksamkeit und Affekt

Alle verhaltensorientierten oder tiefenpsychologisch orientierten Therapieangebote zielen darauf ab, Emotionen besser bei sich und anderen zu erkennen, zu benennen und soweit regulieren zu können, dass die Emotionen in der Interaktion kommunikativ eingesetzt werden können, ohne Krisen und Konflikte heraufzubeschwören. Im Konzept der geteilten Aufmerksamkeit geht es darum, sich gemeinsam mit dem Therapeuten auf einen Gegenstand, eine Situation oder ein Thema zu konzentrieren und „bei der Sache zu bleiben". Die Motivation für eine anhaltende Beschäftigung mit Situationen und Themen soll gestärkt werden.

6.7.4 Verbesserung der Selbstreflexion und Mentalisierung

Jede Form verhaltensorientierter oder tiefenpsychologisch orientierter Therapie zielt darauf ab, bei Kindern und Jugendlichen mit dysfunktionalen Erlebnissen und Verhaltensmustern die Selbstreflexion zu erhöhen und die Fähigkeit herzustellen, im Vorstellungsraum interaktionelle Prozesse abzubilden, zu beurteilen und somit soziale Konsequenzen des eigenen Verhaltens bereits im Fantasieraum vorwegzunehmen. Die Entwicklung von mentalen Modellen der Beziehungsgestaltung soll im therapeutischen Rahmen auf explizite und implizite Weise erfolgen können.

6.7.5 Stärkung von Selbstwert und Identität

Dieses wesentliche Ziel der therapeutischen Aktivitäten betrifft die Qualität der Selbstfunktionen. Die Steuerung des Kohärenzgefühls der eigenen Person über Zeit und unterschiedliche Interaktionen hinweg führt zu einem stabilen Konzept des Selbstseins und einer gelingenden Abstimmung der eigenen Idealvorstellungen mit dem aktuellen Selbstkonzept. Angemessene Selbstbehauptung gelingt nur vor dem Hintergrund einer reflexiv immer wieder erneuerbaren Identität und einem belastbaren Selbstwertgefühl.

6.7.6 Reduktion von Risikoverhalten

Die Eindämmung von selbstdestruktiven und beziehungsgefährdenden Verhaltensweisen stellt einen wesentlichen Teil therapeutischer Bemühungen dar. Die Kontrolle von Drogenabusus, die Vermeidung delinquenter Verhaltensweisen und die Eindämmung von Automutilationen stellt eine unabdingbare Voraussetzung für eine Verbesserung der Selbstfunktionen dar. Insgesamt zielt die Therapie von Persönlichkeitsstörungen des Kindes- und Jugendalters auf eine Unterbrechung dysfunktionaler Entwicklungszyklen und eine Positivierung der einzelnen Persönlichkeitsdimensionen, um dem Kind oder Jugendlichen möglichst hohe Entwicklungschancen zu gewähren.

6.7.7 Evidenzbasierte Maßnahmen

Alle therapeutischen Interventionen zu Persönlichkeitsstörungen im Kindes- und Jugendalter besitzen den Charakter klinischer Evidenz und sind erst derzeit Gegenstand systematischer Wirksamkeitsstudien (Evidenzgrad IV). Im Bereich der dialektisch-behavioralen Therapie bei Jugendlichen mit Borderline-Syndrom gibt es erste systematisch erhobene Ergebnisse von klinischer Wirksamkeit bei Suizidalität und selbstverletzenden Verhaltensweisen (Fleischhaker et al. 2006, Rathus & Miller 2002). Bei Störungen des Sozialverhaltens mit antisozialen Persönlichkeitszügen erscheint die Multisystemische Therapie viel versprechend (Timmons-Mitchell et al. 2006), die die psychosoziale Prognose der Jugendlichen im Vergleich zu einer Standardbetreuung (treatment as usual) signifikant verbessern konnte. Angesichts der Heterogenität der psychopathologischen Symptomatik als auch der Sozialprognose unter Jugendlichen mit einer diagnostizierten Störung des Sozialverhaltens erscheint eine Übertragung dieser Ergebnisse auf die Wirksamkeit bei Persönlichkeitsstörungen allerdings verfrüht.

6.7.8 Spezifische Interventionen

Störungsspezifische Therapieziele bei jugendlichen Patienten sind grundsätzlich in denselben Domänen wie im Erwachsenenalter anzusetzen, müssen jedoch je nach Entwicklungsalter auf die spezifischen Entwicklungsaufgaben hin modifiziert werden (beispielsweise Verbesserung schulbezogener Anpassung versus Verbesserung der Anpassung im Arbeitsumfeld). Auf die je spezifischen Entwicklungsaufgaben bei Jungen und Mädchen in unterschiedlichen Altersstufen ist dabei zu verweisen. In Pilotstudien zur Dialektisch-behavioralen Therapie bei Adoleszenten (DBT-A) konnte an kleinen Patientengruppen eine signifikante Wirksamkeit bei selbstverletzenden Verhaltensweisen gefunden werden (Fleischhaker et al. 2006).

Interventionsempfehlungen bei Borderline-Persönlichkeitsstörungen (Fleischhaker et al. 2006, Katz et al. 2004, Miller et al. 2002, Woodberry et al. 2002):
▌ Familieninterventionen (nach Miller et al. 2002, siehe Tabelle 6.2).
▌ Fertigkeitentraining in der Gruppe (nach Fleischhaker et al. 2006, Tabelle 6.3).
▌ Einzeltherapeutische Interventionen.
▌ Spezifische Interventionen bei Suizidalität (nach Miller 1999 siehe Tabelle 6.4).

Für schwere Störungen des Sozialverhaltens mit antisozialen Persönlichkeitszügen liegt ein multidimensionales Therapiekonzept vor (Multisystemic Therapy) (Timmons-Mitchell et al. 2006). Die Multisystemische Therapie umfasst intensive Familienkontakte mit dem Ziel, die Verhaltensauffälligkeiten der Jugendlichen in ihrer Funktionalität zu erfassen. Die Dauer des Programms beträgt 3–5 Monate. Die Eltern werden in ihrer Erziehungsleis-

Tabelle 6.2. Familieninterventionen

Vorbehandlungsphase: Orientierung und Anteilnahme
▌ Validierung familiärer Erfahrungen
▌ Psychoedukation über die biopsychosoziale Theorie und über die geplanten Maßnahmen
▌ Abmachungen über Zeitrahmen und Rollenverteilung

Phase I: Sicherheit, Stabilität und Beziehung
▌ Krisenmanagement
▌ Regeln, die Sicherheit geben; Klärung der elterlichen Autorität; Hilfsangebote
▌ Verhaltensanalyse der einzelnen Familieninteraktionen, mit dem Ziel Problemverhaltensweisen zu erkennen
▌ Edukation über Kontingenzmanagement und spezifische Behandlungsstrategien
▌ Fertigkeitentraining

Phase II: Emotionale Aufarbeitung
▌ Exposition und Responseprävention für intensive Affekte und Trigger für Beziehungsprobleme
▌ Emotionale Aufarbeitung von familiären Traumen (z. B. Selbstmordversuche einzelner Familienmitglieder, Trennungen, Missbrauch etc.)

Tabelle 6.3. Fertigkeitentraining

▌ Fertigkeiten/Modul	Problemverhalten
▌ Achtsamkeit	Konfusion über sich selbst
▌ Stresstoleranz	Impulsivität
▌ Emotionsregulation	Emotionale Instabilität
▌ Soziales Kompetenztraining	Interpersonelle Probleme
▌ Der goldene Mittelweg	Jugendlichen- und Familiendilemmata

Tabelle 6.4. Spezifische Interventionen bei Suizidalität

▌ Fertigkeitentraining (wie Tabelle 6.3)
▌ Veränderungsmotivation wird im therapeutischen Einzelkontakt erarbeitet. Suizidversuche kennzeichnen die Unerträglichkeit aktueller Gelegenheiten
▌ Umsetzung der Fertigkeiten in den Alltag (Generalisierung). Eine Begleitung des Patienten durch Angebote zur Kontaktaufnahme (z. B. Telefon) oder direkte Unterstützung im Realkontext
▌ Unterstützung des Therapeuten im therapeutischen Team (Supervision, Intervention), Konsultationsmöglichkeiten
▌ Strukturierte Interventionen im familiären und außerfamiliären (z. B. schulischen) Umfeld

tung unterstützt. Demgegenüber arbeiten die Therapeuten auch mit Bezugspersonen außerhalb der Familie (z. B. Lehrer, Leiter von religiösen Gruppen) um das Umfeld der Jugendlichen so zu gestalten, dass prosoziale Elemente wichtiger werden und delinquente Verhaltensweisen abnehmen.

6.8 | Zusammenfassung und Ausblick

Für die Früherkennung und kompetente Diagnostizierung von maladaptiven Verhaltensweisen und dysfunktionalen Formen der Erlebnisverarbeitung ist es notwendig, Entwicklungsstörungen der Persönlichkeit auch bereits im Kindes- und Jugendalter festzustellen, um gezielte therapeutische Interventionen rechtzeitig zu ermöglichen. Kindliche Temperamentsmerkmale zeigen eine hohe Übereinstimmung mit Persönlichkeitszügen des Erwachsenenalters. Dysfunktionale Temperaments- und Persönlichkeitsmerkmale erhöhen die Wahrscheinlichkeit von klinischen Syndromen im späteren Lebensalter. Demgegenüber erhöhen psychische Störungen des Kindes- und Jugendalters die Wahrscheinlichkeit von Persönlichkeitsstörungen im Erwachsenenalter. Dies konnte für ADHD, Sozialverhaltensstörungen und emotionale Störungen gezeigt werden. Therapeutische Angriffspunkte stellen nicht nur die Symptome der Patienten, sondern auch deren familiäres und außerfamiliäres Umfeld dar. Störungsspezifische Therapieziele beim Patienten sind grundsätzlich in denselben Domänen wie im Erwachsenenalter anzusetzen, müssen jedoch je nach Entwicklungsalter auf die spezifischen Entwicklungsaufgaben hin modifiziert werden.

Die Diagnostik von Persönlichkeitsstörungen im Kindes- und Jugendalter bedarf weiterer intensiver Forschungsbemühungen. Da der Übergang von normalen Persönlichkeitsvarianten in klinisch relevante Persönlichkeitsstörungen fließend ist, erfüllen insbesondere Jugendliche die kategorialen Persönlichkeitsstörungsdiagnosen oft nur teilweise, wobei ihre dysfunktionalen Persönlichkeitsmerkmale trotzdem von negativer Entwicklungsrelevanz sein können. Dimensionale diagnostische Modelle scheinen daher im Kindes- und Jugendalter zur Erfassung der Übergänge von gesunden zu gestörten Persönlichkeitsmustern den kategorialen Klassifikationsansätzen überlegen. Neue Diagnostikansätze, die von typologischen Definitionen ausgehen, sind in Erprobung.

Spezifische Interventionsansätze bei Persönlichkeitsstörungen im Kindes- und Jugendalter bedürfen der empirischen Wirksamkeitsüberprüfung und sind erst in Ansätzen für einzelne Persönlichkeitsstörungen entwickelt. Hervorzuheben sind Interventionsformen bei Borderline-Persönlichkeitsstörungen, die sowohl Patienten als auch ihr familiäres Umfeld einbeziehen. Persönlichkeitsstörungen des Kindes- und Jugendalters stellen eine diagnostische und therapeutische Herausforderung dar, der sich Kinder- und Jugendpsychiater, Psychologen und Kinder- und Jugendlichenpsychotherapeuten intensiv widmen müssen.

Literaturverzeichnis

Chambless DL, Hollon SD (1998) Defining empirically supported therapies. J Consult Clin Psychol 66:7–18

Segal ZV, Whitney DK, Lam RW, CANMAT Depression Work Group (2001) Clinical guidelines for the treatment of depressive disorders: III. Psychotherapy. Can J Psychiatry 46:29–37

Ärztliche Zentralstelle Qualitätssicherung (ÄZQ) (2003) Leitlinien-Clearingbericht „Depression". Schriftenreihe 12. Videll, Niebüll

1 Grundlagen

APA (1996) Diagnostic and statistical manual of mental disorders (DSM-IV). American Psychiatric Press, Washington DC (Dt. Bearbeitung: Saß H, Wittchen HU, Zaudig M (1996) Diagnostisches und statistisches Manual psychischer Störungen DSM-IV. Hogrefe, Göttingen)

APA (2001) Practice guideline for the treatment of patients with borderline personality disorder. Am J Psychiatry 158:1–52

Bagge CL (2003) DAPP-BQ: Factor structure and relations to personality disorder symptoms in a non-clinical sample. J Personal Disord 17:19–32

Baldwin D, Bobes J, Stein DJ, Scharwachter I, Faure M (1999) Paroxetine in social phobia/soxial anxiety disorder. Randomized double-blind, placebo-controlled study. Paroxetine Study. Br J Psychiatry 175:120–126

Bandelow B, Krause J, Wedekind D, Broocks A, Hajak G, Ruther E (2005) Early traumatic life events, parental attitudes, family history and birth risk-factors in patients with borderline personality disorder and healthy controls. Psychiatry Res 134:169–179

Becker DF, Grilo CM, Morey LC, Walker ML, Edell WS, McGlashan TH (1999) Applicability of personality disorder criteria to hospitalized adolescents: evaluation of internal consistency and criterion overlap. J Am Acad Child Adolesc Psychiatry 38:200–205

Bierer LM, Yehude R, Schmeidler J, Mitropoulou V, New AS, Silverman JM, Siever LJ (2003) Abuse and neglect in childhood: Relationship to personality disorder diagnoses. CNS Spectrums 8:737–740, 749–754

Bohus M, Stieglitz RD, Fiedler P, Berger M (1999) Persönlichkeitsstörungen. In: Berger M (Hrsg) Psychiatrie und Psychotherapie. Urban & Schwarzenberg, München, S 771–846

Bronisch B, Hiller W, Mombour W, Zaudig M (1995) IDCL-P Internationale Diagnosen Checkliste für Persönlichkeitsstörungen, 1. Auflage. Hogrefe, Göttingen

Cloninger CR, Pryzbeck TR, Svrakic DM et al (1994) The Temperament and Character Inventory (TCI): a guide to its development and use. Washington University Center for Psychobiology of Personality, St. Louis/MO

Coccaro EF, Kavoussi RJ, Sheline YI, Berman ME, Csernansky JG (1997) Impulsive aggression in personality disorder correlates with platelet 5-Ht2A receptor binding. Neuropsychopharmacology 16:211–216

Coid J, Yang M, Tyrer P, Roberts A, Ulrich S (2006) Correlates and prevalence of personality disorders in Great Britain. Br J Psychiatry 188:423–431

Cowdry RW, Gardner DL (1988) Pharmakotherapy of borderline personality disorder: alprazolam, carbamazepine, trifluroperazine and trancylpromine. Arch Gen Psychiatry 45:111–119

De la Fuente JM, Goldman S, Stanus E, Vizete C, Morlan I, Bobes J, Mendlewicz J (1997) Brain glucose metabolism in borderline personality disorder. J Psychiatr Res 31:531–541

Doering S, Renn D, Höfer S, Rumpold G, Smrekar U, Janecke N, Schatz DS, Schotte C, DeDoncker D, Schüßler G (2007) Validierung der deutschen Version des Fragebogens zur Erfassung von DSM-IV Persönlichkeitsstörungen (ADP-IV). Z Psychosom Med Psychother 53:111–128 (Der Fragebogen und Normwerttabellen können im Internet unter http://zmkweb.uni-muenster.de/einrichtungen/proth/dienstleistungen/psycho/diag/index.html herunter geladen werden)

Dt. Ges. f. Kinder- und Jugendpsychiatrie und Psychotherapie u. a. (2003) Leitlinien zur Diagnostik und Therapie von psychischen Störungen im Säuglings-, Kindes- und Jugendalter, 2. Auflage. Deutscher Ärzte Verlag

Fiedler P (2001) Persönlichkeitsstörungen, 6. Auflage. Psychologie Verlagsunion & Beltz, Weinheim

Gardner DL, Cowdry RW (1985) Alprazolam-induced dyscontrol in borderline personality. Am J Psychiatry 142:98–100

Goldberg SC, Schulz SC, Schulz PM, Resnick RJ Hamer RM, Friedel RO (1986) Borderline and schizotypal personality disorders treated with low-dose thiothixene vs placebo. Arch Gen Psy 43:680–686

Golier JA, Yehuda R, Bierer LM, Mitropoulou V, New AS, Silverman JM, Siever LJ (2003) The relationship of borderline personality disorder to posttraumatic stress disorder and traumatic events. Am J Psychiatry 160:2018–2024

Goyer PF, Andreason PJ, Semple WE, Clayton AH, King AC, Compton-Tomt BA, Schulz SC, Cohen RM (1994) Positron-emission tomography and personality disorders. Neuropharmacology 10:21–28

Hare RD, Clark D, Grann N, Thornton D (2000) Psychopathy and the predictive validity of the PCL-R: An international perspective. Behav Sci Law 18:605–622

Herpertz S, Sass H, Favazza A (1997) Impulsivity in self-mutilative behaviour: psychometric and biological findings. J Psychiatr Res 31:451–465

Herpertz S, Steinmeyer EM, Pukrop R, Woschnik M, Saß H (1997) Persönlichkeit und Persönlichkeitsstörungen: Eine facettentheoretische Analyse der Ähnlichkeitsbeziehungen. Z Klin Psychol 26:109–117

Herpertz SC, Dietrich TM, Wenning B, Erberich SG, Krings T, Thron A, Sass H (2001) Evidence of abnormal amygdale functioning in borderline personality disorder: a functional MRI study. Biol Psychiatry 50:292–298

Herpertz SC, Habermeyer E, Habermeyer V (2006) Persönlichkeitsstörungen. In: Rohde A, Maneros A (Hrsg) Geschlechtsspezifische Psychiatrie und Psychotherapie. Kohlhammer, Stuttgart, S 212–224

Herpertz SC, Steinmeyer EM, Saß H (1994) Patterns of comorbidity among DSM-III-R and ICD-10 personality disorders as observed with a new inventory for the assessment of personality disorders. Eur Arch Psychiatry Clin Neuroscience 244:161–169

Johnson DM, Shea MT, Yen S, Battle CL, Zlotnick C, Sanislow CA, Grilo CM, Skodol AE, Bender DS, McGlashan TH, Gunderson JG, Zanarini MC (2003) Gender differences in borderline personality disorder: findings from the collaborative longitudinal personality disorders study. Comprehensive Psychiatry 44:284-292

Johnson JG, Cohen P, Kasen S, Skodol AE, Hamagami F, Brooks JS (2000) Age-related change in personality disorder trait levels between early adolescence and adulthood: a community-based longitudinal investigation. Acta Psychiatr Scand 102:265-275

Katzelnick DJ, Kobak KA, Greist JH, Jefferson JW, Mantle JM, Ser RC (1995) Sertraline for social phobia: a double-blind, placebo-controlled crossover study. Am J Psychiatry 152:1368-1371

Königsberg HW, Reynolds D, Goodman M, New AS, Mitropoulou V, Trestman RL, Silverman J, Siever LJ (2003) Risperidone in the treatment of schizotypal personality disorder. J Clin Psychiatry 64:628-634

Lenzenweger MF (1999) Stability and change in personality disorder features: Findings from a longitudinal study of personality disorders. Arch Gen Psychiatry 56:1009-1015

Liebowitz MR, Heimberg RG, Schneier FR, Hope DA, Davies S, Holt CS, Goetz D, Juster HR, Lin SH, Bruch MA, Marshall RD, Klein DF (1999) Cognitive-behavioral group therapy versus phenelzine in social phobia: long-term outcome. Depress Anxiety 10:89-98

Livesley W, Jang KL, Vernon PA (1998) Phenotypic and genetic structure of traits delineating personality disorder. Arch Gen Psychiatry 55:941-948

Loranger AW, Sartorius N, Andreoli A, Berger P, Buchheim P, Channabasavanna SM, Coid B, Dahl A, Diekstra RF, Ferguson B et al (1994) The International Personality Disorder Examination. The World Health Organization/Alcohol, Drug Abuse and Mental Health Administration international pilot study of personality disorders. Arch Gen Psychiatry 51:215-224

Loranger AW, Janca A, Sartorius N (1997) Assessment and Diagnosis of Personality Disorders. The ICD-10 International Personality Disorder Examination (IPDE). Cambridge University Press, Cambridge UK

Maffei C, Fossati A, Agostani I, Barraco A, Bagnato M, Deborah D, Namia C, Novella L, Detrarci M (1997) Interrater reliability and internal consistency of the structured clinical interview for DSM-IV axis II personality disorders (SCID-II), version 2. J Personal Disord 11:279-284

Maier W, Lichtermann D, Klingler T, Heun R (1992) Prevalences of personality disorders (DSM-III-R) in the community. J Personal Disord 6:187-196

Marder SR, Wirshing WC, Mintz J, McKenzie J, Johnston K, Eckman TA, Lebell M, Zimmerman K, Liberman RP (1996) Two-year outcome in social skills training and group psychotherapy for outpatients with schizophrenia. Am J Psychiatry 153:1585-1592

Markovitz PJ, Wagner SC (1995) Venlafaxine in the treatment of borderline personality disorder. Psychopharmacol Bulletin 31:773-777

McGlashan TH, Grilo CM, Sanislow CA, Ralevski E, Morey LC, Gunderson JG, Skodol AE, Shea MT, Zanarini MC, Bender D, Stout RL, Yen S, Pagano M (2005) Two-year prevalence and stability of individual DSM-IV criteria for schizotypal, borderline, avoidant, and obsessive-compulsive personality disorders: toward a hybrid model of axis II disorders. Am J Psychiatry 162:883-889

Millon T (1969) Modern psychopathology. A biosocial approach to maladaptive learning and functioning. Saunders, Philadelphia

Nestadt G, Romanoski AJ, Chahai R, Merchant A, Folstein MF, Gruenberg EM, McHugh PR (1990) An epidemiological study of histrionic personality disorder. Psychol Med 20:413–422

Noyes R Jr, Moroz G, Davidson JR, Liebowitz MR, Davidson A, Siegel J, Bell J, Cain JW, Curlik SM, Kent TA, Lydiard RB, Mallinger AG, Pollack MH, Rapaport M, Rasmussen SA, Hedges D, Schweizer E, Uhlenhuth EH (1997) Moclobemide in social phobia: a controlled-dose response trial. J Clin Psychopharmacology 17: 247–254

Oldham JM, Skodol AE, Kellman D, Hyler SE, Rosnick L, Davies M (1992) Diagnosis of DSM-III-R personality disorders by two structured interviews: Patterns of co-morbidity. Am J Psychiatry 149:213–220

Paris J (2003) Personality Disorders Over Time. American Psychiatric Press, Washington DC

Pukrop R, Gentil I, Steinbring I, Steinmeyer E (2001) Factorial structure of the German version of the Dimensional Assessment of Personality Pathology-Basic Questionnaire in clinical and non-clinical samples. J Personal Disord 15:450–456

Pynoos RS, Steinberg AM, Ornitz EM, Goenjran AK (1997) Issues in the developmental neurobiology of traumatic stress. Ann NY Acad Sci 821:176–193

Renneberg B, Ströhle A (2006) Soziale Angststörungen. Der Nervenarzt 9:1123–1132

Rhode-Dachser C (1986) Borderline-Störungen. In: Kisker, Lauter, Meier, Müller & Strömgren (Hrsg) Psychiatrie der Gegenwart, Bd 1: Neurosen, Psychosomatische Erkrankungen, Psychotherapie, 3. Auflage. Springer, Berlin, S 125–150

Rifkin A, Quitkin F, Carrillo C (1972) Lithium carbonate in emotionally unstable character disorders. Arch Gen Psychiatry 27:519–523

Rinne T, van den Brink W, Wouters L, van Dyck R (2002) SSRI treatment of borderline personality disorder: a randomized placebo-controlled clinical trial for female patients with borderline personality disorder. Am J Psychiatry 159:2048–2054

Salzman C, Wolfson AN, Schatzberg A, Looper J, Henke R, Albanese M, Schwart J, Miyawaki E (1995) Effect of fluoxetine on anger in symptomatic volunteers with borderline personality disorder. J Clin Psychopharmacol 15:23–29

Samuels J, Eaton WW, Bienvenu J et al (2002) Prevalence and correlates of personality disorders in a community sample. Br J Psychiatry 180:536–542

Schmahl Ch, Bohus M, Esposito F, Treede RD, Di Salle F, Greffrath W, Ludaescher P, Jochims A, Lieb K, Scheffler K, Hennig J, Seifritz E (2006) Neural correlates of antinociception in borderline personality disorder. Arch Gen Psychiatry 63:659–667

Schmitz B, Schuhler P, Handke A, Jung A (2001) Kognitive Verhaltenstherapie bei Persönlichkeitsstörungen und unflexiblen Persönlichkeitsstilen. Pabst Science Publishers, Lengerich

Schneider K (1923) Die psychopathischen Persönlichkeiten. Thieme, Leipzig

Schneier FR, Gortz D, Campeas R, Fallon B, Marshall R, Liebowitz MR (1998) Placebo-controlled trial of moclobemide in social phobia. Br J Psychiatry 172:70–77

Schotte CKW, De Doncker D, Vankerckhoven C, Vertommen H, Cosyns P (1998) Self-report assessment of the DSM-IV personality disorders. Measurement of trait and distress characteristics: the ADP-IV. Psychol Med 28:1179–1188

Shea MT, Stout R, Gunderson J, Morey LC, Grilo CM, McGlashan T, Skodol AE, Dolan-Sewell R, Dyck I, Zanarini MC, Keller MB (2002) Short-term diagnostic stability of schizotypal, borderline, avoidant, and obsessive-compulsive personality disorders. Am J Psychiatry 159:2036–2041

Sheard M, Marini J, Bridges C, Wapner A (1976) The effect of lithium on impulsive aggressive behaviour in man. Am J Psychiatry 133:1409–1413

Siever LJ, Davis KL (1991) A psychobiological perspective on the personality disorders. Int Clin Psychopharmacol 8:33–39

Skodol AE, Oldham JM, Bender DS, Dyck IR, Stout RL, Morey LC, Shea MT, Zanarini MC, Sanislow CA, Grilo CM, McGlashan TH, Gunderson JG (2005) Dimensional representations of DSM-IV personality disorders: relationships to functional impairment. Am J Psychiatry 162:1919–1925

Soloff PH, Cornelius J, George A, Natham S, Perel M, Ulrich RF (1993) Efficacy of phenelzine and haloperidol in borderline personality disorder. Arch Gen Psychiatry 50:377–385

Soloff PH, Meltzer CC, Greer PJ, Constantine D, Kelly TM (2000) A fenfluramine-activated FDG-PET study of borderline personality disorder. Biol Psychiatry 47:540–547

Stein DJ, Stein MB, Goodwin W, Kumar R, Hunter B (2001) The selective serotonine reuptake inhibitor paroxetine its effect in more generalized and in less generalized social anxiety. Psychopharmacology 158:267–272

Stein DJ, Versiani M, Hair T, Kumar R (2002) Efficacy of paroxetine for relapse prevention in social anxiety disorder: a 24-week study. Arch Gen Psychiatry 59:1111–1118

Stein MB, Liebowitz MR, Lydiard RB, Pitts CD, Bushnell W, Gergel (1998) Paroxetine treatment of generalized social phobia (social anxiety disorder): a randomized controlled trial. JAMA 280:708–713

Steinberg BJ, Trestman RL, Siever LJ (1995) The cholinergic and noradrenergic neurotransmitter systems affective instability in borderline personality disorder. In: Biological and neurobehavioral studies in borderline personality disorder. American Psychiatric Press, Washington DC, S 41–59

Stone M (1987) A psychodynamic approach: some thoughts on the dynamics and therapy of self-mutilating borderline-patients. J Personal Disord 1:347–349

Torgersen S (2000) Genetics of patients with borderline personality disorder. Psychiatr Clin North Am 23:1–9

Torgersen S, Kringlen E, Cramer V (2001) The prevalence of personality disorders in a community sample. Arch Gen Psychiatry 58:590–596

Van Kampen (2002) The DAPP-BQ in the Netherlands: Factor structure and relationship with basic personality dimensions. J Personal Disord 16:235–254

Versiani M, Nardi AE, Mundim FD, Alves AB, Liebowitz MR, Amre R (1992) Pharmacotherapy of social phobia. A controlled study with moclobemide and phenelzine. Brit J Psychiatry 161:353–360

Virkkunen M, Linnoila M (1993) Brain serotonin, type II alcoholism and impulsive violence. J Stud Alcohol 163–169

Widiger TA, Spitzer RL (1991) Sex-bias in the diagnosis of personality disorders: conceptual and methodological issues. Clin Psychol Rev 11:1–22

Widiger TA, Weissman MM (1991) Epidemiology of borderline personality disorder. Hosp Commun Psychiatry 42:1015–1021

Yen S, Shea MT, Battle CL, Johnson DM, Zlotnick C, Skodol AE, Grilo CM, Gunderson JG, Sanislow CA, Zanarini MC et al (2002) J Nerv Ment Dis 190(8):510–518

Zanarini MC, Frankenburg FR (2001) Olanzapine treatment of female borderline personality disorder patients: a double-blind, placebo-controlled pilot study. J Clin Psychiatry 62:849–854

Zanarini MC, Frankenburg FR, Hennen J, Reich DB, Silk KR (2005) The McLean Study of Adult Development (MSAD): overview and implications for the first six years of prospective follow-up. J Personal Disord 19:505–523

Zanarini MC, Frankenburg FR, Vujanovic AA, Hennen J, Reich DB, Silk KR (2004) Axis II comorbidity of borderline personality disorder: description of 6-year course and prediction to time-to-remission. Acta Psychiatr Scand 110:416–420

Zanarini MC, Yong L, Frankenburg FR, Hennen J, Reich DB, Vujanovic AA (2002) Severity of reported childhood sexual abuse and its relationship to severity of borderline psychopathology and psychosocial impairment among borderline inpatients 190(6):381–387

Zimmerman M, Coryell W (1989) DSM-III personality disorder diagnoses in a non-patient sample: Demographic correlates and comorbidity. Arch Gen Psychiatry 46:682–689

Zlotnick C, Johnson DM, Yen S, Battle CL, Sanislow CA, Skodol AE, Grilo CM, McGlashan TH, Gunderson JG, Bender DS, Zanarini MC, Shea MT (2003) Clinical features and impairment in women with Borderline Personality Disorder (BPD) with Posttraumatic Stress Disorder (PTSD), BPD without PTSD and other personality disorders with PTSD. J Nerv Ment Dis 191:706–713

2 Diagnostik, Differentialdiagnostik und Klassifikation der einzelnen Persönlichkeitsstörungen

Arbeitskreis OPD (2006) Operationalisierte Psychodynamische Diagnostik. OPD-2. Das Manual für Diagnostik und Therapieplanung. Huber, Bern

Bronisch T, Hiller W, Mombour W, Zaudig M (1995) Internationale Diagnosen Checkliste für Persönlichkeitsstörungen nach ICD-10. Huber, Bern

Cramer V, Torgersen S, Kringlen E (2006) Personality disorders and quality of life. A population study. Compr Psychiatry 47:178–184.

Costa PT, McCrae RR (1990) Personality disorders and the five-factor model of personality. J Pers Disord 4:362–371

Herbert JD, Bellack DA (1992) Validity of the distinction between generalized social phobia and avoidant personality disorder. J Abnorm Psychol 101:332–339

Herpertz S, Steinmeyer EM, Sass H (1994) "Patterns of comorbidity" among DSM-III-R and ICD-10 personality disorders as observed with a new inventory for the assessment of personality disorders. Eur Arch Psychiatry Clin Neurosci 244:161–169

Hirschfeld RM (1999) Personality disorders and depression: comorbidity. Depress Anxiety 10:142–146

Kessler RC, Chiu WT, Demler O, Merikangas KR, Walters EE (2005) Prevalence, severity, and comorbidity of 12-month DSM-IV disorders in the National Comorbidity Survey Replication. Arch Gen Psychiatry 62:617–627

Kahl KG, Bester M, Greggersen W, Rudolf S, Dibbelt L, Stoeckelhuber BM, Gehl HB, Sipos V, Hohagen F, Schweiger U (2005) Visceral fat deposition and insulin sensitivity in depressed women with and without comorbid borderline personality disorder. Psychosom Med 67:407–412

Kahl KG, Rudolf S, Stoeckelhuber BM, Dibbelt L, Gehl HB, Markhof K, Hohagen F, Schweiger U (2005) Bone mineral density, markers of bone turnover, and cytokines in young women with borderline personality disorder with and without comorbid major depressive disorder. Am J Psychiatry 162:168–174

Kessler RC, McGonagle KA, Zhao S, Nelson CB, Hughes M, Eshleman S, Wittchen HU, Kendler KS (1994) Lifetime and 12-month prevalence of DSM-III-R psychiatric disorders in the United States. Results from the national comorbidity survey. Arch Gen Psychiatry 51:8–19

Melartin TK, Rytsala HJ, Leskela US, Lestela-Mielonen PS, Sokero TP, Isometsa ET (2002) Current comorbidity of psychiatric disorders among DSM-IV major depressive disorder patients in psychiatric care in the Vantaa Depression Study. J Clin Psychiatry 63:126–134

Mestel R (im Druck) Diagnostik von Persönlichkeitsstörungen. In: Haltenhof H, Schmid-Ott G, Schneider U (Hrsg) Persönlichkeitsstörungen im therapeutischen Umfeld. Schattauer, Stuttgart

Moran P, Stewart R, Brugha T, Bebbington P, Bhugra D, Jenkins R, Coid JW (2007) Personality disorder and cardiovascular disease: results from a national household survey. J Clin Psychiatry 68:69–74

Newton-Howes G, Tyrer P, Johnson T (2006) Personality disorder and the outcome of depression: meta-analysis of published studies. Br J Psychiatry 188:13–20

Osby U, Brandt L, Correia N, Ekbom A, Sparen P (2001) Excess mortality in bipolar and unipolar disorder in Sweden. Arch Gen Psychiatry 58:844–850

Russell JM, Kornstein SG, Shea MT, McCullough JP, Harrison WM, Hirschfeld RM, Keller MB (2003) Chronic depression and comorbid personality disorders: response to sertraline versus imipramine. J Clin Psychiatry 64:554–561

Stuart S, Pfohl B, Battaglia M, Bellodi L, Grove W, Cadoret R (1998) The cooccurrence of DSM-III-R personality disorders. J Personal Disord 12:302–315

Torgersen S, Kringlen E, Cramer V (2001) The prevalence of personality disorders in a community sample. Arch Gen Psychiatry 58:590–596

Widiger TA (1992) Generalized social phobia versus avoidant personality disorder: a commentary on three studies. J Abnorm Psychology 101:340–343

Zimmerman M, Rothschild L, Chelminski I (2005) The Prevalence of DSM-IV Personality Disorders in Psychiatric Outpatients. Am J Psychiatry 162:1911–1918

3 Allgemeines zur Therapie von Persönlichkeitsstörung

Beck AT, Davis D, Freeman A (2003) Cognitive therapy of personality disorders. Guilford Press, New York

Bohus M, Stieglitz R, Fiedler P, Berger M (1999) Persönlichkeitsstörungen. In: Berger M (Hrsg) Lehrbuch der Psychiatrie und Psychotherapie. Urban und Schwarzenberg, München, S 771–846

Falge-Kern A, Schulz H, Fricke S (2007) Ein Gruppenprogramm bei Persönlichkeitsstörungen und unflexiblen Persönlichkeitsstilen: Eine quasiexperimentelle Studie. Verhaltenstherapie 17:17–24

Gabbard GO (2000) Combining medication with psychotherapy in the treatment of personality disorders. In: Gunderson JG, Gabbard GO (eds) Psychotherapy for personality disorders. Review of Psychiatry, vol 19. American Psychiatric Press, Washington DC, S 65–94

Gabbard G (2001) Treatment of Psychiatric Disorders, vol 1. American Psychiatric Publishing Inc

Herpertz SC, Zanarini M, Schulz CS, Siever L, Lieb K, Möller HJ, Disorders WT (2007) World Federation of Societies of Biological Psychiatry (WFSBP) guidelines for the pharmacological treatment of personality disorders. World Journal of Psychiatry 8:212–244

Hoffman PD, Fruzzetti AE (2005) Psychoeducation. In: Oldham JM, Skodol AE, Bender DS (eds) Textbook of personality disorders. American Psychiatric Publishing, Washington DC, S 375–385

Kapfhammer HP (2006) Pharmakotherapie bei Persönlichkeitsstörungen. In: Möller HJ (Hrsg) Therapie psychischer Erkrankungen, 3. Aufl. Thieme, Stuttgart, S 1071–1084

Millon Th, Meagher S, Grossman S (2001) Theoretical Perspectives. In: Livesley WJ (ed) Handbook of Personality Disorders. Theory, Research, and Treatment, Guilford Press, New York, S 39–60

Oldham J, Skodol A, Bender D (eds) (2005) Textbook of Personality Disorders. American Psychiatric Publishing Inc, Arlington

Oldham JB, Morris LB (1992) Ihr Persönlichkeitsportrait. Kabel, Hamburg

Ruiz-Sancho AM, Smith GW, Gunderson JG (2001) Psychoeducational approaches. In: Livesley WJ (ed) Handbook of personality disorders. Guilford, New York, S 460–474

Schmitz B, Schuhler P, Gönner S, Wagner A, Limbacher K, Vogelgesang M (2006) Rehabilitation of personality disorders in inpatient behavioral psychosomatic and addiction therapy. In: Jäckel WH, Bengel J, Herdt J (eds) Research in rehabilitation: results from a research network in Southwest Germany. Schattauer, Stuttgart, S 375–385

Schmitz B, Schuhler P, Handke-Raubach A, Jung A (2001) Kognitive Verhaltenstherapie bei Persönlichkeitsstörungen und unflexiblen Persönlichkeitsstilen. Ein psychoedukativ- und kompetenzorientiertes Therapieprogramm zur Förderung von Selbstakzeptanz, Menschenkenntnis und persönlicher Entwicklung. Pabst, Lengerich

4 Behandlungsprinzipien bei den einzelnen Persönlichkeitsstörungen

4.1 Schizotypische Persönlichkeitsstörung

Bechdolf A, Maier S, Knost B, Wagner M, Hambrecht M (2003) Psychologisches Frühinterventionsprogramm bei psychosefernen Prodromen – Ein Fallbericht. Nervenarzt Bd 74:436–439

Bechdolf A, Wagner M, Veith V, Ruhrmann S, Pukrop R, Brockhaus-Dumke A, Berning J, Stamm E, Janssen B, Decker P, Bottlender R, Moller HJ, Gaebel W, Maier W, Klosterkotter J (2007) Randomized controlled multicentre trial of cognitive behaviour therapy in the early initial prodromal state: effects on social adjustment post treatment. Early Intervention in Psychiatry 1:71–78

Keshavan M, Shad M, Soloff P, Schooler N (2004) Efficacy and tolerability of olanzapine in the treatment of schizotypal personality disorder. Schizophr Res 71: 97–101

Königsberg HW, Reynolds D, Goodman M, New AS, Mitropoulou V, Trestman RL, Silverman J, Siever LJ (2003) Risperidone in the treatment of schizotypal personality disorder. J Clin Psychiatry 64:628–634

Meyer TD, Keller F (2001) Exploring the latent structure of the Perceptual Aberration, Magical Ideation, and Physical Anhedonia Scales in a German sample. J Pers Dis 15(6):521–535

Nordentoft M, Thorup A, Petersen L, Ohlenschläger J, Melau M, Christensen TO, Krarup G, Jorgensen P, Jeppesen P (2006) Transition rates from schizotypal disorder to psychotic disorder for first-contact patients included in the OPUS trial.

A randomized clinical trial of integrated treatment and standard treatment. Schizophr Res 83(1):29–40

Parc S, McTigue K (1997) Working memory and the syndromes of schizotypal personality. Schizophr Res 29:213–220

Waldeck TL, Miller SL (2000) Social skills deficits in schizotypal personality disorder. Psychiatr Res 93(3):237–246

Frommann N, Streit M, Wolwer W (2003) Remediation of facial affect recognition impairments in patients with schizophrenia: a new training program. Psychiatr Res 117:281–284

Wolwer W, Frommann N, Halfmann S, Piaszek A, Streit M, Gaebel W (2005) Remediation of impairments in facial affect recognition in schizophrenia: efficacy and specifity of a new training program. Schizophr Res 80(2/3):295–303

4.2 Paranoide Persönlichkeitsstörung

Akhtar S (1990) Paranoid personality disorder: A synthesis of developmental, dynamic, and descriptive features. Am J Psychother 1:5–25

Beck AT, Freeman PS et al (1999) Kognitive Therapie der Persönlichkeitsstörungen. Beltz, Weinheim

Benjamin LS (1995) Interpersonal diagnosis and treatment of personality disorders. Guilford, New York

Bohus M, Stieglitz RD, Fiedler P, Berger M (2000) Persönlichkeitsstörungen. In: Berger M (Hrsg) Psychiatrie und Psychotherapie (S 771–845). Urban & Fischer, München

Fiedler P (2003) Integrative Psychotherapie bei Persönlichkeitsstörungen. Hogrefe, Göttingen

Fiedler P (2005) Persönlichkeitsstörungen: Intervention. In: Perrez M, Bauman U (Hrsg) Lehrbuch Klinische Psychologie – Psychotherapie, S 1034–1045

Freeman PS, Gunderson JG (1989) Treatment of personality disorders. Psychiatric Annals 19:147–153

Gabbard GO (2000) Psychotherapy of Personality Disorders. J Psychother Pract Res 9(1):1–6

Hayward BA (2007) Cluster A personality disorders: Considering the 'odd-eccentric' in psychiatric nursing. Int J Ment Health Nurs 16:15–21

Linden M (2006) Minimal emotional dysfunctions (MED) in personality disorders. Eur J Psychiatry 21:325–332

Miller MC (2001) Personality Disorders. Med Clin North Am 85(3):819–837

Salzman L (1960) Paranoid state – theory and therapy. Arch Gen Psychiatry 2:679–693

Turkat ID (1985) Paranoid personality disorder. In: Turkat ID (ed) Behavioral case formulations. Plenum, New York

Turkat ID (1990) The personality disorders. A psychological approach to clinical management. Pergamon Press, New York

Turkat ID, Maisto SA (1985) Personality Disorders: Application of the experimental method to the formulation and modification of personality disorders. In: Barlow DH (ed) Clinical handbook of psychological disorders. A step-by-step treatment manual (pp 502–570). Guilford, New York

Webb CT, Levinson DF (1993) Schizotypal and paranoid personality disorder in the relatives of patients with schizophrenia and affective disorders: A review. Schizophr Res 11(1):81–92

Wöller W, Hartkamp N, Langenbach M, Ott J (2002) Paranoide Persönlichkeitsstörung (ICD-10: F60.1). In: Tress W, Wöller W, Hartkamp W, Langenbach M, Ott
J (Hrsg) Persönlichkeitsstörungen. Leitlinien und Quellentext. Schattauer, Stuttgart, S 71–82

4.3 Schizoide Persönlichkeitsstörung

Akhtar S (1992) Broken structure: severe personality disorders and their treatment.
Jason Aronson, NJ
Beck AT, Freeman A (1999) Kognitive Therapie der Persönlichkeitsstörungen. Beltz
PVU, Weinheim
Fairbairn WDR (1954) An Object-Relation Theory of the Personality. Basic Books,
New York
Fiedler P (2000) Integrative Psychotherapie bei Persönlichkeitsstörungen. Hogrefe,
Göttingen
Herpertz S, Saß H (2002) Persönlichkeitsstörungen. In: Ahrens S, Schneider W
(Hrsg) Lehrbuch für Psychosomatik und Psychotherapie, 2. erw u überarb Aus-
gabe. Schattauer, Stuttgart, S 221–244
Herpertz S, Wenning B (2003) Schizoide Persönlichkeitsstörung. In: Herpertz S und
Saß H (Hrsg) Persönlichkeitsstörungen. Thieme, Stuttgart, S 65–71
Kalus O, Bernstein DP, Siever LJ (1993) Schizoid personality disorder: a review of
current status and implications for DSM-IV. J Personal Disord 7:43–53
Kernberg OF (1998) Die Bedeutung neuerer psychoanalytischer und psychodynami-
scher Konzepte für die Befunderhebung und Klassifikation von Persönlichkeits-
störungen. In: Schauenburg H, Freyberger HJ, Cierpka M, Buchheim P (Hrsg)
OPD in der Praxis. Konzepte, Anwendungen, Ergebnisse der Operationalisierten
Psychodynamischen Diagnostik. Hans Huber, Bern, S 55–68
Loranger AW, Sartorius N, Andreoli A et al (1994) The International Personality
Disorders Examination. Arch Gen Psychiatry 39:658–664
Quality Assurance Projekts (1990) Treatment outlines for paranoid, schizotypical
and schizoid personality disorders. Aust NZ Journal Psychiatry 24:339–350
Stone MH (1994) Characterologic subtypes of borderline personality disorder. Psy-
chiatr Clin North Am 17:773–784
Young JE, Klosko JS, Weishaar ME (2005) Schematherapie. Jungfermann, Paderborn

4.4 Dissoziale Persönlichkeitsstörung

Andrews D, Bonta J (1994) The Psychology of Criminal Conduct. Anderson, Cincin-
nati
Andrews DA, Dowden C (2006) Risk principle of case classification in correctional
treatment: a meta-analytic investigation. Int J offender Ther Comp Criminol
50(1):88–100
Andrews D, Zinger I, Hoge RD, Bonta J, Gendreau P, Cullen FT (1990) Does correctional treatment work? A clinically relevant and psychologically informed meta-
analysis. Criminology 28:369–404
Beck AT, Freeman A et al (1993) Kognitive Therapie der Persönlichkeitsstörungen.
Beltz, Weinheim
Cleckley H (1976) The Mask of Sanity, 5th ed, Mosby, St. Louis, MO
Coccaro EF (1997) Assessment of life history of aggression: development and psy-
chometric characteristics. Psychiatry Res 73:147–157

Cooke DJ, Michie C (2001) Redefining the construct of psychopathy; towards a hierarchical model. Psychol Assess 13(2):171–188

Dilling H, Mombour W, Schmidt MH (2005) Internationale Klassifikation psychischer Störungen. ICD-10 Kapitel V(F), Klinisch-diagnostische Leitlinien, 5. durchges u erg Aufl. Huber, Bern Göttingen Toronto Seattle

Dowden C, Antonowicz D, Andrews DA (2003) The effectiveness of relapse prevention with offenders: a meta-analysis. Int J offender Ther Comp Criminol 47(5): 516–528

D'Silva K, Duggan C, McCarthy L (2004) Does treatment really make psychopaths worse? A review of evidence. J Personal Disord 18:163–177

Gendreau P, Goggin C (1996) Principles of effective correctional programming. Forum on Corrections Research 8:38–41

Habermeyer V, Habermeyer E (2006) Polypharmazie in der Behandlung von Persönlichkeits- und Verhaltensstörungen. In: Messer Th, Schmauß M (Hrsg) Polypharmazie in der Behandlung psychischer Erkrankungen. Springer, Wien New York, S 121–137

Hare R (1970) Psychopathy: theory and research. Wiley, New York

Hare R (1991) The Hare Psychopathy Checklist – Revised. Multi-Health Systems, Toronto

Hare R (1992) A Model Treatment Program for Psychopaths and Other Offenders at High Risk for Violence. Unveröffentlichter Untersuchungsbericht, West-Vancouver

Kernberg O (1988) Schwere Persönlichkeitsstörungen. Theorie, Diagnose, Behandlungsstrategien. Klett-Cotta, Stuttgart

Lösel F (1995) The efficacy of correctional treatment: A review and synthesis of meta-evaluations. In: McGuire J (ed) What works: Reducing Re-offending: Guidelines from Research and Practice. Wiley, Chichester, pp 79–111

Lösel F, Schmucker M (2005) The effectiveness of treatment for sexual offenders: A comprehensive meta-analysis. Journal of Experimental Criminology 1:117–146

McGuire J (2002) Criminal sanctions versus psychologically based interventions with offenders: a comparative empirical analysis. Psychology, Crime & Law 8: 183–208

Müller-Isberner R, Jöckel D, Gonzalez Cabeza S (1998) Die Vorhersage von Gewalttaten mit dem HCR-20 in der modifizierten und adaptierten Originalversion 2 von Webster CD, Douglas KS, Eaves D, Hart SD. Institut für forensische Psychiatrie, Haina

Rocca P, Marchiaro L, Cocuzza E, Bogetto F (2002) Treatment of borderline personality disorder with risperidone. J Clin Psychiatry 62:241–244

Saß H, Wittchen HU, Zaudig M (2003) Diagnostisches und Statistisches Manual Psychischer Störungen (DSM-IV-TR). Textrevision. Hogrefe, Göttingen

Tong LSY, Farrington DP (2006) How effective is the "Reasoning and Rehabilitation" programme in reducing reoffending? A meta-analysis of evaluations in four countries. Psychology, Crime & Law 12:3–24

Volavka J (1999) The neurobiology of violence: an update. J Neuropsychiatry Clin Neurosci 11:307–314

Welsh BC, Farrington DP (2000) Correctional intervention programs and cost benefit analysis. Criminal Justice and Behavior 27:115–133

Zanarini MC, Frankenburg FR (2003) Omega-3-fatty acid treatment of women with borderline personality disorder: a double-blind placebo-controlled pilot study. Am J Psychiatry 160:167–169

4.5 Emotional instabile bzw. Borderline-Persönlichkeitsstörung

American Psychiatric Association (2001) Practice guideline for the treatment of patients with borderline personality disorder. Am J Psychiatry 158:1–52

Arntz A, van den Hoorn M, Cornelis J, Verheul R, van den Bosch W, de Boer SF (2003) Reliability and Validity of the Borderline Personality Disorder Severity Index. J Personal Disord 17:45–59

Bateman AW, Fonagy P (1999) Effectiveness of partial hospitalization in the treatment of borderline personality disorder: A randomized controlled trial. Am J Psychiatry 156:1563–1569

Bateman AW, Fonagy P (2001) Treatment of borderline personality disorder with psychoanalytically oriented partial hospitalization: An 18-month follow-up. Am J Psychiatry 158:36–42

Bateman A, Fonagy P (2004a) Psychotherapy for Borderline Personality Disorder. Mentalization-based Treatment. Oxford University Press, Oxford

Bateman A, Fonagy P (2006) Mentalization-based Treatment for Borderline Personality Disorder. A Practical Guide. Oxford University Press, Oxford

Bellino S, Zizza M, Rinaldi C, Bogetto F (2006) Combined treatment of major depression in patients with borderline personality disorder: a comparison with pharmacotherapy. Can J Psychiatry 51:453–460

Binks CA, Fenton M, McCarthy L, Lee T, Adams CE, Duggan C (2006) Psychological therapies for people with borderline personality disorder (review). Cochrane Database Syst Rev, Issue 1

Bogenschutz MP, George A, Nurnberg H (2004) Olanzapine versus placebo in the treatment of borderline personality disorder. J Clin Psychiatry 65:104–109

Bohus M, Limberger M, Frank U, Sender I, Gratwohl T, Stieglitz RD (2001) Entwicklung der Borderline-Symptom-Liste. Psychother Psychosom Med Psychol 51: 201–211

Bohus M, Limberger M, Frank U, Chapman A, Kühler Th, Stieglitz RD (2007) Psychometric properties of the Borderline Symptom List (BSL). Psychopathology 40: 126–132

Bohus M, Haaf B, Simms T, Schmahl Ch, Unckel Ch, Linehan M (2004) Effectiveness of inpatient dialectical behavioral therapy for borderline personality disorder: a controlled trial. Behavior Research and Therapy 42:487–499

Bohus M (2002) Borderline-Störungen. Fortschritte der Psychotherapie. Hogrefe, Göttingen

Bohus M, Schmahl Ch (2006) Psychopathologie und Therapie der Borderline – Persönlichkeitsstörung. Ärzteblatt 103(49):3345–3352

Bohus M (2007) Zur Versorgungssituation von Borderline-Patienten in Deutschland. Persönlichkeitsstörungen Theorie und Therapie 11:149–153

Clarkin JF, Yeomans FE, Kernberg OF (1999) Psychotherapy for Borderline-Personality. John Wiley, New York

Clarkin JF, Yeomans FE, Kernberg OF (2001) Psychotherapie der Borderline-Persönlichkeit. Schattauer, Stuttgart

Clarkin JF, Yeomans FE, Kernberg OF (2006) Psychotherapy for Borderline Personality. Focusing on Object Relations. American Psychiatric Publishing, Arlington

Clarkin JF, Levy KN, Lenzenweger MF, Kernberg OF (2007) Evaluating three treatments for borderline personality disorder: A multiwave study. Am J Psychiatry 164:922–928

Coccaro EF, Kavoussi RJ (1997) Fluoxetine and impulsive aggressive behavior in personality-disordered subjects. Arch Gen Psychiatry 54:1081–1088

Coid J, Yang M, Tyrer P, Roberts A, Ullrich S (2006) Prevalence and correlates of personality disorder in Great Britain. Br J Psychiatry 188:423–431

Cornelius JR, Soloff PH, Perel JM, Ulrich RF (1993) Continuation pharmacotherapy of borderline personality disorder with haloperidol and phenelzine. Am J Psychiatry 150:1843–1848

Cowdry RW, Gardner DL (1988) Pharmacotherapy of borderline personality disorder. Alprazolam, carbamazepine, trifluoperazine and tranylcypromine. Arch Gen Psychiatry 45:111–119

de la Fuente JM, Lotstra F (1994) A trial of carbamazepine in borderline personality disorder. Eur Neuropsychopharmacol 4:470–486

Ebner-Priemer UW, Kuo J, Kleindienst N, Welch SS, Reisch T, Reinhard I, Lieb K, Linehan MM, Bohus M (2007) State affective instability in borderline personality disorder assessed by ambulatory monitoring. Psychol Med 4:1–10

Frankenburg FR, Zanarini MC (2002) Divalproex sodium treatment of women with borderline personality disorder and bipolar II disorder: a double-blind placebo-controlled pilot study. J Clin Psychiatry 63:442–446

Giesen-Bloo J, van Dyck R, Spinhoven P, van Tilburg W, Dirksen C, van Asselt T, Kremers I, Nadort M, Arntz A (2006) Qutpatient psychotherapy for borderline personality disorder: randomized trial of schema-focused therapy vs transference-focused psychotherapy. Arch Gen Psychiatry 63:649–658

Goldberg SC, Schulz SC, Schulz PM, Resnick RJ, Hamer RM, Friedel RO (1986) Borderline and schizotypal personality disorders treated with low-dose thiothixene vs placebo. Arch Gen Psychiatry 43:680–686

Grilo CM, Sanislow CA, Gunderson JG, Pagano ME, Yen S, Zanarini MC, Shea MT, Skodol AE, Stout RL, Morey LC, McGlashan TH (2004) Two-year stability and change of schizotypal, borderline, avoidant, and obsessive-compulsive personality disorders. J Consult Clin Psychol 72:767–775

Gunderson JG, Daversa MT, Grilo CM, McGlashan TH, Zanarini MC, Shea MT, Skodol AE, Yen S, Sanislow CA, Bender DS, Dyck IR, Morey LC, Stout RL (2006) Predictors of 2-year outcome for patients with borderline personality disorder. Am J Psychiatry 163:822–826

Herpertz SC (2007) World Federation of Societies of Biological Psychiatry (WFSBP) guidelines for the pharmacological treatment of personality disorders. 1st draft

Hollander E, Allen A, Lopez RP, Bienstock CA, Grossman R, Siever LJ, Merkatz L, Stein DJ (2001) A preliminary double-blind, placebo-controlled trial of divalproex sodium in borderline personality disorder. J Clin Psychiatry 62:199–203

Kapfhammer HP (2007) Psychiatrische und pharmakotherapeutische Interventionen in der Borderline-Therapie. In: Damman G, Janssen PL (Hrsg) Psychotherapie der Borderline-Störungen. Lindauer Psychotherapiemodule, 2. Aufl. Thieme, Stuttgart, S 208–219

Kellog S, Young J (2006) Schematherapy for borderline personality disorder. J Clin Psychology 62:445–458

Kernberg OF (2001) The suicidal risk in severe personality disorders: Differential diagnosis and treatment. J Pers Disord 15:195–208

Kernberg OF, Selzer MA, Königsberg HW, Carr AC, Appelbaum AH (1989) Psychodynamic psychotherapy of borderline patients. Basic Books, New York

Kernberg OF, Selzer MA, Königsberg HW, Carr AC, Appelbaum AH (1993) Psychodynamische Therapie bei Borderline-Patienten. Huber, Bern

Kleindienst N, Bohus M, Ludaescher P, Limberger MF, Kuenkele K, Ebner-Priemer UW, Chapman AL, Reicherzer M, Stieglitz RD, Schmahl Ch (in press) Motives for non-suicidal self-injury among women with Borderline Personality Disorder. J Nerv Ment Dis

Levy KN, Clarkin JF, Kernberg OF (2006) Change in attachment and reflective function in the treatment of borderline personality disorder with transference focused psychotherapy. J Cons Clin Psychol 74(6):1027–1040

Lieb K, Linehan M, Schmahl Ch, Zanarini M, Bohus M (2004) Borderline personality disorder. Lancet 364:453–461

Linehan MM (1993) Cognitive-Behavioral Treatment of Borderline-Personality Disorder. Guilford, New York London (dt. Ausg.: Dialektisch-behaviorale Psychotherapie der Borderline-Störung. CIP-Medien, München 1996)

Loew TH, Nickel MK, Mühlbacher M, Kaplan P, Nickel C, Kettler C, Fartacek R, Lahmann C, Buschmann W, Tritt K, Bachler E, Mitterlehner F, Gil FP, Leiberich P, Rother WK, Egger C (2006) Topiramate treatment for women with borderline personality disorder: a double-blind, placebo-controlled study. J Clin Psychopharmacol 26:61–66

Maier W, Lichtermann D, Klingler T, Heun R (1992) Prevalences of personality disorders (DSM-III-R) in the community. J Personality Disorders 6:187–196

Markovitz PJ, Wagner SC (1995) Venlafaxine in the treatment of borderline personality disorder. Psychopharmacol Bull 31:773–777

Mercer D (2007) Medications in the treatment of borderline personality disorder 2006. Curr Psychiatry Rep 9:53–62

Montgomery SA, Montgomery D (1982) Pharmacological prevention of suicidal behaviour. J Affect Disord 4:291–298

Montgomery SA, Montgomery D (1983) The prevention of recurrent suicidal acts. Br J Clin Pharmacol 15(Suppl 2):183–188

Nickel MK, Nickel C, Mitterlehner FO, Tritt K, Lahmann C, Leiberich PK, Rother WK, Loew TH (2004) Topiramate treatment of aggression in female borderline personality disorder patients: a douple-blind, placebo-controlled study. J Clin Psychiatry 65:1515–1519

Nickel MK, Nickel C, Kaplan P, Lahmann C, Mühlbacher M, Tritt K, Krawczyk J, Leiberich PK, Rother WK, Loew TH (2005) Treatment of aggression with topiramate in male borderline patients: a double-blind, placebo-controlled study. Biol Psychiatry 57:495–499

Nickel MK, Mühlbacher M, Nickel C, Kettler C, Pedrosa F, Bachler E, Buschmann W, Rother N, Fartacek R (2006) Aripiprazole in the treatment of patients with borderline personality disorder: a double-blind placebo-controlled study. Am J Psychiatry 163:833–838

Nickel MK, Loew TH, Gil FP (2007) Aripiprazole in treatment of borderline patients, part II: an 18-month follow-up. Psychopharmacology 191:1023–1026

Philipsen A, Richter H, Schmahl C, Peters J, Rüsch N, Bohus M, Lieb K (2004) Clonidine in Acute Aversive Inner Tension and Self-injurious Behavior in Female Patients with Borderline Personality Disorder. J Clin Psychiatry 65:1414–1419

Rinne T, van den Brink W, Wouters L, van Dyck R (2002) SSRI treatment of borderline personality disorder: a randomized, placebo-controlled clinical trial for female patients with borderline personality disorder. Am J Psychiatry 159:2048–2054

Rosenthal MZ, Gratz KL, Kosson DS, Cheavens JS, Lejuez CW, Lynch TR (2008) Borderline personality disorder and emotional responding: A review of the research literature. Clin Psychol Rev 28:75–91

Salzmann C, Wolfson AN, Schatzberg A, Looper J, Henke R, Albanese M, Schwartz J, Miyawaki E (1995) Effect of fluoxetine on anger in symptomatic volunteers with borderline personality disorder. J Clin Psychopharmacology 15:23–29

Sansone RA, Rytwinski D, Gaither GA (2003) Borderline personality and psychotropic medication prescription in an outpatient psychiatry clinic. Compr Psychiatry 44:454–458

Schulz SC, Zanarini M, Bateman A, Bohus MN, Detke H, Ttzaskoma Q, Tanaka Y, Lin D, deBerth W, Corya S. Olanzapine for the treatment of borderline personality disorder: a flexible dose. 12 week, randomized, double blind, placebo controlled study. Br J Psychiatry, submitted

Simpson EB, Yen S, Cosatello E, Rosen K, Begin A, Pistorello J, Pearlstein T (2004) Combined dialectical behavior therapy and fluoxetine in the treatment of borderline personality disorder. J Clin Psychiatry 65:379–385

Skodol AE, Gunderson JG, Pfohl B, Widiger TA, Livesley WJ, Siever LJ (2002a) The borderline diagnosis I: psychopathology, comorbidity, and personality structure. Biol Psychiatry 51:936–950

Skodol AE, Siever LJ, Livesley WJ, Gunderson JG, Pfohl B, Widiger TA (2002b) The borderline diagnosis II: biology, genetics, and clinical course. Biol Psychiatry 15(51):951–963

Soler J, Pascual JC, Campins J et al (2005) Double-blind, placebo-controlled study of dialectical behavior therapy plus olanzapine for borderline personality disorder. Am J Psychiatry 162:1221–1224

Soloff PH (1986) Progress in pharmacotherapy of borderline disorders. Arch Gen Psychiatry 43:691–697

Soloff PH (1998) Algorithms for pharmacological treatment of personality dimensions: Symptom-specific treatments for cognitive-perceptual, affective, and impulsive-behavioral dysregulation. Bull Menninger Clin 62:195–214

Soloff PH, George A, Nathan S, Schulz PM, Cornelius JR, Herring J, Perel JM (1989) Amitriptyline versus haloperidol in borderlines: final outcomes and predictors of response. J Clin Psychopharmacol 9:238–246

Soloff PH, Cornelius J, George A, Nathan S, Perel JM, Ulrich RF (1993) Efficacy of phenelzine and haloperidol in borderline personality disorder. Arch Gen Psychiatry 50:377–385

Stiglmayr Ch, Schehr K, Bohus M (2002) Fertigkeiten-Training im Rahmen der Dialektisch-Behavioralen Therapie für Borderline Persönlichkeitsstörungen (Skillstraining for borderline personality disorder). Persönlichkeitsstörungen, Theorie und Therapie (PTT) 6:126–134

Torgersen S (2000) Genetics of patients with borderline personality disorder. Psychiatr Clin North Am 23:1–9

Tritt K, Nickel C, Lahmann C, Leiberich PK, Rother WK, Loew TH, Nickel MK (2005) Lamotrigine treatment of aggression in female borderline-patients: a randomized, double-blind, placebo-controlled study. J Psychopharmacol 19:287–291

Young JE, Klosko JS, Weishaar ME (2003) Schema therapy: a practioner's guide. Guilford Press, New York (dt. Ausg.: Schematherapie. Junfermann, Paderborn 2005)

Zanarini MC, Williams AA, Lewis RE, Reich RB (1997) Reported pathological childhood experiences associated with the development of borderline personality disorder. Am J Psychiatry 154:1101–1106

Zanarini MC (2000) Childhood experiences associated with the development of borderline personality disorder. Psychiatr Clin North Am 23:89–101

Zanarini M, Frankenburg F, Hennen J, Silk K (2003 a) The longitudinal course of borderline psychopathology: 6-year prospective follow-up of the phenomenology of borderline personality disorder. Am J Psychiatry 160(2):274–283

Zanarini M (2003 b) Zanarini Rating Scale for Borderline Personality Disorder (ZAN-BPD): A continuous measure of DSM-IV borderline psychopathology. J Personal Disord 17:233–242

Zanarini MC, Frankenburg FR, Hennen J, Reich DB, Silk KR (2006) Prediction of the 10-year course of borderline personality disorder. Am J Psychiatry 163:827–832

Zanarini MC, Frankenburg FR, Khera GS, Bleichmar J (2001) Treatment histories of borderline inpatients. Compr Psychiatry 42:144–150

Zanarini MC, Frankenburg FR, Parachini EA (2004) A preliminary, randomized trial of fluoxetine, olanzapine, and the olanzapine-fluoxetine combination in women with borderline personality disorder. J Clin Psychiatry 65:903–907

4.6 Histrionische Persönlichkeitsstörung

Beck A, Freeman A, Davis D (2003) Cognitive therapy of personality disorders. Guilford Press, New York

Eckhardt-Henn A, Hoffmann SO (2000) Zur psychodynamischen/psychoanalytischen Therapie der histrionischen Persönlichkeitsstörung. Persönlichkeitsstörungen Theorie und Therapie 4(3):160–167

Freeman A (2004) Clinical Applications of Cognitive Therapy, 2nd ed. Springer, New York

Horowitz MJ (1997) Psychotherapy for histrionic personality disorder. J Psychotherapy Practice and Research 6(2):93–104

4.7 Anankastische Persönlichkeitsstörung

Ansseau M, Troisfontaines B, Papart P, von Frenckell R (1991) Compulsive Personality as predictor of response to serotonergic antidepressants. BMJ 303:760–761

Barber JP, Morse JQ, Krakauer ID, Chittams J, Crits-Christoph K (1997) Change in obsessive-compulsive and avoidant personality disorders following time-limited supported-expressive therapy. Psychotherapy 34(2):133–143

Benjamin LS (2003) Interpersonal Diagnosis and Treatment of Personality Disorders, 2nd ed. Guilford Press, New York

Beck AT, Freeman A, Pretzer J, Davis DD, Fleming B, Ottaviani R, Beck J, Simon KM, Padeski C, Meyer J, Trexler L (1999) Kognitive Therapie der Persönlichkeitsstörungen, 4. Aufl. Beltz, Weinheim

Cavedini P, Erzegovesi S, Ronchi P, Bellodi L (1997) Predictive value of Obsessive-Compulsive Personality Disorder in antiobsessional pharmacological treatment. Eur Neuropsychopharmacol 7:45–49

Costa P, Samuels J, Bagby M, Daffin L, Norton H (2005) Obsessive-Compulsive Personality Disorder: A Review. In: May M, Akiskal HS, Mezzich JE, Okasha A (eds) Personality Disorders. WPA Series Evidence and Experience in Psychiatry, vol 8. Wiley, Hoboken NJ, pp 405–439

Devanand DP, Turrett N, Moody B, Fitzsimons L, Peyser S, Mickle K, Nobler M, Roose S (2000) Personality disorders in elderly patients with dysthymic disorder. Am J Geriatr Psychiatry 8:188–195

Ekselius L, von Knorring L (1998) Personality disorder comorbidity with major depression and response to treatment with sertraline or citalopram. Int Clin Psychopharmacol 13:205–211

Herpertz SC, Wenning B (2003) Anankastische Persönlichkeitsstörung. In: Herpertz SC, Saß H (Hrsg) Persönlichkeitsstörungen. Thieme, Stuttgart, S 110–117

Langenbach M, Hartkamp N, Wöller W, Ott J (2002) Anankastische (Zwanghafte) Persönlichkeitsstörung (F60.5). In: Tress W, Wöller W, Hartkamp W, Langenbach M, Ott J (Hrsg) Persönlichkeitsstörungen. Leitlinien und Quellentexte. Schattauer, Stuttgart, S 181–193

Loranger AW, Sartorius N, Andreoli A, Berger P, Buchheim P, Channabasavanna SM, Coid B, Dahl A, Diekstra RF, Ferguson B, Jacobsberg LB, Mombour W, Pull C, Ono Y, Regier DA (1994) The International Personality Disorder Examination. Arch Gen Psychiatry 51:215–224

Luborsky L (1984) A manual for supportive-expressive dynamic psychotherapy. Basic, New York

McGlashan TH, Grilo CM, Skodol AE, Gunderson JG, Shea MT, Morey LC, Zanarini MC, Stout RL (2000) The collaborative longitudinal personality disorders study: baseline axis I/II and II/II diagnostic co-occurrence. Acta Psychiatr Scand 102: 256–264

Millon T, Davis R (2000) Personality Disorders in Modern Life. Wiley, New York

Sato T, Sakado K, Sato S (1993) DSM-III-R Personality Disorders in Outpatients with Non-Bipolar Depression: The Frequency in a Sample of Japanese and the Relationship to the 4-Month Outcome under Adequate Antidepressant Therapy. Eur Arch Psychiatry Clin Neurosci 242:273–278

Schmitz B (1999) Kognitive Verhaltenstherapie bei Patienten mit Persönlichkeitsstörungen: Behandlungsansätze und Psychoedukation. In: Saß H, Herpertz SC (Hrsg) Psychotherapie von Persönlichkeitsstörungen. Beiträge zu einem schulenübergreifenden Vorgehen. Thieme, Stuttgart, S 25–47

Strauss JL, Hayes AM, Johnson SL, Newman CF, Brown GK, Barber JP, Laurenceau JP, Beck AT (2006) Early alliance, alliance ruptures, and symptom change in an non-randomized trial of cognitive therapy for avoidant and obsessive-compulsive personality disorders. J Consult Clin Psychol 74:337–345

4.8 Ängstliche (vermeidende) Persönlichkeitsstörung

Alden L (1989) Short-term structured treatment for avoidant personality disorder. J Consulting & Clin Psychology 57(6):756–764

Alden LE, Capreol MJ (1993) Avoidant personality disorder: Interpersonal problems as predictors of treatment response. Behavior Therapy 24:357–376

Alluander C, Mangano R, Zhang J, Dahl AA, Iepola U, Emilien G, SAD 388 Study Group (2004) Efficacy of venlafaxine ER in patients with social anxiety disorder: a double-blind, placebo-controlled, parallel-group comparison with paroxetine. Hum Psychopharmacol 19:387–396

Barber JP, Morse JQ, Krakauer ID, Chittams J, Crits-Christoph K (1997) Change in obsessive-compulsive and avoidant personality disorders following time-limited supportive-expressive therapy. Psychotherapy: Theory, Research, Practice, Training 34:133–143

Barber JP, Muenz LR (1996) The role of avoidance and obsessiveness in matching patients to cognitive and interpersonal psychotherapy: Empirical findings from the Treatment for Depression Collaborative Research Program. J Consulting & Clin Psychology 64:951–958

Brown EJ, Heimberg RG, Juster HR (1995) Social phobia subtype and avoidant personality disorder: Effect on severity of social phobia, impairment, and outcome of cognitive behavioral treatment. Behavior Therapy 26:467–486

Davidson J, Yaryura-Tobias J, DuPont R, Stallings L, Barbato LW, van der Hoop RG, Li D (2004) Fluoxamine-controlled release formulation for the treatment of generalizes social anxiety disorder. J Clin Psychopharmacol 24:118–125

Ekselius L, Tillfors M, Furmark T, Fredrikson M (2001) Personality disorders in the general population: DSM-IV and ICD-10 defined prevalence as related to sociodemographic profile. Personality & Individual Differences 30:311–320

Emmelkamp PM, Benner A, Kuipers A, Feiertag GA, Koster HC, van Apeldoorn FJ (2006) Comparison of brief dynamic and cognitive-behavioural therapies in avoidant personality disorder. Br J Psychiatry 189:60–64

Fiedler P (2001) Persönlichkeitsstörungen, 5. Aufl. Beltz PVU, Weinheim

Hermann C (2002) Neurobiologische Aspekte und lerntheoretische Grundlagen der sozialen Phobie. In: Stangier U, Fydrich T (Hrsg) Soziale Phobie und soziale Angststörung. Hogrefe, Göttingen, S 112–158

Kapfhammer HP (2007) Angststörungen. In: Möller HJ, Laux G, Kapfhammer HP (Hrsg) Psychiatrie und Psychotherapie, 3. Aufl. Springer, Berlin Heidelberg New York Tokyo (in Druck)

Kasper S, Stein DJ, Loft H, Nil R (2005) Escitalopram in the treatment of social anxiety disorder: randomised, placebo-controlled, flexible-dosage study. Br J Psychiatry 186:222–226

Katschnig H, Amering M, Stolk JM, Klerman GL, Ballenger JC, Briggs A, Buller R, Cassano G, Garvey M, Roth M et al (1995) Long-term follow-up after a drug trial for panic disorder. Br J Psychiatry 167:487–494

Lader M, Stender K, Burger V, Nil R (2004) Efficacy and tolerability of escitalopram in 12- and 24-week treatment of social anxiety disorder: randomised, double-blind, placebo-controlled, fixed-dose study. Depress Anxiety 19:241–248

Liebowitz MR, Stein MB, Tancer M, Carpenter D, Oakes R, Otts CD (2002) A randomized, double-blind, fixed-dose comparison of paroxetine and placebo in the treatment of generalized social anxiety disorder. J Clin Psychiatry 63:66–74

Liebowitz MR, Mangano RM, Bradwejn J, Asnis G, SAD Study Group (2005) A randomised controlled trial of venlafaxine extended release in generalized social anxiety disorder. J Clin Psychiatry 66:238–247

Liebowitz MR, Gelenberg AJ, Munjack D (2005) Venlafaxine extended release vs placebo and paroxetine in social anxiety disorder. Arch Gen Psychiatry 62:190–198

Millon T (1981) Disorders of personality: DSM-III, Axis II. Wiley, New York

Montgomery SA, Nil R, Durr-Pal N, Loft H, Boulenger JP (2005) A 24-week randomized, double-blind, placebo-controlled study of excitalopram for the prevention of generalized social anxiety disorder. J Clin Psychiatry 66:1270–1278

Muller JE, Koen L, Seedat S, Stein DJ (2005) Social anxiety disorder: Current treatment recommendations. CND Drugs 19:377–391

Noyes R Jr, Moroz G, Davidson JR, Liebowitz MR, Davidson A, Siegel J, Bell J, Cain JW, Curlik SM, Kent TA, Jydiard RB, Mallinger AG, Pollack MH, Papaport M, Rasmussen SA, Medges D, Schweizer E, Uhlenhuth EH (1997) Maclobemide in social phobia: a controlled dose-response trial. J Clin Psychopharmacol 17:247–254

Renneberg B, Goldstein AJ, Phillips D, Chambless DL (1990) Intensive behavioral group treatment of avoidant personality disorder. Behavior Therapy 21:363–377

Renneberg B, Fydrich T (1999) Verhaltenstherapeutische Therapiekonzepte in der Gruppenbehandlung der selbstunsicheren Persönlichkeitsstörung. In: Saß H, Herpertz S (Hrsg) Psychotherapie von Persönlichkeitsstörungen (S 159–170). Thieme, Stuttgart

Renneberg B, Fydrich T (2003) Persönlichkeitsstörungen. In: Leibing HE (Hrsg) Lehrbuch der Psychotherapie nach dem Psychotherapeutengesetz (S 421–436). CIP Medien, München

Rickels K, Mangano R, Khan A (2004) A double-blind, placebo-controlled study of a flexible dose of venlafaxine in adult outpatients with generalized social anxiety disorder. J Clin Psychopharmacology 24:488–496

Rodebaugh TL, Holaway RM, Heimberg RG (2004) The treatment of social anxiety disorder. Clinical Psychology Review 24:883–908

Schmitz N, Hartkamp N, Baldini C, Rollnik J, Tress W (2001) Psychometric properties of the German version of the NEO-FFI in psychosomatic outpatients. Personality & Individual Differences 31:713–722

Schneier FR, Gortz D, Camperas R, Fallon B, Marshall R, Liebowitz MR (1998) Placebo-controlled trial of moclobemide in social phobia. Br J Psychiatry 172:70–72

Stangier U, Clark DM, Ehlers A (2006) Soziale Phobie. Hogrefe, Göttingen

Stein MB, Liebowitz MR, Lydiard RB, Pitts CD, Bushnell W, Gergel I (1998) Paroxetine treatment of generalized social phobia (social anxiety disorder): a randomized controlled trial. JAMA 280:708–713

Stein MB, Fyer AJ, Davidson JR, Pollack MH, Wiita B (1999) Fluoxamine treatment of social phobia (social anxiety disorder): a double-blind, placebo-controlled study. Am J Psychiatry 156:756–760

Stein DJ, Versiani M, Hair T, Kumar R (2002) Efficacy of paroxetine for relapse prevention in social anxiety disorder. Arch Gen Psychiatry 59:1111–1118

Stein MB, Pollack MH, Bystritsky A, Kelsey JE, Mangano RM (2005) Efficacy of low and higher dose extended-release venlafaxine in generalized social anxiety disorder: a 6-month randomized controlled trial. Psychopharmacology 177:280–288

Strauss JL, Hayes AM, Johnson SL, Newman CF, Brown GK, Barber JP et al (2006) Early Alliance, Alliance Ruptures, and Symptom Change in a Nonrandomized Trial of Cognitive Therapy for Avoidant and Obsessive-Compulsive Personality Disorders. J Consul Clin Psychology 74:337–345

Stravynski A, Belisle M, Marcouiller M, Lavallee YJ et al (1994) The treatment of avoidant personality disorder by social skills training in the clinic or in real-life setting. Can J Psychiatry 39:377–383

Stuart S, Pfohl B, Battaglia M, Bellodi L, Grove W, Cadoret R (1998) The cooccurrence of DSM-III-R personality disorders. J Pers Disorders 12:302–315

van Ameringen MA, Lane RM, Walöker JR, Bowen RC, Chokka PR, Goldner EM, Johnston DG, Lavallee YJ, Nandy S, Pecknold JC, Hadrava V, Swinson RP (2001) Sertraline treatment of generalized social phobia: a 20-week, double-blind, placebo-controlled study. Am J Psychiatry 158:275

van Vliet IM, den Boer JA, Westenberg HG (1994) Psychopharmacological treatment of social phobia: a double blind placebo controlled study with fluvoxamine. Psychopharmacology (Berl) 115:128–134

Young JE, Klosko JS, Weishaar ME (2005) Schematherapie. Junfermann, Paderborn

4.9 Abhängige Persönlichkeitsstörung

Beck AT, Freeman D et al (2004) Cognitive therapy of personality disorders, chap 12. Guilford, New York

Benjamin LS (1996) Interpersonal diagnosis and treatment of personality disorders, 2nd ed. Guilford, New York

Bornstein RF (1998) Implicit and self-attributed dependency needs in dependent and histrionic personality disorders. J Personality Assessment 71(1): 1–14

Bornstein RF (2005) Interpersonal Dependency in Child Abuse Perpetrators and Victims: A Meta-Analytic Review. J Psychopathol Behav Assess 27(2):67–76

Chambless DL, Renneberg B, Goldstein AJ, Gracely EJ (1992) MCMI-diagnosed personality disorders among agoraphobic outpatients: Prevalence and relationship to severity and treatment outcome. J Anxiety Disorders 6:193–211

Darcy K, Davila J, Beck JG (2005) Is Social Anxiety Associated With Both Interpersonal Avoidance and Interpersonal Dependence? Cognitive Therapy & Research 29:171–186

Schmitz B, Schuhler P, Handke-Raubach A, Jung A (2001) Kognitive Verhaltenstherapie bei Persönlichkeitsstörungen und unflexiblen Persönlichkeitsstilen. Pabst, Lengerich

Steketee G (1990) Personality traits and disorders in obsessive compulsives. J Anxiety Disord 4:351–364

Svartberg M, Stiles TC, Seltzer MH (2004) Randomized, Controlled Trial of the Effectiveness of Short-Term Dynamic Psychotherapy and Cognitive Therapy for Cluster C Personality Disorders. Am J Psychiatry 161:810–817

Tress W, Junkert-Tress B, Hartkamp N, Wöller W, Langenbach M (2003) Spezifische psychodynamische Kurzzeittherapie von Persönlichkeitsstörungen. Psychotherapeut 48:15–22

Winston A, Pollack J, McCollough L, Flegenheimer W, Kestenbaum R, Trujillo M (1991) Brief Psychotherapy of Personality Disorders. J Nerv Ment Dis 179:188–193

Winston A, Laikin M, Pollack J, Samstag LW, McCollough L, Muran JC (1994) Short-term psychotherapy of personality disorders. Am J Psychiatry 151:190–194

Wöller W, Tress W (2005) Die psychotherapeutische Behandlung von Persönlichkeitsstörungen. Z Psychosom Med Psychother 51:110–127

4.10 Narzisstische Persönlichkeitsstörung

Beck AT, Freeman A et al (1993) Kognitive Therapie der Persönlichkeitsstörungen. PVU, Weinheim

Beck AT, Freeman A, Davis DD et al (2004) Cognitive therapy of personality disorders, 2nd ed. Guilford, New York

Campbell WK, Baumeister RF (2006) Narcissistic personality disorder. In: Fisher JE, O'Donohue WT (eds) Practitioner's guide to evidence-based psychotherapy. Springer, New York, pp 423–431

Clarkin JF, Yeomans FE, Kernberg OF (2001) Psychotherapie der Borderline-Persönlichkeit. Schattauer, Stuttgart

Deneke FW, Hilgenstock B (1988) Das Narzissmusinventar. Huber, Bern

Falge-Kern A, Schulz H, Fricke S (2007) Ein Gruppenprogramm bei Persönlichkeitsstörungen und unflexiblen Persönlichkeitsstilen: Eine quasiexperimentelle Evaluation. Verhaltenstherapie 17:17–24

Fiedler P (1995) Persönlichkeitsstörungen, 2. Aufl. PVU, Weinheim

Fiedler P (2000) Integrative Psychotherapie bei Persönlichkeitsstörungen. Hogrefe, Göttingen

Kernberg OF (1978) Borderline-Störungen und pathologischer Narzissmus. Suhrkamp, Frankfurt

Kernberg OF (1985) Schwere Persönlichkeitsstörungen. Klett-Cotta, Stuttgart

Kernberg OF (2006) Narzissmus, Aggression und Selbstzerstörung. Klett-Cotta, Stuttgart

Kohut H (1973) Narzissmus. Suhrkamp, Frankfurt

Kohut H (1979) Die Heilung des Selbst. Suhrkamp, Frankfurt

Kuhl J, Kazén M (1997) Persönlichkeits-Stil und Störungs-Inventar. Hogrefe, Göttingen

Levy KN, Clarkin JF (2006) Behandlung und Verlauf der Narzisstischen Persönlichkeitsstörung. In: Kernberg OF, Hartmann HP (Hrsg) Narzissmus. Grundlagen – Störungsbilder – Therapie. Schattauer, Stuttgart, S 375–385

Oldham JM, Morris LB (1992) Ihr Persönlichkeitsportrait. Kabel, München

Pompili M, Ruberto A, Girardi P, Tartarelli R (2004) Suicidality in DSM-IV cluster B personality disorders. An overview. Ann 1st Super Sanita 40:475–483

Ritter K, Lammers CH (2007) Narzissmus – Persönlichkeitsvariable und Persönlichkeitsstörung. Psychotherap Psych Med 57:53–60

Rudolf G (2006) Strukturbezogene Therapie. Leitfaden zur psychodynamischen Therapie struktureller Störungen, 2. Aufl. Schattauer, Stuttgart

Sachse R (2004) Persönlichkeitsstörungen. Leitfaden für eine psychologische Psychotherapie. Hogrefe, Göttingen

Schütz A, Marcus B, Sellin I (2004) Psychometrische Eigenschaften einer Lang- und Kurzform des Deutschen NPI (Narcissistic Personality Inventory). Diagnostica 50:202–218

Schmitz B, Schuhler P, Handke-Raubach A, Jung K (2001) Kognitive Verhaltenstherapie bei Persönlichkeitsstörungen und unflexiblen Persönlichkeitsstilen. Pabst, Lengerich

Schmitz B, Schuhler P, Gönner S, Wagner A, Limbacher K, Vogelgesang M (2006) Rehabilitation of personality disorders in inpatient behavioral psychosomatic and addiction therapy. In: Jäckel WH, Bengel J, Herdt J (eds) Research in Rehabilitation. Results from a Research Network in Southwest Germany. Schattauer, Stuttgart

Young JE, Klosko JS, Weishaar ME (2005) Schematherapie. Junfermann, Paderborn

5 Sozialmedizinische und rechtliche Aspekte von Persönlichkeitsstörungen

Bötticher A, Nedopil N, Bosinski HAG, Saß H (2007) Mindestanforderungen für Schuldfähigkeitsgutachten. Forensische Psychiatrie, Psychologie, Kriminologie 1: 3–9

Bundesausschuss der Ärzte und Krankenkassen (2004) Richtlinien des Bundesausschusses der Ärzte und Krankenkassen über die Beurteilung der Arbeitsfähigkeit und die Maßnahmen zur stufenweisen Wiedereingliederung (Arbeitsunfähigkeits-Richtlinien). Bundesanzeiger Nr. 61 vom 27.3.2004

Linden M, Weidner C (2005) Arbeitsunfähigkeit bei psychischen Störungen. Nervenarzt 76:1421–1431

6 Kinder- und jugendpsychiatrische Aspekte von Persönlichkeitsstörungen

Adam A, Peters CP (2003) Störungen der Persönlichkeitsentwicklung bei Kindern und Jugendlichen. Kohlhammer, Stuttgart

Becker DF, Grilo CM, Edell WS, McGlashan TH (2000) Comorbidity of borderline personality disorder with other personality disorders in hospitalized adolescents and adults. Am J Psychiatry 157:2011–2016

Berner W, Benninghoven C, Genau M, Lehmkuhl G (1998) Persönlichkeitsstörungen bei Jugendlichen: Empirische Untersuchung einer Feldstichprobe mit dem „Inventar zur Erfassung von Persönlichkeitsmerkmalen und -störungen" (IPMS). Persönlichkeitsstörungen: Theorie und Praxis 2:191–200

Bernstein D, Cohen P, Velez CN, Schwab-Stone M, Siever LJ, Shinsato L (1993) Prevalence and stability of the DSM-III-R personality disorders in a community-based survey of adolescents. Am J Psychiatry 150:1237–1243

Brunner R, Parzer P, Resch F (2001) Dissoziative Symptome und traumatische Lebensereignisse bei Jugendlichen mit einer Borderline-Störung. Persönlichkeitsstörungen: Theorie und Praxis 5:4–12

Brunner R, von Ceumern-Lindenstjerna IA, Renneberg B, Resch F (2003) Borderline-Persönlichkeitsstörung bei Jugendlichen: Klinische und klassifikatorische Probleme der Diagnosesicherung. Verhaltenstherapie & Verhaltensmedizin 3:365–381

Cloninger CR, Przybeck TR, Svrakic DM, Wetzel RD (1994) The Temperament and character inventory (TCI): A guide to its development and use. Center for Psychobiology of Personality, St. Louis

Cloninger CR, Svrakic DM, Przybeck TR (1993) A psychobiological model of temperament and character. Arch Gen Psychiatry 50:975–990

Crawford TN, Cohen P, Brook JS (2001) Dramatic-erratic personality disorder symptoms: II. Developmental pathways from early adolescence to adulthood. J Personal Disord 15:336–350

Davids E, Gastpar M (2005) Attention deficit hyperactivity disorder and borderline personality disorder. Prog Neuropsychopharmacol Biol Psychiatry 29:865–877

Fleischhaker C, Munz M, Böhme R, Sixt B, Schulz E (2006) Dialektisch-Behaviorale Therapie für Adoleszente (DBT-A) – Eine Pilotstudie zur Therapie von Suizidalität, Parasuizidalität und selbstverletzenden Verhaltensweisen bei Patientinnen mit Symptomen einer Borderlinestörung. Z Kinder Jugendpsychiatr Psychother 34:15–25

Herpertz SC, Wenning B, Müller B, Qunaibi M, Saß H, Herpertz-Dahlmann B (2001) Psychophysiological responses in ADHD boys with and without conduct disorder: Implications for adult antisocial behavior. J Am Acad Child Adolesc Psychiatry 40:1222–1230

Kasen S, Cohen P, Skodol AE, Johnson JG, Brook JS (1999) Influence of child and adolescent psychiatric disorders on young adult personality disorder. Am J Psychiatry 156:1529–1535

Katz LY, Cox BJ, Gunasekara S, Miller AL (2004) Feasibility of dialectical behavior therapy for suicidal adolescent inpatients. J Am Acad Child Adolesc Psychiatry 43:276–282

Kim-Cohen J, Arseneault L, Caspi A, Tomas MP, Taylor A, Moffitt TE (2005) Validity of DSM-IV conduct disorder in 4½–5-year-old children: a longitudinal epidemiological study. Am J Psychiatry 162:1108–1117

Krischer M, Sevecke K, Döpfner M, Lehmkuhl G (2006) Persönlichkeitsstörungs-merkmale im Kindes- und Jugendalter: Konzepte, methodische Ansatze und empirische Ergebnisse. Z Kinder Jugendpsychiatr Psychother 34:87–100

Lahey BB, Loeber R, Burke J, Rathouz PJ (2002) Adolescent outcomes of childhood conduct disorder among clinic-referred boys: predictors of improvement. J Abnorm Child Psychol 30:333–348

Levy KN, Becker DF, Grilo CM, Mattanah JJF, Garnet KE, Quinlan DM, Edell WS, McGlashan TH (1999) Concurrent and predictive validity of the personality disorder diagnosis in adolescent inpatients. Am J Psychiatry 156:1522–1528

Livesley WJ, Jackson DN (2001) Manual for the dimensional assessment of personality pathology. Sigma Press, Port Huron

Loeber R, Burke JD, Lahey BB, Winters A, Zera M (2000) Oppositional defiant and conduct disorder: A review of the past 10 years, part I. J Am Acad Child Adolesc Psychiatry 39:1468–1484

Loranger AW, Sartorius N, Andreoli A, Berger P, Buchheim P, Channabasavanna SM, Coid B, Dahl A, Diekstra RF, Ferguson B (1994) The International Personality Disorder Examination. The World Health Organization/Alcohol, Drug Abuse, and Mental Health Administration international pilot study of personality disorders. Arch Gen Psychiatry 51:215–224

McCrae RR, Costa PT Jr, Ostendorf F, Angleitner A, Hrebickova M, Avia MD, Sanz J, Sanchez-Bernardos ML, Kusdil ME, Woodfield R, Saunders PR, Smith PB (2000) Nature over nurture: temperament, personality, and life span development. J Pers Soc Psychol 78(1):173–186

Mervielde I, De Clercq B, De Fruyt F, Van Leeuwen K (2005) Temperament, personality, and developmental psychopathology as childhood antecedents of personality disorders. J Personal Disord 19:171–201

Miller AL (1999) Dialectical behavior therapy: a new treatment approach for suicidal adolescents. Am J Psychother 53:413–417

Miller AL, Glinski J, Woodberry KA, Mitchell AG, Indik J (2002) Family therapy and dialectical behavior therapy with adolescents: Part I: Proposing a clinical synthesis. Am J Psychother 56:568–584

Nakash-Eisikovits O, Dutra L, Westen D (2002) Relationship between attachment patterns and personality pathology in adolescents. J Am Acad Child Adolesc Psychiatry 41:1111–1123

Rathus JH, Miller AL (2002) Dialectical behavior therapy adapted for suicidal adolescents. Suicide Life Threat Behav 32:146–157

Resch F, Brunner R (2004) Dissoziative Mechanismen und Persönlichkeitsentwicklung. In: Eckhardt-Henn A, Hoffmann SO (Hrsg) Dissoziative Bewußtseinsstörungen: Theorie, Symptomatik, Therapie (S 74–93). Schattauer, Stuttgart

Resch F, Parzer P (2005) Aggressionsentwicklung zwischen Normalität und Psychopathologie. In: Seiffge-Krenke I (Hrsg) Aggressionsentwicklung zwischen Normalität und Pathologie (S 41–65). Vandenhoeck & Ruprecht, Göttingen

Resch F, Parzer P, Brunner R (1999) Zur Störung der Persönlichkeitsentwicklung. Persönlichkeitsstörungen: Theorie und Praxis 3:49–52

Roberts BW, DelVecchio WF (2000) The rank-order consistency of personality traits from childhood to old age: a quantitative review of longitudinal studies. Psychol Bull 126:3–25

Rothbart MK, Ahadi SA, Hershey KL, Fisher P (2001) Investigations of temperament at three to seven years: the Children's Behavior Questionnaire. Child Dev 72:1394–1408

Rudolf G (2004) Strukturbezogene Psychotherapie. Schattauer, Stuttgart

Saltaris C (2002) Psychopathy in juvenile offenders. Can temperament and attachment be considered as robust developmental precursors? Clin Psychol Rev 22: 729–752

Schmeck K (2001) Temperament und Charakter – Grundlagen zum Verständnis von Persönlichkeitsstörungen. Persönlichkeitsstörungen: Theorie und Therapie 5:14–20

Schmeck K, Meyenburg B, Poustka F (1995) Persönlichkeitsfragebogen für Jugendliche – JTCI. Universität Frankfurt, Frankfurt

Schmitz B (1999) Kognitive Verhaltenstherapie bei Patienten mit Persönlichkeitsstörungen. In: Saß H, Herpertz SC (Hrsg) Psychotherapie von Persönlichkeitsstörungen. Thieme, Stuttgart

Shedler J, Westen D (2004) Refining personality disorder diagnosis: integrating science and practice. Am J Psychiatry 161:1350–1365

Shiner RL (2005) A developmental perspective on personality disorders: lessons from research on normal personality development in childhood and adolescence. J Personal Disord 19:202–210

Spiel W, Spiel G (1987) Kompendium der Kinder- und Jugendneuropsychiatrie. Reinhardt, München

Timmons-Mitchell J, Bender MB, Kishna MA, Mitchell CC (2006) An independent effectiveness trial of multisystemic therapy with juvenile justice youth. J Clin Child Adolesc Psychol 35:227–236

Vloet TD, Herpertz SC, Herpertz-Dahlmann B (2006) Ätiologie und Verlauf kindlichen dissozialen Verhaltens – Risikofaktoren für die Entwicklung einer antisozialen Persönlichkeitsstörung. Z Kinder Jugendpsychiatr Psychother 34:101–114

Woodberry KA, Miller AL, Glinski J, Indik J, Mitchell AG (2002) Family therapy and dialectical behavior therapy with adolescents: Part II: A theoretical review. Am J Psychother 56:585–602

Printed in the United States
By Bookmasters